LEÇONS ORALES

DE

CLINIQUE CHIRURGICALE.

TOME QUATRIÈME.

LEÇONS ORALES

DE

CLINIQUE CHIRURGICALE

FAITES A L'HÔTEL-DIEU DE PARIS,

Par M. le Baron DUPUYTREN,

CHIRURGIEN EN CHEF.

RECUEILLIES ET PUBLIÉES PAR UNE SOCIÉTÉ DE MÉDECINS.

TOME QUATRIÈME.

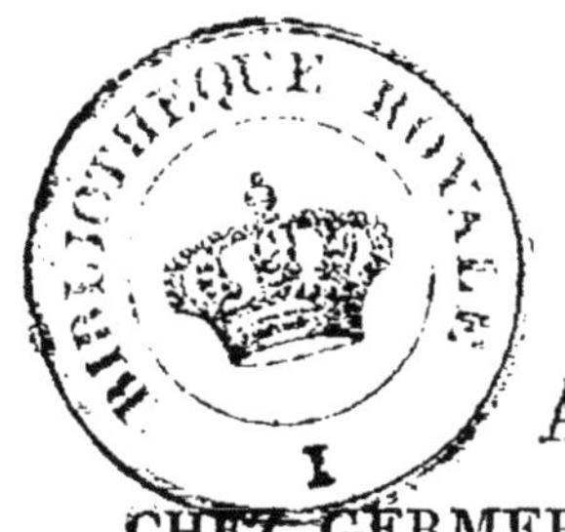

A PARIS,

CHEZ GERMER BAILLIÈRE, LIBRAIRE,

RUE DE L'ÉCOLE DE MÉDECINE, N° 13 BIS;

A LONDRES, CHEZ J.-B. BAILLIÈRE, LIRRAIRE

DU COLLÉGE ROYAL DES CHIRURGIENS DE LONDRES, 219, REGENT STREET;

A BRUXELLES, CHEZ TIRCHER, LIBRAIRE;

A GAND, CHEZ DUJARDIN, LIBRAIRE.—A LIÈGE, CHEZ DESOER, LIBRAIRE.

1834

IMPRIMERIE D'HIPPOLYTE TILLIARD,
RUE DE LA HARPE, N° 88.

LEÇONS ORALES

DE CLINIQUE

CHIRURGICALE,

FAITES A L'HÔTEL-DIEU DE PARIS.

Par M. le baron DUPUYTREN,
Chirurgien en chef.

ARTICLE PREMIER.

DES TUMEURS ÉRECTILES ET DU FONGUS HÉMATODE.

J'ai, le premier, fait connaître et décrit dans mes cours d'anatomie pathologique, dit M. Dupuytren, un tissu fort remarquable, dont l'existence, dans l'état de maladie, n'avait point encore été constatée, et que j'ai nommé *tissu érectile*.

A l'état normal, ce tissu se rencontre dans les parties génitales de la plupart des animaux des deux sexes, et particulièrement dans l'urètre, les corps caverneux et le gland, sur la tête et le col d'un grand nombre de gallinacés, sur

IV.   1

les fesses de plusieurs singes, et dans d'autres
parties de l'organisation de beaucoup d'animaux ; il est d'un rouge plus ou moins vif,
d'une consistance variable, suivant les états
dans lesquels on l'observe, d'une température beaucoup plus élevée que celle des autres
tissus, pourvu d'une enveloppe extérieure fibreuse, élastique, destinée à le limiter et à
le circonscrire, à permettre ou à borner son
développement, ayant pour base à l'intérieur
des colonnes fibreuses diversement entrecroi-
sées, et formant un réseau qui sert de soutien
et d'appui à un nombre infini de vaisseaux
capillaires artériels extrêmement déliés et très
difficiles à injecter sans les déchirer, et à des
capillaires veineux moins faciles encore à remplir que les précédens, à des nerfs qui donnent
à ce tissu une sensibilité, source première de
ses propriétés et de ses usages. Ce tissu est
rempli de sang artériel qui est l'agent matériel
et immédiat des fonctions diverses auxquelles
il sert. Enfin, à peine développé dans l'enfance
où il est sans fonctions, ce tissu acquiert, dans
toutes les parties du corps où il se trouve, son
plus grand développement à l'époque où les
animaux sont en état de procréer, et il de-

vient un des principaux agens de leur reproduction. Il perd sa rougeur, sa chaleur, sa
sensibilité et ses autres propriétés dans l'état
de faiblesse et de maladie ; enfin , il finit par
s'altérer , se dénaturer et se flétrir dans la
vieillesse.

Ce tissu est le modèle et le type d'une multitude de tissus accidentels , que des vices d'organisation originels, ou bien acquis , peuvent
développer dans presque toutes les parties de
nos corps , où ils donnent lieu à des tumeurs
souvent volumineuses et larges qui participent
toutes, d'une manière plus ou moins évidente,
à l'organisation et aux propriétés du tissu
érectile naturel. Ces tissus accidentels présentent les mêmes dispositions vasculaire et
organique, la même enveloppe et le même
réseau fibreux ; seulement l'enveloppe est
moins forte et la quantité des nerfs moins
considérable. La peau et le tissu cellulaire
sous-cutané sont spécialement le siége de ces
tissus morbides qu'on rencontre cependant
dans toutes les parties du corps. On les observe
sur-tout au visage et aux tégumens du crâne.
Ils forment la base de la plupart des taches et
des tumeurs que l'on appelle *envies*. Quelque-

fois ils envahissent la totalité d'un organe.
C'est ainsi que j'ai vu, continue M. Dupuytren,
la conque de l'oreille tout entière et une portion des parties adjacentes, converties en un
véritable organe érectile. Dans d'autres cas,
ils constituent des tumeurs plus ou moins considérables, logées au milieu ou dans les interstices des organes. Dans quelques circonstances,
ils paraissent le résultat de la dégénérescence
d'un tissu naturel, et de la dilatation de sa trame
capillaire ; tandis que chez d'autres personnes
ils semblent former de véritables organes nouveaux, développés entre les autres parties :
dans le premier cas, ils se confondent de toutes
parts avec les tissus sains ; dans le second, ils
les écartent, les compriment, et en restent
distincts par une enveloppe celluleuse assez
serrée qui circonscrit leur circonférence.

Les tissus érectiles accidentels sont rou-
geâtres ou brunâtres, ordinairement granulés
à leur surface et implantés dans la peau, le
tissu cellulaire sous-cutané, ou entre les muscles. Ils se manifestent sous la forme de tumeurs affaissées ou saillantes. La peau qui les
recouvre est quelquefois à peine altérée. Ils
offrent des mouvemens isochrones aux pulsa-

tions artérielles et se réduisent à un petit volume par la pression. Habituellement mous,
les irritations, même légères, déterminent
en eux une tension et un gonflement remarquables. Viennent-ils à être incisés, il s'en
écoule un sang abondant qu'il est souvent
fort difficile d'arrêter. Les tissus érectiles ne
disparaissent point spontanément ; ils tendent
au contraire à s'accroître. Comme le tissu
érectile naturel, ces tumeurs subissent, aux
mêmes époques et par l'effet des mêmes
causes, un développement très marqué et des
alternatives de tension et de relâchement qui
sont en r pport avec l'état de santé et de maladie, de force ou de faiblesse des individus.

Un grand nombre de moyens ont été employés contre les tumeurs érectiles : nous ne
parlerons ici que de la compression, de la cautérisation, de la ligature et de l'extirpation.

Ire OBSERVATION. — *Tissu érectile ; dilatation anévrismatique des artères de l'oreille, de
la tempe et de l'occiput.*

D... entre à l'Hôtel-Dieu de Paris le 9 avril
1818. Ce malade, âgé de vingt ans, né à Ville-
manoche, département de l'Yonne, avait une
constitution peu robuste, une taille élevée, des

formes grêles et un tempérament bilieux : il exerçait la profession de charron.

Il avait apporté, en naissant, deux petites altérations à la peau, communément appelées taches de vin, sur le repli extérieur de la conque de l'oreille droite. Celle-ci n'était pas déformée ; elle semblait seulement un peu plus large et plus épaisse à l'endroit occupé par ces taches ; une démangeaison légère était la seule incommodité qu'elles occasionaient. Mais le jeune malade, excité par ces démangeaisons, grattait souvent son oreille, et chaque fois qu'il entamait la peau de cette partie, il en coulait un sang rouge et vermeil.

Il resta dans le même état jusqu'à l'âge de douze ans ; à cette époque, marquée par le développement des parties génitales, l'oreille commença à prendre plus de volume ; elle changea de couleur et devint violette.

Trois ans après, le malade aperçut qu'elle était agitée par de légers mouvemens : elle avait alors acquis le double de son volume ordinaire, et les taches s'étaient élargies dans la même proportion. Huit mois après l'apparition des battemens, une première hémorrhagie eut lieu et fut déterminée par un effort exercé pour lui arracher son chapeau de dessus la tête. Cette hémorrhagie ne put être arrêtée qu'à l'aide d'un tamponnement très exact : elle affaiblit le malade, mais le volume de la tumeur parut un peu diminué et les battemens s'y firent sentir avec moins de force. Cette amélioration ne fut que momentanée ; l'oreille ne tarda pas à reprendre son volume primitif, sa tension et ses battemens. Quoiqu'il n'eut que quinze à seize ans, le malade s'abstenait des plaisirs de son âge, car il avait remarqué que toutes les fois qu'il se livrait à des exercices un peu violens, qu'il dansait ou courait, qu'il prenait des alimens trop substantiels, ou qu'il usait de vin ou de liqueurs, son oreille acquérait plus de volume, et que les battemens s'y faisaient sentir avec plus de force.

A cette époque, une compression exercée sur l'oreille à l'aide d'un bonnet un peu serré, diminua le volume de la tumeur ; mais cette diminution ne s'étendit pas au-delà de l'action du corps comprimant, et l'oreille reprit ses dimensions ordinaires aussitôt que la compression fut levée. Quelque temps après, une seconde hémorrhagie eut lieu spontanément ; elle fut

considérable et s'arrêta pourtant d'elle-même.
On consulta pour lors un chirurgien, qui fit
appliquer des compresses imbibées d'une eau
astringente : ce moyen n'eut aucun effet. Seulement quelques picotemens que le malade
sentait dans l'oreille furent diminués. Une
troisième hémorrhagie parut encore spontanément quelque temps après la seconde et
pendant que le malade était au lit.

Souffrant de l'oreille, et ne pouvant se livrer sans danger à un métier dont les efforts
poussaient et retenaient le sang vers la tête,
D... alla de nouveau, il y a deux ans, consulter un chirurgien, lequel ordonna une application emplastique qui n'apporta aucun changement au mal. Un autre chirurgien, mieux
instruit de la nature et des dangers de la maladie, lui conseilla d'aller à Paris réclamer les
soins des maîtres de l'art. Cet avis fut négligé.
Une quatrième hémorrhagie eut lieu et fut
arrêtée au moyen de l'agaric soutenu par un
bandage compressif.

Il est à remarquer que dans toutes ces hémorrhagies, le sang, quoique rouge, vermeil
et évidemment artériel, sortait non par secousses, mais en bavant et comme il a coutume

de le faire lorsqu'il s'échappe d'un fongus hématode dont la surface a été entamée. Effrayé par la répétition de ces hémorrhagies et par l'accroissement de sa tumeur, le malade se décida enfin à entrer à l'Hôtel-Dieu de Sens, le 5 août 1817.

Il était alors dans l'état suivant: l'oreille droite avait trois fois plus de volume que la gauche; elle avait l'épaisseur du doigt; abandonnée à elle-même, elle retombait par son propre poids. Elle était agitée de battemens isochrones à ceux du cœur; le cuir chevelu de la tempe offrait des bosselures nombreuses, et la petite plaie, qui avait fourni la première hémorrhagie, n'était pas encore cicatrisée. MM. Populus et Rétif, qui dirigent cet hôpital, tentèrent d'abord une compression méthodique sur le trajet des artères de l'oreille, de la tempe et de l'occiput, à l'aide de petits tampons de charpie, soutenus par un bandage serré. Mais le malade, ne pouvant le supporter, ils se décidèrent bientôt à attaquer la maladie par la ligature, et à pratiquer cette opération successivement sur les artères temporale, auriculaire antérieure et occipitale. Cette opération, basée sur une tentative de ce genre, faite il y a quinze ans à l'Hôtel-Dieu de Paris, avait pour but d'intercepter successivement toutes les sources du sang qui alimentaient la tumeur. La ligature des premières de ces branches artérielles diminua un peu le volume de l'oreille ; mais les battemens, quoique moins forts, persistèrent ; les bords de la plaie furent rapprochés et maintenus en contact. Les ligatures tombèrent du douzième au quatorzième jour.

Vingt et un jours après ces premières ligatures, il se manifesta tout-à-coup, par la petite plaie de l'hélix, une cinquième hémorrhagie qui ne céda qu'à une forte compression ; le sang était rouge et artériel comme les premières fois. Peu de jours après, une sixième hémorrhagie eut encore lieu par la même plaie. Le vingt-huitième jour, une escarre gangréneuse, de la largeur d'une pièce de cinq francs, se forma entre l'hélix et l'anthélix. La chute de cette escarre eut lieu le trente-cinquième jour. Le quarante-troisième jour après la première opération qui n'avait produit qu'un léger amendement, la ligature de l'artère occipitale fut faite ; elle n'eut pas de plus heureux résultats que les autres.

Enfin, poursuivant toujours la maladie, les deux praticiens que j'ai nommés cherchèrent à faire la ligature de l'artère carotide externe, source commune de toutes les artères de l'oreille, de la tempe et de l'occiput. Il paraît certain, d'après le récit même qu'ils m'ont adressé, qu'au lieu de l'artère carotide externe, ils ne lièrent que l'origine de l'artère temporale superficielle qui était très dilatée. Quoi qu'il en soit, cette dernière ligature n'eut ni plus de succès, ni plus d'inconvéniens que les autres, et le malade sortit de l'hôpital de Sens après trois mois de séjour.

Revenu chez lui, le volume de l'oreille s'accrut de nouveau, et ses battemens augmentèrent. Il se décida pour lors à venir à Paris et à entrer à l'Hôtel-Dieu.

L'oreille malade avait deux fois plus de longueur que l'autre : elle avait l'épaisseur du doigt ; l'hélix et l'anthélix étaient effacés. Le contour de l'extrémité supérieure de l'oreille offrait, en arrière, une sorte d'échancrure peu profonde, résultant de la chute de l'escarre dont il a été parlé. Toute l'oreille était d'un rouge-violet foncé ; elle était molle et compressible, les doigts y pouvaient distinctement sentir des battemens dans quelques points, et dans d'autres, des mouvemens d'expansion et de contraction, isochrones aux pulsations du cœur. Ces mouvemens imprimaient à l'oreille une secousse générale qui l'éloignait de la partie latérale de la tête et l'en rapprochait alternativement.

La presque totalité du cuir chevelu de la tempe et de l'occiput offrait une couleur bleuâtre, et était parsemée de bosselures nombreuses. La compression exercée sur l'artère carotide primitive, de manière à y intercepter le passage du sang, suffisait pour faire cesser tout battement dans la tumeur qui s'affaissait aussitôt, pâlissait et restait dans cet état jusqu'à ce que la compression fût levée. Alors, la tuméfaction et la rougeur reparaissaient, et les pulsations plus fortes, pendant quelques instans, imprimaient des mouvemens plus marqués à la tumeur. Cette partie paraissait au malade plus chaude que les autres, et il éprouvait, chaque fois que le cœur y poussait une colonne de sang, une espèce de bruissement incommode et douloureux.

Du reste, la santé générale était fort bonne; le malade ne se plaignait de rien, pas même de douleurs à la tête. Il entendait bien de l'oreille et voyait bien de l'œil du côté malade ; seulement il était obligé à de continuelles précautions pour éviter le frottement, dans la crainte d'une hémorrhagie.

Tel était l'état de notre jeune malade : son affection n'était rien moins que simple. L'œil et le doigt permettaient de distinguer dans cette masse deux élémens très différens, qu'on trouve quelquefois réunis, mais qui sont ordinairement séparés dans les maladies qu'ils produisent. Le premier de ces élémens se présentait sous la forme de conduits larges, sinueux, inégaux, noueux, pleins et impressibles, qui rampaient sur la tempe et sur l'oreille auxquelles ils donnaient une apparence bosselée ; ces conduits naissaient les uns des autres à la manière des artères ; et la grosseur de leur tronc, égale à celle du petit doigt, décroissait par degrés et conservait pourtant encore le volume d'une plume de corbeau dans ses moindres branches, qu'on pouvait suivre jusque dans l'épaisseur de la peau.

L'origine, la situation, la direction, les divisions de ces conduits, et sur-tout leurs battemens isochrones à ceux du cœur, et dont la violence semblait à chaque instant devoir entraîner une déchirure et causer une hémorrhagie fâcheuse, indiquaient assez qu'ils étaient formés par le système artériel de l'oreille, de la tempe et de la région occipitale dilatée outre mesure dans ses troncs, dans ses branches et jusque dans ses ramifications cutanées. Tout ce qui, dans cette singulière maladie, n'appartenait pas immédiatement à la dilatation des troncs artériels était formé par le tissu érectile accidentel dont nous avons donné la description au commencement de cette leçon. Ce deuxième élément de la maladie de D... remplissait les vides du réseau formé par les artères occipitale, auriculaire et temporale de la tête; il donnait à ces parties leur couleur violette, leur température élevée, leur mouvement double d'expansion et de retraite; il s'affaissait et blanchissait par l'effet d'une compression légère, et reprenait bientôt après sa couleur, son volume et sa tension habituelles. À la moindre piqûre, à la moindre gerçure de la peau, il fournissait, en nappe et sans mouvement de projection bien évident, un sang rouge, vermeil, artériel, et dont l'écoulement avait donné lieu plus d'une fois à des hémorrhagies inquiétantes.

Le peu de succès des opérations déjà tentées, la persistance des battemens, l'augmentation du volume de l'oreille, malgré toutes les ligatures qui avaient été pratiquées, ne permettaient plus de suivre le même système. Certain que les ligatures des branches d'un gros tronc, faites séparément et à des distances plus ou moins grandes les unes des autres, ne sauraient être efficaces en pareil cas, et que les nombreuses anastomoses qui existent entre elles et avec d'autres artères des parties voisines, suffisent presque toujours pour rappeler les battemens et perpétuer la maladie, je pensai qu'on ne pouvait espérer de succès qu'en faisant la ligature du tronc qui sert d'origine à toutes ces artères ; qu'en attaquant et en tarissant par une seule ligature toutes les sources du sang qui se distribue à une moitié de la tête, on entraînerait l'oblitération des artères de l'oreille, et le retour de celle-ci à son état naturel.

Après avoir annoncé, par une sorte de pressentiment qui devait être justifié par la suite, que cette ligature offrait bien moins d'espoir pour la guérison du tissu érectile que pour celle de la dilatation anévrysmale des troncs artériels, la ligature de la carotide primitive fut pratiquée le 8 avril de la manière suivante :

Le malade étant couché sur son lit, une incision oblique, de haut en bas et d'arrière en avant, fut faite le long du bord interne du muscle sterno-mastoïdien, dans l'étendue de trois pouces ; le tissu cellulaire fut incisé avec précaution et à l'aide d'un bistouri conduit sur une sonde cannelée ; le sterno-mastoïdien fut porté en dehors par un aide, et le larynx en sens opposé par un autre aide. L'artère fut mise à nu et isolée, avec soin, de la veine jugulaire et des nerfs qui marchent à ses côtés. Alors une sonde cannelée fut passée sous la carotide ; une seule ligature, formée de quatre fils de lin, cirés et réunis en ruban, fut glissée sur la sonde et sous l'artère, à l'aide d'un stylet aiguillé qui furent, l'un et l'autre, retirés aussitôt après. L'utilité d'une exacte séparation de l'artère d'avec les nerfs et les autres parties qui l'environnent, ne saurait être mise en doute. Il est incontestable qu'en comprenant, dans la ligature des artères principales, les nerfs et les veines qui les accompagnent, on ajoute aux dangers de cette ligature d'autres dangers proportionnés à l'importance des veines et des nerfs qu'on n'a pas su éviter. Il ne suffit même pas, pour apprécier ces dangers, d'additionner les effets résultans de la ligature de chacune de ces parties séparément ; il faut encore tenir compte de l'interception simultanée du cours du sang, et de l'influence nerveuse dans les parties auxquelles se distribuent les artères, les veines et les nerfs compris dans une autre ligature, et de la multiplication de toutes ces causes les unes sur les autres. Cette séparation n'est, nulle part, aussi importante que dans la ligature de l'artère carotide primitive. Cette importance tient à celle des organes auxquels se distribuent les nerfs qui l'environnent ; savoir : le cœur, les poumons et l'estomac, dont l'action pourrait être suspendue, ou du moins éprouver une altération profonde et irremédiable par la ligature de ces nerfs.

Toutes ces parties avaient été évitées, et l'artère avait été heureusement embrassée. En effet, chaque fois que, saisissant d'une main l'extrémité de la ligature, on pressait, avec l'indicateur de l'autre main, l'artère placée au fond de l'anse du fil, les battemens cessaient, l'oreille se flétrissait, sans qu'il fût possible d'apercevoir le plus léger trouble dans les fonctions du cœur, du cerveau, du poumon ou de l'estomac. Lorsque la compression était levée, les battemens reparaissaient aussitôt, avec les autres symptômes de la maladie.

Cette épreuve fut répétée plusieurs fois; après quoi la ligature fut serrée définitivement. Dans ce moment, le malade éprouva une vive douleur à une petite molaire du côté droit : cette douleur n'existait pas avant l'opération, et elle a été sûrement déterminée par elle, sans qu'on puisse dire comment. Au reste, ce fut la seule douleur que causa la ligature. Le volume de l'oreille, quoique beaucoup diminué, ne parut cependant pas réduit autant qu'on avait pu l'espérer ; ce qui pouvait être attribué à la rétention du sang dans les aréoles du tissu érectile. D'ailleurs on n'apercevait aucune pulsation, aucun mouvement d'expansion ou de contraction dans la tumeur. On pansa le malade, on appliqua sur l'oreille des compresses imbibées d'eau de Goulard, et on interposa de la charpie entre elle et la tête.

Diviser la peau, arriver à la profondeur de

l'artère, la mettre à nu, l'isoler, la soulever, jeter autour d'elle une ligature et la lier, avait à peine duré quelques secondes; cependant, le malade fatigué, dans la journée, par les questions sans cesse renouvelées d'élèves indiscrets, éprouva le soir un mal de tête assez violent. Un bouillon fut vomi, une saignée fut pratiquée; le mal de tête persista; une espèce d'engourdissement se fit sentir dans le membre supérieur opposé à la maladie: des bains de pied sinapisés furent donnés.

Le deuxième jour, la douleur de tête était moins vive, mais elle s'était manifestée à l'oreille : le malade la compare à des piqûres d'aiguille; il vomit encore un bouillon; d'ailleurs nul trouble dans les fonctions du cerveau, du cœur ou des poumons. Des sinapismes aux pieds, de l'eau de Seltz gommée, ainsi qu'une diète rigoureuse sont prescrits. Le troisième jour, les douleurs à la tête sont presque dissipées; il n'y a plus de vomissement; l'œil voit, l'oreille, la langue et les narines ont conservé leur sensibilité, et n'ont éprouvé aucune altération dans leurs fonctions; il n'y a ni pulsation dans la tumeur, ni dans les artères temporales, auriculaires

et occipitales; le volume de l'oreille est diminué; cette partie est rouge et chaude : on
la comprime exactement.

Le quatrième jour, le malade prend avec
plaisir et sans être incommodé, une légère
soupe; il n'y a plus de vomissement. Le cinquième jour, le premier appareil est levé,
la suppuration est établie, elle est de bonne
nature; la plaie est pansée simplement. Le
sixième jour, le malade est fort bien; l'o-
reille cause quelques picottements; d'ailleurs
on n'y découvre aucun battement : elle est
flétrie plus que de coutume. Les septième,
huitième et neuvième jours, même état.

Le dixième jour, nul battement encore dans
l'oreille; le tissu érectile a perdu un tiers de
son volume. L'excoriation qui, avant l'opération, fournissait du sang, ne donne plus que
du pus de bonne nature. Le soir, le malade
a de la fièvre, la peau est chaude, le pouls
élevé et fréquent; il y a douleur vive à la tête,
gêne dans la respiration. Une nouvelle saignée
est pratiquée dans la crainte que cet état d'excitation ne détermine une hémorrhagie, ou
quelque inflammation à l'intérieur.

Le onzième jour, le malade est très bien,

la nuit a été bonne, le mal de tête est dissipé, la ligature est près de tomber : on s'abstient cependant de toute traction. Le douzième jour, la ligature tombe sans hémorrhagie, après avoir coupé les parois de l'artère. Le volume de l'oreille est diminué de plus d'un tiers.

Le dix-huitième jour, le tissu érectile, qui avait diminué jusqu'alors, semble avoir repris quelque mouvement d'expansion et de retrait, quoiqu'on ne sente aucun battement dans les artères voisines. Une compression exacte est exercée sur l'oreille.

Le trentième jour, les mouvemens d'expansion sont visibles à l'œil. Le quarante-troisième jour, on dépanse l'oreille qui, depuis plusieurs jours, était comprimée entre deux blocs de charpie ; elle offre, dans quelques points seulement de légers mouvemens. Les doigts appliqués sur l'artère temporale n'y font sentir aucun battement. La suppuration séjourne dans la partie inférieure de la plaie : on fait sortir le pus en comprimant. Le soir, douleur à la poitrine, difficulté et gêne dans la respiration; pouls fréquent et dur ; application de vingt sangsues sur les côtés du thorax. Le quarante-

quatrième jour, le malade est mieux ; il n'é-
prouve plus de douleur à la poitrine. La plaie
de l'opération est entièrement cicatrisée.

Le quarante-sixième jour, après avoir long-
temps réfléchi sur la persistance opiniâtre du
tissu érectile et sur le retour de ses mouvemens, j'imaginai qu'une compression uni-
forme et continue, serait peut-être plus efficace
que celle que j'avais exercée avec de la charpie,
des compresses et des bandes. En conséquence,
après avoir affaissé l'oreille par une compression exacte et quelque temps continuée avec
la main, je la couvris, elle et les parties voisines de la tète, d'une couche de plâtre de
statuaire, que je venais de faire délayer dans
de l'eau; j'espérais, qu'en se prenant, le plâtre
enfermerait l'oreille dans un moule capable
de résister à l'effort d'expansion du mal ; mais
mon espérance fut déçue. La sève, dont l'effort
soulève et écarte des masses énormes, n'a rien
qui soit comparable aux effets de la tumeur
dont il s'agit. Le plâtre qui unissait l'oreille à
la tête fut, en peu d'heures, détaché de cette
dernière partie ; celui qui renfermait l'oreille
elle-même fut bientôt ent'rouvert, éclaté, et
le tissu érectile, s'insinuant à travers les fentes

qu'il avait produites, servit à écarter encore plus les fragmens du moule qu'il avait brisé. Ce fut en vain qu'on en soutint les débris à l'aide de la compression ; ce fut aussi vaine-ment encore que le moule fut jeté une seconde et une troisième fois autour de l'oreille, et que son épaisseur fut augmentée.

L'effort d'expansion de la tumeur le brisa chaque fois, en quelques heures de temps ; et quoique le volume et la saillie de l'oreille pa-russent avoir un peu diminué, je cessai l'emploi d'un moyen qui était évidemment au-dessous du mal.

J'espérais de meilleurs effets d'une machine composée de deux espèces de valves qui, unies par une charnière, pouvaient recevoir l'oreille et la comprimer à volonté à l'aide de liens placés à l'opposite de la charnière. Une cour-roie servait à la fixer autour de la tête et à l'appliquer fortement à la tempe.

Cet appareil compressif, continué pendant quelque temps, eut plus d'efficacité que le pré-cédent pour contenir l'oreille et borner son dé-veloppement ; mais il ne réussit pas mieux que lui à effacer le tissu érectile qui survivait au battement des artères. Pour guérir cette partie de la maladie , il eût fallu enlever le tissu qui la formait, ou bien changer son organisation. L'enlèvement , seul moyen de guérison , et que nous avons fréquemment employé dans des cas où le mal avait des limites étroites, pouvait, à cause de son étendue , entraîner des accidens graves. Changer la nature de la maladie n'était pas en notre pouvoir. Nous dûmes borner nos soins et nos efforts à la guérison de la dilatation anévrysmale des artères et abandonner à lui-même un tissu qui, lorsqu'il existe sans le grave accompagnement dont nous l'avions débarrassé, ne produit que de faibles incommodités , jusqu'à l'époque où la diminution des forces générales fait tomber sa force expansive , amène par degrés son affaissement et le réduit à une organisation dont les propriétés , presque inertes , ne sauraient dès lors causer des craintes ou exposer les malades à aucun danger.

Cette observation est digne du plus haut intérêt sous tous les rapports. Une des premières considérations qu'elle présente, c'est la facilité et l'innocuité de la ligature de la carotide primitive , en même temps qu'elle prouve son efficacité contre les affections anévrysmatiques de cette artère. Elle fait aussi connaître que si la ligature n'a pas offert contre le tissu érectile une ressource aussi efficace que contre l'anévrysme, elle a du moins modéré les progrès et diminué les dangers; c'est ce que va nous apprendre l'histoire de D..., reprise quinze années après cette opération. Depuis la ligature de l'artère carotide, la tumeur de l'oreille n'a point fait de progrès, ou du moins ils sont très peu marqués; le volume de l'oreille est resté le même ; la teinte est violacée; il n'y a plus eu d'hémorrhagie. Le malade vous a dit (en février 1833), qu'il n'en était point incommodé ; mais qu'il avait remarqué que les exercices fatigans portaient leur influence sur l'oreille, qui devenait alors plus grosse. Il a pris une profession tranquille, et les accidens se sont calmés. Il est à croire qu'avec les progrès de l'âge, cette tumeur perdra de sa tension, se flétrira même, et que cet individu échappera au sort funeste que la nature et le siége du mal devaient faire craindre.

La ligature de l'artère principale a donc eu, dans ce cas, une influence favorable ; mais on ne peut disconvenir que, dans le plus grand nombre de circonstances, elle a totalement échoué. C'est ce qui doit, en effet, résulter des communications nombreuses des vaisseaux provenant de troncs différens. L'influence de la ligature se borne alors à diminuer le volume de la tumeur et à arrêter ses progrès pendant quelque temps; mais la circulation se rétablissant promptement dans toutes les parties de la tumeur par les nombreuses communications vasculaires, la maladie revient à l'état où elle était avant la ligature.

Mais quel que soit le peu de certitude de la ligature de la principale artère, nous croyons que ce moyen doit être employé dans le cas où la tumeur érectile a envahi une partie contre laquelle on ne peut employer ni la compression, ni la cautérisation, ni l'enlèvement. Je dois en outre ajouter que, lorsqu'il y a tissu érectile, sans mélange de tissu carcinomateux, la maladie marche plus lentement après l'opération.

La compression a été recommandée contre les tumeurs érectiles : le plus grand nombre de praticiens la rejettent, parce qu'elle fait naître une douleur très vive, qu'elle n'est point exacte, qu'elle a même déterminé une

inflammation locale et ensuite un accroissement plus rapide de la maladie. Nous ne saurions adopter cette opinion beaucoup trop
exclusive, car il nous serait facile de trouver,
dans nos souvenirs, plusieurs exemples de
tumeurs érectiles guéries par la compression.
Nous l'avons tentée avec succès chez plusieurs
enfans, et entre autres chez la fille d'un con-
seiller. Cet enfant portait au-dessous du grand
angle de l'œil une tumeur érectile ; une compression méthodique fut exercée, et au bout
de six semaines, la guérison était parfaite. C'est
également le moyen que je vais employer chez
le malade que vous avez sous les yeux (février
1833).

Cet homme, âgé d'environ quarante ans,
jouissait d'une très bonne santé, lorsqu'il y a
neuf mois, il reçut à la mâchoire inférieure
un coup de pied de cheval qui, à la rigueur,
peut être considéré comme le point de départ
de la maladie. Peu de temps après, il se manifesta, dans la lèvre inférieure, une petite tumeur qui ne tarda pas à faire des progrès. Le
malade voulant se débarrasser de son incommodité, consulta un chirurgien habile qui,
ayant reconnu la nature de la tumeur, lia les

deux coronaires et une branche de la labiale ; elle diminua d'abord, mais bientôt elle reprit son volume et ses battemens. Voyant l'insuccès de cette tentative, le malade est venu nous consulter. Nous croyons qu'à raison du siége de la tumeur, nous pourrons employer la compression, qu'on augmentera successivement. Elle sera exercée au moyen de deux espèces de valves (semblables à des castagnettes) qui embrasseront les deux côtés de la lèvre, et dont on augmentera la pression à l'aide d'une vis. Si ce procédé ne réussissait pas, nous aurions recours à l'extirpation.

Les caustiques sont quelquefois avantageux. L'observation que l'on va lire en fournira la preuve. M. Wardrop conseille également ce moyen, qu'il croit propre à faire naître, dans le tissu érectile, une inflammation ulcéreuse qui en opère la destruction.

OBSERVATION.— *Tumeurs érectiles ulcérées à la cuisse et au pied gauche. — Cautérisation avec le nitrate acide de mercure.*

D... âgée de huit mois, née à la campagne, bien développée, fut envoyée à M. Dupuytren par M. Marjolin, le 3 mars 1828. Cet enfant était venu au monde avec deux taches rouges lie-de-vin (vulgairement désignées sous le nom d'envies). Ces taches faisaient relief à la peau ; elles étaient formées par un développement anormal du système capillaire. L'une occupait toute la face dorsale des trois premiers métatarsiens du côté gauche, et s'étendait entre les deux premiers orteils, à la face plantaire du pied où elle occupait une surface d'un pouce environ. La seconde était située vers la partie externe et moyenne de la cuisse gauche ; elle avait une largeur d'une pièce d'un franc.

Pendant quelque temps ces tumeurs restèrent stationnaires ; seulement elles étaient le siége d'une turgescence sanguine qui devenait plus colorée et plus saillante, lorsque l'enfant poussait des cris. Vers le troisième mois, les plaintes du petit malade annoncèrent qu'il souffrait. On s'aperçut alors que la tumeur du pied augmentait de volume, et bientôt il se manifesta des ulcérations superficielles entre les deux orteils. Dans les premiers temps, aucune hémorrhagie ne se fit par ces ulcérations, quoique chaque jour elles s'étendissent en largeur et en profondeur. La santé générale devint par degrés moins florissante ; l'altération gagna la face dorsale du pied et, après cinq mois de progrès, cet enfant fut envoyé à Paris dans l'état suivant : une fissure profonde existait entre les deux orteils, et se continuait du côté de la face dorsale et de la face plantaire, avec une ulcération profonde de deux lignes environ, à surface grisâtre, blafarde et fongueuse, à bords élevés, turgescens, durs, violets et formés des débris du tissu érectile. L'ulcération s'était formée sur ce tissu qui semblait avoir été le siége d'un travail de destruction assez analogue à celui qu'on observe dans la pourriture d'hôpital. M. Dupuytren, après avoir examiné avec soin ce produit, le considéra comme une dégénération composée de tissu érectile et de matière d'apparence cancéreuse. La sanie purulente mêlée de débris des tissus ulcérés avait une fétidité remarquable. Les parties environnantes paraissaient tuméfiées, et les deux premiers orteils étaient gonflés. Il y avait même lieu de penser que l'affection s'étendait jusqu'au tissu osseux sousjacent. La tumeur de la cuisse s'était accrue, mais sans s'ulcérer ; elle était inégale, d'un rouge violacé, et se décolorait momentanément par la pression. Elle avait pris une étendue double de celle qu'elle avait à la naissance.

M. Dupuytren émit l'opinion que cet état était fort grave ; il songea même à pratiquer l'amputation de la jambe ; mais il fut détourné de cette idée par la crainte de la récidive, et surtout par la tumeur de la cuisse, évidemment analogue à celle de la jambe. Ces considérations puissantes l'engagèrent à faire usage de la cautérisation avec le nitrate acide de mercure, dans le but de changer la nature de l'ulcération et d'en obtenir la cicatrisation.

Le 7 mars, une première cautérisation fut faite, en promenant sur toute la surface ulcérée un pinceau de charpie imbibée de nitrate acide de mercure. Cette première cautérisation fut accompagnée de douleur qui dura le temps de l'opération ; quelques gouttes de sang noir s'écoulèrent. Le lendemain on examina la cautérisation ; son résultat ne parut point favorable : l'escarre était molle, fétide, grisâtre ; l'aspect général de l'ulcère se rapprochait encore plus de la pourriture d'hôpital. Cependant on ne renonça pas à ce moyen, et sept jours après, le 14 mars, une nouvelle cautérisation fut faite de la même manière que la première, et comme elle, elle ne fut suivie d'aucun accident. Après cette seconde application du caustique, l'ulcère sembla s'améliorer; un abcès qui se forma le 20 mars à la partie supérieure et postérieure de la cuisse droite, près de son union avec la fesse, fit suspendre la cautérisation. Cet abcès fut ouvert le 1er avril, et guérit peu de temps après.

Une troisième cautérisation fut pratiquée le 9 avril : ses résultats furent très avantageux. L'ulcère perdit son aspect grisâtre; ses bords s'affaissèrent, et le mal diminua insensiblement d'étendue. D'autres cautérisations furent pratiquées jusqu'au nombre de neuf, à cinq jours d'intervalle l'une de l'autre. Le succès dépassa l'attente, et vers la fin de mai, la cicatrisation de l'ulcère du pied était achevée. Du côté de la cuisse d'autres phénomènes se passaient : la tumeur de cette région qui, jusqu'à la cinquième cautérisation, était restée stationnaire, avait, depuis cette époque, fait des progrès; des ulcérations s'étaient formées à sa surface et dans son épaisseur, et il s'était établi dans cet endroit une espèce d'émonctoire rebelle à la cautérisation, et qui semblait, au contraire, faire des progrès à mesure que l'ulcère du pied se cicatrisait. M. Dupuytren comprit l'avantage qu'on pourrait tirer d'un exutoire, et un cautère fut placé au bras gauche : la suppuration qu'il occasiona produisit des effets très avantageux. Cinq cautérisations amenèrent la cicatrisation de ce dernier ulcère, sans que la santé générale de l'enfant fût dérangée.

Le 25 juin la guérison était complète. L'enfant resta à l'hôpital en attendant l'arrivée de ses parens, jusqu'au 10 juillet, jour de sa sortie. (Communiquée par M. le docteur Fournier, d'Arras. La première observation a été rédigée par M. le docteur Marx.)

La destruction des tumeurs érectiles par les caustiques peut donc être suivie de succès ; mais elle est moins sûre que le cautère actuel, qui constitue un des moyens les plus puissans que l'on puisse employer pour faire disparaître ces tumeurs. Cependant on y a rarement recours, à cause des frayeurs qu'il inspire aux malades, et sur-tout parce que l'instrument tranchant agit avec autant d'efficacité sans présenter les mêmes inconvéniens. On peut néanmoins s'en servir lorsque la tumeur est trop étendue, trop mince, trop confondue avec les tissus sains pour qu'il soit possible de l'extirper.

Le bistouri est donc, en dernière analyse, le moyen le plus certain que l'on puisse mettre en usage, pour enlever les tissus érectiles. Les ciseaux suffisent dans quelques circonstances. On doit alors ne pas perdre de vue, que plus on s'éloigne du tissu morbide, moins il y a de vaisseaux à lier, et que, si on l'intéresse, le malade est exposé à un écoulement sanguin considérable. Si la tumeur était située à une partie isolée, comme le doigt, la lèvre, etc., on pourrait, après avoir employé sans succès des moyens plus doux, emporter avec elle la base qui la supporte, comme on le ferait pour un ulcère cancéreux, et réunir ensuite les bords de la division.

Les tissus érectiles, dit M. Dupuytren, ont une tendance singulière à repulluler, et l'on doit, par conséquent, avoir le plus grand soin, dans les opérations que l'on entreprend pour les détruire, de ne pas en épargner la plus légère portion. Il n'est presque point de parties du corps sur lesquelles je n'aie enlevé de semblables tumeurs, et dans tous les cas, j'ai

obtenu une guérison radicale en me conformant à ces principes.

L'extirpation étant le moyen qui nous a
le plus réussi, et celui auquel nous donnons
la préférence, nous allons en rapporter ici
plusieurs exemples.

IIIᵉ OBSERVATION. — *Tumeur érectile à la
lèvre inférieure. Ablation. Guérison.*

L..., âgée de huit ans, bien développée,
d'une forte constitution, entre à l'Hôtel-Dieu
le 4 janvier 1828. Cette malade portait à la
lèvre inférieure une petite tumeur de la nature de celles qu'on nomme érectiles : à l'é-
poque de la naissance elle était très petite,
mais depuis elle avait pris un accroissement,
en rapport avec le développement de l'enfant.
Ses progrès avaient été lents et peu sensibles.
Lorsque la petite malade fut présentée à la
consultation, la tumeur avait la grosseur
d'une aveline; elle occupait la partie moyenne
de la lèvre inférieure, et formait sur ce voile
mobile un relief légèrement bosselé, et plus
apparent dans certains mouvemens de la
bouche. La base de la tumeur semblait s'é-
tendre légèrement dans la partie musculeuse
de la lèvre; son aspect était plus pâle que

ne l'est ordinairement celui des tumeurs du même genre ; l'enfant était peu coloré ; une très légère teinte violacée semblait seulement répandue sur la peau ; la tumeur était molle, se laissant déprimer sous le doigt, et présentait à l'endroit où cette pression venait d'être exercée, une couleur blanc mat qui cessait promptement ; on pouvait même, par une compression, pratiquée sur tous les points du mal, la faire disparaître presque complétement. Cette tumeur n'était accompagnée d'aucun battement artériel, d'aucun mouvement d'expansion ou de retraite.

Plusieurs moyens se présentaient pour faire cesser cette difformité, qui ne causait, il est vrai, aucune incommodité à la malade, mais dont on pouvait craindre l'accroissement. La compression semblait d'abord devoir être tentée ; mais elle était trop difficile dans son application, sur-tout à cause de l'âge du sujet, qui par son indocilité en rendait l'usage presque impraticable. L'ablation de la tumeur, seul moyen possible pouvait être faite de deux manières ; avec des ciseaux courbes sur le plat, on ait extirpé d'un seul coup la totalité du mal, en retranchant, par une incision en forme de

croissant, la lèvre inférieure; après cette opération, les bourgeons charnus s'élèvent ordinairement assez pour mettre la cicatrice à peu
près au niveau du reste de la lèvre. Le désir
d'enlever le tissu érectile, sans laisser d'autres
traces qu'une cicatrice linéaire, fit recourir
au second procédé. Le 8 janvier, l'opération
fut pratiquée de la manière suivante : à l'aide
de ciseaux droits, on fit deux incisions en V
réunies vers la base de la lèvre; la tumeur fut
ainsi bornée et enlevée; deux aiguilles furent
ensuite passées et les parties rapprochées au
moyen de fils, comme après l'opération du
bec-de-lièvre.

La petite malade eut un peu de fièvre les
deux premiers jours; le cinquième jour, on
retira les aiguilles : la réunion était complète
du côté de la muqueuse, à l'exception d'une
demi-ligne au sommet ; du côté de la peau, il
y avait de l'écartement et de la suppuration ;
celle-ci semblait avoir été intéressée dans une
plus grande étendue que la muqueuse. Un bandage unissant fut appliqué pour rapprocher
les parties. La cicatrice était linéaire et presque achevée, lorsque la malade sortit le 11
janvier, treize jours après l'opération.

La petite tumeur examinée après son ablation, était de couleur jaune pâle, souple, molle, comme composée de vacuoles, de petites cellules. L'aspect de ce tissu était exactement semblable à celui qu'offre la portion spongieuse de l'urètre incisé sur un cadavre.

IVe Observation. — Un homme, âgé de quarante-trois ans, d'une petite stature, mais bien constitué, avait, du côté droit de la tête, une tumeur qui couvrait une portion du pariétal, du frontal, de l'occipital, les régions temporale, mastoïdienne, et la partie supérieure de la région latérale du col. Cette tumeur, saillante de deux pouces et demi à trois pouces dans sa moitié supérieure, diminuait insensiblement jusqu'à la partie la plus déclive, et était partout recouverte de cheveux comme le reste du cuir chevelu. La tête rasée, on vit que la peau était saine et divisée en trois parties : une, supérieure et antérieure, séparée des autres par une ligne transversale, semblait formée par une matière organisée, assez consistante ; une moyenne qui offrait une fluctuation équivoque ; une inférieure, molle, agitée par des mouvemens d'expansion et de resserrement isochrones à la systole et à la diastole

du cœur. L'examen le plus attentif ne fit découvrir rien de semblable dans les deux autres
portions de la tumeur; on sentait en arrière,
sur la portion mastoïdienne du temporal, une
ouverture irrégulière, hérissée de pointes osseuses. On crut aussi reconnaître une altération de l'arcade zygomatique.

Ce malade, interrogé sur l'histoire de sa
maladie, répondit que la tumeur avait paru
dès les premières années de sa vie, s'était développée lentement et sans douleur; que, quatre ans avant son entrée à l'hôpital, il avait
reçu plusieurs coups sur elle, et qu'un chirurgien, consulté, lui fit une incision qui donna
issue à du sang pur; que depuis cette époque,
il n'avait éprouvé aucun accident, et n'aurait
jamais réclamé les secours de l'art, si, quelques jours avant son entrée, il n'avait reçu sur
la tête un éboulement de terre. Cette maladie
était évidemment incurable, et il ne fallait pas y
toucher. Néanmoins, sur les instances réitérées
du malade, on fait une ponction explorative
avec le bistouri : il s'écoule aussitôt du sang
artériel qui paraît s'échapper des vaisseaux,
et non point d'une poche où il aurait été contenu. L'écoulement est facile à arrêter. Quel-

ques jours après, le malade est pris de fièvre, de nausées, de vomissemens, de douleur vive dans la tumeur; la ponction donne issue à beaucoup de sang. Le lendemain, pesanteur de tête, tumeur ramollie, douloureuse. Mêmes symptômes le troisième jour. Le quatrième survient un érysipèle au cuir chevelu, à la face et au côté droit du col. Le moindre contact est douloureux; le pouls est petit, serré. Le sixième jour, la tuméfaction augmente. Le septième, écoulement de sérosité sanguinolente. Le huitième, l'érysipèle s'étend à la partie supérieure de la poitrine (petit-lait émétisé). Le neuvième, évacuations abondantes (petit-lait émétisé, et sulfate de soude). Les jours suivans, détuméfaction, desquamation, retour de l'appétit, écoulement d'un pus rougeâtre. Du vingt au vingt-unième jour, hémorrhagies fréquentes, perte absolue de l'appétit, fièvre continue; infiltration des jambes; délire. Mort le trentième jour.

L'ouverture du cadavre a été faite par M. Dupuytren, qui a lui-même noté les particularités qu'elle a offertes.

L'injection, poussée dans l'artère carotide droite, remplit en quelques instans les poches de la tumeur, et revint par la veine jugulaire. Celle qui fut ensuite poussée par les veines, rendit sensibles un grand nombre de veines très larges à la surface et au voisinage de la tumeur. La dissection de celle-ci fit voir qu'elle était composée de deux parties tout-à-fait distinctes : l'une formait une masse très considérable qui présentait trois tissus différens ; 1° un tissu rougeâtre comme la fibre musculaire, mais extrêmement friable et sans disposition linéaire : ce tissu était en général placé au-dessous de la peau ; 2° un tissu fibro-celluleux formant la majeure partie de la tumeur, infiltré d'une assez grande quantité de sérosité, parcouru par des veines d'un calibre très considérable, et par des artères beaucoup plus petites, même proportionnellement ; 3° enfin, dans certaines parties, un tissu fibro-celluleux plus rouge, plus vasculaire. C'était dans cette masse hétérogène que s'étaient formés les abcès dont nous avons parlé, et à leur place on trouvait des poches très vastes, à parois rouges, villeuses, qui avaient fourni les diverses hémorrhagies observées pendant la vie.

La seconde partie de la tumeur, beaucoup moins volumineuse que la précédente, occupant la région mastoïdienne, n'était qu'un appendice d'une tumeur plus volumineuse située dans le crâne, et faisait saillie au-dehors à travers l'ouverture observée durant la vie. Cette tumeur était un kyste séreux, développé dans l'épaisseur du lobe droit du cervelet, qui avait entièrement disparu. Il était uni à la fosse occipitale inférieure par des adhérences celluleuses et fibreuses. Sa cavité était parcourue par des cloisons verticales et horizontales, qui lui donnaient un aspect celluleux. Les cellules étaient remplies de sérosité et de débris membraniformes, qu'on soupçonna provenir de la mort de quelques hydatides : on ne put vérifier cette conjecture à cause de la mollesse de ces débris.

Outre ces deux maladies principales, on observa encore, 1º que l'os de la pommette avait été désarticulé d'avec l'apophyse angulaire externe du frontal ; 2º que ce même os avait éprouvé une fracture, suivant une ligne dirigée de son angle supérieur vers le bord inférieur, et que cette fracture était consolidée ; 3º que les veines voisines de cet os étaient toutes variqueuses et formaient à elles seules une tumeur molle qui existait dans ce lieu.

On ne saurait se refuser d'admettre que le kyste et la maladie du cerveau n'aient précédé les autres lésions, et que la saillie du kyste au-dehors n'ait été la cause des mouvemens de pulsation observés dans cette partie de la tumeur; mais on ne conçoit pas aussi aisément que cette maladie extraordinaire ait pu se former et détruire un lobe entier du cervelet, sans qu'il soit survenu aucune altération dans les fonctions cérébrales, ni dans les autres fonctions. Il est difficile de déterminer l'époque à laquelle a commencé la tumeur érectile; la fracture consolidée tenait-elle aux coups que le malade avait reçus quatre ans auparavant? La désarticulation de l'os malaire paraît dater du dernier accident.

Ve Observation.—Un jeune homme, âgé de seize à dix-sept ans, d'une bonne constitution, était atteint, depuis six à sept ans, d'une tumeur située à la joue droite, dans le sillon qui sépare le nez d'avec la joue. D'abord très-petite, cette tumeur s'accrut graduellement et parvint à acquérir le volume d'une noisette; elle n'occasionait pas de douleur; la peau était saine et sans changement de couleur; lorsqu'on la comprimait elle diminuait beau-

coup de volume, sans cependant disparaître entièrement ; il n'y avait point de petits vaisseaux
dilatés autour d'elle. Cette tumeur ne présentait ni battemens, ni mouvemens. Le malade,
en la comprimant, sentait à son centre un
petit noyau dur, et c'est alors seulement qu'il
y éprouvait de la douleur.

Le diagnostic de cette tumeur présentait d'assez grandes difficultés. Au premier abord et
avant d'avoir questionné le malade, M. Dupuytren crut avoir affaire à un abcès ; mais,
détourné bientôt de cette idée par les détails
qui lui furent donnés par le sujet, il s'arrêta
à celle d'un lipôme ou d'une tumeur érectile.
Un lipôme placé dans ce point pouvait s'affaisser et disparaître presque entièrement, en se
reportant dans la fosse canine. Une tumeur
érectile présentait aussi des phénomènes semblables à ceux qu'offrait la tumeur en question ;
mais l'affaissement par la pression dans cette
dernière maladie, est ordinairement porté beaucoup plus loin, puisqu'on peut, de la sorte,
amener quelquefois une tumeur érectile assez
volumineuse et de l'épaisseur d'une feuille de
papier. Ce noyau central, que le malade disait
ressentir lorsqu'il comprimait lui-même sa tu-

meur., était encore propre à rendre le diagnostic plus incertain. L'opération seule pouvait lever tous les doutes à cet égard : elle fut pratiquée le 19 décembre 1828. L'incision faite sur la tumeur donna de suite issue à une quantité considérable de sang vermeil. La nature du mal reconnue à cette seule inspection , M. Dupuytren procéda à son extirpation , qui fut faite avec tout le soin possible ; il enleva avec une grande attention toutes les parties qui la constituaient: un petit corps osseux se trouvait à son centre , et formait le noyau que le malade avait senti lorsqu'il la comprimait.

Le malade fut pansé long-temps après l'opération ; une quantité assez considérable de sang s'écoula par la plaie. Une compression assez forte fut établie , et aucune hémorrhagie n'eut lieu. Rien n'entrava la guérison : seulement la cicatrisation fut longue à s'effectuer , parce que , dans la crainte d'avoir laissé quelque partie de tissu érectile capable de reproduire la maladie , M. Dupuytren cautérisa plusieurs fois profondément et dans tous les points avec le nitrate d'argent.

Cet homme sortit très-bien guéri le 14 janvier 1829.

Cette observation est remarquable par la difficulté qu'on eut à établir le diagnostic. Elle doit contribuer à rendre de plus en plus circonspect dans le jugement que l'on porte sur la nature des tumeurs, et convaincre qu'on ne peut se prononcer sur leur véritable caractère que lorsqu'elles sont extirpées, sans quoi on est exposé à commettre mille erreurs. Lorsqu'avec une aussi longue expérience que celle de M. Dupuytren, acquise dans un hôpital où affluent tant de tumeurs d'espèces variées, et avec une pratique aussi étendue que la sienne, on voit ce praticien célèbre hésiter à se prononcer, et douter jusqu'au dernier moment de la nature d'une tumeur qu'il va extirper, combien, à plus forte raison, un jeune chirurgien doit-il être sur ses gardes et mettre de réserve et de circonspection dans le diagnostic qu'il est appelé à porter sur ce genre de maladie. (Communiquée par M. Paillard.)

VIe OBSERVATION.—Un enfant âgé de neuf mois, assez bien constitué, fut conduit, en 1818, à M. Dupuytren, pour une tumeur située à la lèvre supérieure, sur sa moitié gauche. Cette tumeur, de forme arrondie, de couleur bleuâtre et marbrée, du volume d'une très

grosse aveline, d'une consistance assez molle,
et tout-à-fait indolente, envahissait la totalité
de l'épaisseur de la lèvre ; elle se dessinait jusque sous l'aile du nez à travers les tégumens
qui laissaient voir sa couleur violacée ; et d'un
autre côté, en soulevant la lèvre, on s'assurait
que cette tuméfaction ne s'arrêtait qu'à l'endroit où la muqueuse labiale se réfléchit sur le
bord alvéolaire de l'os maxillaire. Transversalement elle s'appuyait depuis le sillon médian de la lèvre, jusqu'à la commissure gauche.
Il résultait de cette augmentation de volume
dans la lèvre supérieure, que son côté gauche
recouvrait la lèvre inférieure, ce qui empêchait
l'enfant de prendre le sein de ce côté. Cette
disposition avait entraîné le développement du
sein gauche de la mère, qui était d'un tiers plus
considérable que du côté droit. Du reste, cette
tumeur ne cause à l'enfant aucune autre incommodité. Elle s'accroît considérablement lorsque l'enfant pousse des cris ou qu'il la soumet
à la succion. Rien n'y peut faire naître de douleur, pas même une pression assez forte.

Cette tumeur s'est présentée d'abord sous la
forme d'une très petite tache noirâtre que la
mère a pris, pendant plus d'un mois, pour une

meurtrissure que l'accoucheur aurait produite avec son ongle. Après cet espace de tems, cette plaque se souleva et devint comme une petite vésicule, du volume de la tête d'une épingle. Elle conserva assez long-tems ce volume; mais enfin, et presque tout d'un coup, après de violens cris poussés par l'enfant, elle vint à égaler en grosseur une petite mûre. Depuis lors, c'est-à-dire depuis environ trois mois, elle a fait des progrès assez sensibles.

Cet enfant porte en outre deux tumeurs de même nature, l'une située sur la fesse gauche et l'autre sur la cuisse correspondante. Celles-ci sont assez bien circonscrites, un peu plus consistantes, mais sur-tout beaucoup moins foncées en couleur que celle de la lèvre, et traversées de petits sillons peu profonds qui les font paraître formées de petits lobules et leur donnent l'aspect de framboises. La mère assure que c'est pour avoir eu *envie* de ce fruit, que son enfant se trouve ainsi marqué. Ces dernières ne sont pas plus douloureuses que celle du visage, mais elles n'ont pas suivi, comme elle, une marche progressive dans leur développement. Les parens de l'enfant affirment que ces trois tumeurs, au moment de la naissance, étaient de même volume : chose assez singulière, cet enfant se livre déjà à la masturbation. M. Dupuytren a recommandé d'attendre l'époque du sévrage pour pratiquer l'opération.

VIIe OBSERVATION.—Aubertin, âgé de deux ans, bien constitué, vint au monde avec une petite tumeur vers la commissure externe des paupières de l'œil gauche; elle était pédiculée, rouge, très vasculeuse, se gonflant pendant les cris et dans les grands mouvemens. Elle fit successivement des progrès, sans causer aucune douleur, pas même à la pression. Son volume ayant fini par égaler celui d'une très grosse aveline, les parens l'amenèrent, en 1818, à la consultation de M. Dupuytren. Elle entraînait un peu en bas l'angle externe de l'œil dont elle recouvrait légèrement la paupière inférieure. Ces dérangemens dans la vue, devenus plus grands par l'accroissement de ce corps érectile en auraient sans doute altéré la fonction.

M. Dupuytren pratiqua l'excision de cette tumeur avec des ciseaux courbes sur le plat. Il s'écoula une petite quantité de sang; il ne fut pas nécessaire de cautériser, et la plaie fut pan-

sée simplement. Huit jours après, le malade
était parfaitement guéri. —La dissection démontra de la manière la plus complète la nature vasculaire de cette production érectile.

VIIIe Observation.—Un homme avait une
tumeur érectile à la tête, précisément sur un
des points du cercle que comprime le chapeau.
Cet individu portait habituellement son chapeau sous le bras. Un jour il le met brusquement sur sa tête dans un mouvement de colère.
La tumeur est entamée; elle fournit du sang;
des hémorrhagies se succèdent. M. Dupuytren
est obligé d'emporter la production érectile,
qui, jusqu'à cette époque, était restée stationnaire.

IXe Observation. — Un jeune homme de
15 ans vint, dans les derniers jours de mars
1833, à la consultation de M. Dupuytren. Il
portait derrière la lèvre inférieure une tumeur
violacée, bosselée, de la grosseur d'une aveline. On y distinguait des mouvemens d'expansion et de retrait. Elle s'affaissait sous la pression, et ne tardait pas à reprendre son volume.
Cette tumeur remontait aux premières années
de la vie du sujet. D'abord très petite, elle
avait pris, depuis deux ans, un plus grand dé-

veloppement. L'excision en fut faite au commencement d'avril. — La dissection montre qu'elle était formée par une membrane fibreuse mince extérieure, et par une très grande quantité de petits vaisseaux artériels et veineux. La guérison fut complète au bout de huit jours.

Si l'extirpation est, dans la majorite des cas, le meilleur moyen de guérison des tumeurs érectiles, on doit cependant ne pas y avoir recours lorsqu'elles ne font pas de progrès, et qu'elles n'occasionent ni douleur ni gêne. On peut même alors les respecter, car l'observation a prouvé qu'elles pouvaient rester ainsi pendant de longues années, et qu'à une époque de la vie on les voyait se flé trir, s'atrophier.

Le tissu érectile, souvent congénial, quelquefois accidentel, survient sans cause connue, ou est provoqué par des violences extérieures, telles que des pressions répétées. Il se développe, ainsi que nous l'avons dit, dans toutes les parties du corps, mais il se montre, de préférence, aux lèvres, sans doute à cause de leur structure spongieuse et vasculaire. On en a vu au bras, à l'avant-bras, à la cuisse, au cuir chevelu, à l'oreille, à la joue, aux grandes lèvres, dans l'épaisseur de la peau, des

4.

muscles, du périoste, des os, dans le rein, le foie, etc. (1)

Enfin les tumeurs érectiles peuvent envahir successivement tout un membre : telle est l'observation de Lamortier : la peau, les muscles, les os eux-mêmes, étaient affectés depuis les doigts jusqu'à l'épaule.

Fongus hématode.

Le tissu érectile ne se présente pas toujours à l'état de simplicité où nous venons de l'étudier, si l'on en excepte toutefois la seconde observation; souvent aussi il est mélangé avec la matière cancéreuse : c'est à la réunion de ces deux élémens que j'ai donné le nom de *fongus hématode*. Tantôt la matière cancéreuse prédomine ; tantôt, au contraire, c'est le tissu érectile. Cette différence, dans la proportion de ces deux élémens, est loin d'être une subtilité dans la description, et d'une im-

____

(1) M. Cruveilhier, dans son *Essai sur l'anatomie pathologique*, qui a paru à Paris, en 1816, s'exprime en ces termes : Le tissu érectile, omis par Bichat, n'a bien été décrit que par M. Dupuytren. Comment se fait-il que Béclard ne fasse aucune mention de cette particularité importante, dans ses Élémens d'anatomie générale, publiés en 1823 ?   (Note des R. R.)

portance médiocre dans le traitement. En effet, suivant la prédominance de l'un ou de l'autre de ces élémens, la maladie aura une terminaison différente; ainsi, par exemple, si le tissu squirrheux est plus développé, la dégénérescence en sera d'autant plus prompte, et la récidive plus facile, et l'extirpation sera loin d'avoir des résultats favorables. Si c'est le tissu érectile qui prédomine, l'ablation complète sera, presque dans tous les cas, un moyen assuré de guérir les malades.

Les fongus hématodes sont, dans quelques circonstances, situés au fond d'un kyste plus ou moins vaste, et rempli quelquefois d'une très grande quantité de sérosité qui en impose, au premier abord, sur la nature du mal.

Ire OBSERVATION. — *Tumeur dans l'épaisseur du sein gauche. Fongus hématode. Extirpation.*

Une jeune femme, âgée de vingt et quelques années, affectée d'une tumeur dans l'épaisseur du sein gauche, entra à l'Hôtel-Dieu dans les premiers jours du mois d'août 1829. Elle attribuait sa maladie à une forte pression exercée sur cette partie, deux années auparavant. La tumeur égalait le volume du poing; la peau

qui la recouvrait était saine; des douleurs vives
s'y faisaient sentir, et l'on reconnaissait une
fluctuation assez marquée. M. Breschet qui
faisait par intérim le service dans les salles de
M. Dupuytren, ayant plongé le bistouri dans
la tumeur, il s'en écoula du sang en assez
grande quantité. Un appareil légèrement contentif fut appliqué. Mais dans l'espace de quarante-huit heures, deux hémorrhagies assez
abondantes eurent lieu ; elles furent arrêtées à
l'aide d'agaric et d'une forte compression.
M. Dupuytren pensa qu'il s'agissait, dans cette
circonstance d'un fongus hématode. Il laissa
pendant quelques jours l'agaric sur la plaie ;
le 7 août, l'agaric tomba spontanément, et on
vit à travers les bords de la plaie très écartée,
sortir un champignon fongueux, volumineux,
saignant, qui ne laissa plus alors aucun doute
sur la nature du mal. L'ablation était le seul
moyen à employer. Elle fut pratiquée le 8
août 1829 ; une incision cruciale fut faite sur
la tumeur : celle-ci ayant été mise à nu , le
doigt fut introduit entre elle et les parties
environnantes. M. Dupuytren reconnut qu'elle
était contenue dans un kyste, adhérant d'une
manière intime aux parties voisines. L'enlève-

ment de la tumeur hors du kyste fut très facile et très prompt, et consista véritablement en une sorte d'énucléation. L'intérieur du sac fut examiné avec soin et ne parut plus contenir aucune portion malade ; le point du kyste d'où le mal semblait avoir pris son origine, fut extirpé en entier. On remplit ensuite l'intérieur du kyste avec de la charpie, et un appareil légèrement contentif fût appliqué sur le sein. L'intention de M. Dupuytren, dans cette circonstance, était de faire suppurer le kyste et d'obtenir la cohérence des ses parois.

La tumeur enlevée était presque du volume du poing, et composée d'une matière semblable à celle du cerveau, mais beaucoup plus consistante, et parcourue, dans ses diverses parties par une innombrable quantité de vaisseaux entrecroisés en tous sens. Un tissu cellulaire assez abondant, dense, et même presque fibreux dans certains points, contenait les divers élémens de la tumeur. Celle-ci était presque pâle, et cette coloration nouvelle contrastait d'une manière tranchante avec celle qu'elle avait avant son ablation. (Communiquée par M. Paillard.)

Le fongus hématode développé dans l'é-

paisseur du sein, est une affection assez rare,
et M. Dupuytren ne l'a rencontrée qu'un petit
nombre de fois dans sa pratique. Le fait suivant
mérite sous ce rapport de fixer votre attention.

IIe OBSERVATION. — Une femme, demeurant à Paris, rue Saint-Denis, était affectée
d'une tumeur assez volumineuse dans l'épaisseur du sein. M. Dupuytren, consulté sur cette
affection, pensa qu'il s'agissait d'un squirrhe,
et conseilla l'opération. Il la pratiqua lui-
même. Au premier coup de bistouri donné
dans la tumeur, il s'écoula une énorme quantité de sérosité transparente. M. Dupuytren
reconnut l'erreur du diagnostic, et crut avoir
affaire à un kyste hydatide. La sérosité étant
écoulée, il fit un pansement simple ; quelques
instans après, une hémorrhagie assez abondante se manifesta. M. Dupuytren ôta alors
l'appareil, agrandit l'ouverture, et découvrit,
au fond d'un kyste séreux assez volumineux,
une tumeur sanguine ; elle était formée de
tissu érectile et de matière cancéreuse ; en
d'autres termes c'était un fongus hématode.
Il en fit l'extirpation. Tout ne fut pas enlevé
la première fois, car il se fit encore une nouvelle hémorrhagie, quelques jours après, par

la plaie résultant de l'opération. L'ouverture fut donc de nouveau agrandie , et tous les points qui parurent malades dans son fond furent soigneusement enlevés. Dès lors l'hémorrhagie ne se reproduisit plus et la plaie guérit sans aucun accident. La malade, parfaitement rétablie , a depuis allaité plusieurs enfans , et a continué de jouir d'une bonne santé.

Les kystes dans lesquels se développent quelquefois les fongus hématodes sont fibreux et celluleux à l'extérieur, et adhérens aux parties environnantes ; à leur intérieur, ils ont tout-à-fait l'organisation séreuse, et c'est par cette dernière surface qu'ils exhalent de la sérosité. Quelquefois c'est sur un seul point du kyste que le fongus prend son origine et est adhérent; dans d'autres circonstances il adhère, dans presque toute son étendue , à la face interne du kyste qui le contient , et qui lui-même est intimement uni aux parties au milieu desquelles il s'est développé. Le kyste, dans ce cas , est fibro-celluleux ou tout-à-fait fibreux.

Placé sous la peau , à une profondeur plus ou moins grande, et sans que cette membrane ait été envahie par lui, ni altérée en aucune manière, le fongus hématode peut en imposer au chirurgien pour des maladies de nature bien différente. Il offre très souvent les caractères insidieux d'une fluctuation manifeste, et des personnes habiles y ont été prises. Au lieu de pus qu'on avait annoncé, on voit sortir du sang, une humeur rougeâtre et plus tard un fongus ou champignon saignant.

Le fongus hématode n'a guère été vu que chez de jeunes sujets ou des adultes. Il s'est quelquefois manifesté après des coups, des chutes ou des violences extérieures, après un gonflement rhumatismal ou goutteux.

Dans le lieu qui doit être le siége de la maladie, il se développe une tumeur douloureuse, dont la peau est tantôt incolore, tantôt rouge, violacée. Des pulsations se font bientôt sentir; elles sont d'abord profondes et deviennent beaucoup plus sensibles, lorsque les mouvemens qui en dépendent peuvent être aperçus; ces battemens sont isochrones à ceux des artères; sans bruissement. Quelquefois ils sont accompagnés d'un mouvement d'expansion dans tous les sens, lorsque la maladie a fait des progrès depuis long-temps. Ces battemens

cessent complétement lorsqu'on comprime
l'artère entre le cœur et la tumeur. La pression de la tumeur avec le doigt fait entendre
sur quelques-uns de ses points, un bruit semblable à celui que produit le froissement d'un
parchemin ou d'une membrane desséchée. Sur
d'autres points, le doigt pénètre assez profondément sans rencontrer de résistance. Le battement observé dans toutes ces tumeurs, battement assez fort pour l'avoir fait comparer
à des anévrysmes proprement dits, résulte des
mouvemens synchrones de dilatation et de resserrement de toutes les petites artères qui se
rendent dans la partie malade. De tous ces
mouvemens partiels, mais simultanés, résulte
un mouvement total ou d'ensemble.

Le fongus hématode est une maladie grave,
qui ne saurait être guérie que par l'extirpation
lorsqu'elle est possible, ou par l'amputation.
Un des élémens (le tissu érectile) qui entre
dans sa composition peut bien, dans certaines
circonstances, être heureusement modifié par
la ligature des artères dont les ramifications y
entretiennent la circulation ; mais l'autre élément (la matière squirrheuse, cancéreuse,
encéphaloïde) qui s'y trouve réuni en plus ou

moins grande quantité, et qui, malheureusement, y prédomine souvent, est un obstacle
puissant à la guérison par la ligature de l'artère principale. Néanmoins, ce moyen peut
améliorer considérablement le mal, retarder
ses progrès vers une dégénérescence complète,
et par conséquent prolonger la vie des malades
et la rendre supportable. J'ai eu occasion de
l'employer avec beaucoup d'avantage dans les
deux cas suivans.

IIIᵉ Observation. — R..., âgé de trente-
neuf ans, grêle, très maigre, grand, pâle,
n'avait jamais eu d'autre maladie qu'une tei-
gne assez abondante qui dura depuis son enfance jusqu'à l'âge de vingt ans.

A trente-deux ans, une tumeur se développa
à la partie interne et supérieure du tibia droit,
au-dessous de l'articulation du genou; lorsqu'on appliquait la main sur cette tumeur, on
y sentait des battemens isochrones à ceux du
pouls. Elle augmenta considérablement de
volume, et le malade entra à l'Hôtel-Dieu le
9 février 1819.

Il y avait un an que ce malade s'était aperçu,
pour la première fois, que la jambe droite perdait de sa force, et que souvent elle fléchissait;

qu'une petite grosseur s'était développée au-
dessous du genou, et qu'il y éprouvait des
élancemens. Il consulta un médecin qui lui
fit mettre des cataplasmes émolliens. A ce
premier moyen, on ajouta l'application d'un
assez grand nombre de sangsues; enfin, celle
d'un vésicatoire. Ce traitement ne lui procura
aucun soulagement; la tumeur prit de l'accroissement, et la peau qui la recouvrait devint
rouge. A son entrée à l'hôpital, il était dans
l'état suivant :

La tumeur occupe la partie supérieure externe et un peu antérieure de la jambe; située
à la partie supérieure de la face externe du
tibia, elle s'étend vers son côté interne : sa
longueur est un peu moindre que celle de la
paume de la main; cette tumeur n'est pas circonscrite; la peau qui la revêt est rouge et
amincie; elle offre, dans presque tous les points,
des battemens isochrones à ceux du cœur, qui
cessent lorsqu'on comprime l'artère crurale,
pour reparaître aussitôt que la compression
est suspendue. Les pulsations de l'artère pédieuse sont très distinctes. Après avoir interrogé le malade et l'avoir examiné avec le plus
grand soin, M. Dupuytren pensa que cette tu-

meur était produite par des capillaires artériels dilatés, et peut-être aussi par un commencement d'altération des parties molles et des os.

On commence par appliquer sur la tumeur des compresses imbibées d'eau de Goulard ; on met sur le trajet de l'artère fémorale le cercle compresseur ; mais le vaisseau glisse sous la pelotte, de manière que la compression ne peut produire son effet. Ce traitement mis en usage jusqu'au 10 mars, n'ayant amené aucune diminution dans la tumeur, M. Dupuytren se détermina à lier l'artère crurale. Le 16 mars, la peau ayant été incisée à la partie moyenne de la cuisse, dans une longueur d'environ trois pouces, dans la direction et sur le bord externe du muscle couturier, après une courte dissection, il arrive à l'artère fémorale qui n'est recouverte que par l'aponévrose du troisième adducteur, il incise la gaîne que cette aponévrose forme autour de l'artère ; au moyen d'une sonde cannelée elle est mise à nu, isolée de la veine et des nerfs ; la sonde est glissée sous elle et dans sa cannelure, un stylet armé d'un fil ciré est engagé d'un côté et retiré de l'autre. Pour s'assurer, que l'artère est bien comprise dans l'anse

de la ligature, il tire sur les deux extrémités
du fil, ce qui fait constamment cesser le battement dans la tumeur. La ligature est serrée et
ne cause presque pas de douleur; aucune ligature d'attente ne fut placée. La plaie est
réunie à l'aide de bandelettes agglutinatives :
on fait un pansement simple, et la jambe,
demi-fléchie, est placée sur un oreiller et en-
vironnée de sachets remplis de sable chaud.

Le soir, une saignée de deux poëlettes fut pratiquée pour prévenir toute congestion sanguine
dans un des principaux organes. Le lendemain,
la tumeur n'offrit plus de battemens; elle s'affaissa et le membre jouit de toute sa sensibilité
et de toute sa mobilité. Le sixième jour, on leva
l'appareil; la plaie était réunie dans sa longueur, excepté à l'endroit qui donnait passage
à la ligature; on ne sentait plus de pulsations
dans la tumeur; du reste, le malade était aussi
bien que possible. Le quatorzième jour, dans
la nuit, léger suintement sanguinolent. La
ligature tomba le quinzième jour, sans douleur, sans écoulement de sang. Le lendemain,
on sentit de légers battemens dans la tumeur, et dans la nuit il y eut une hémorrhagie de deux poëlettes de sang, qui fut arrê-

tée au moyen du cercle compresseur, placé
par le malade lui-même au-dessus de la plaie
et sur le trajet de l'artère crurale. Il le retira
malgré les défenses les plus expresses et les
plus réitérées, et le vingt-deuxième jour une
hémorrhagie eut lieu ; le malade, plein de
sang froid et de courage, l'arrêta encore lui-
même. A dater de ce moment jusqu'à sa sortie,
le 30 avril, on maintint en place le cercle compresseur. La diète, la saignée, la position constante sur le côté droit, les deux hémorrhagies
avaient considérablement affaibli les forces de
R...; le membre était infiltré, mais les battemens avaient tout-à-fait disparu. A l'époque
de sa sortie de l'Hôtel-Dieu, il avait recouvré
ses forces et un peu d'embonpoint; le membre
moins comprimé n'était plus infiltré, il avait
repris son volume. Le lieu où la tumeur pulsative avait existé offrait encore un peu de
tuméfaction, mais nul indice de battement ;
l'anévrysme avait disparu, l'engorgement seul
persistait.

Sept années après cette opération, la tumeur reprit successivement un volume considérable. Le 1er août 1826, le malade se décida
à entrer de nouveau à l'Hôtel-Dieu. Il existait

alors à la partie supérieure de la jambe droite
vers l'articulation du genou, une tumeur qui
s'étendait depuis la réunion du corps du fémur
avec les condyles, jusqu'à celle du tiers supérieur avec le tiers moyen de la jambe. Cette
tumeur était beaucoup plus volumineuse en
avant qu'en arrière : des veines qui rampaient
sous la peau étaient très dilatées : celle-ci était
fine et menaçait de se rompre dans plusieurs
points; on ne sentait aucun battement; la tumeur avait trente-deux pouces de circonférence; les mouvements de flexion du genou
étaient impossibles; l'état général était bon,
quoique le malade fût maigre, pâle, et même
d'une teinte légèrement jaune.

Le 5 août, M. Dupuytren qui avait très bien
indiqué la nature de la tumeur, pratiqua l'amputation; c'était la seule chance de guérison
qu'on pouvait avoir. Cette opération fut faite
suivant la méthode ordinaire : un grand nombre de vaisseaux donnèrent du sang; l'on fit
vingt-quatre ligatures de suite, et le malade
fut reconduit jusqu'à son lit. Une artère donna
encore du sang; on la lia, et le malade fut
enfin pansé. Il ne survint aucun accident;

l'appareil fut seulement traversé par un peu de sang.

Le 6 août, sommeil, point de douleur, pas de fièvre dans la journée. Le soir, un peu de fréquence dans le pouls. Le 7 et le 8, même état; un peu de chaleur à la peau; un peu de fréquence dans le pouls, et le soir seulement. Le 9, douleur assez vive dans le moignon, pas de fièvre (soupe). Le 10, depuis l'opération, le malade n'a pas été à la selle; du reste, même état (lavement). Le 11, sixième jour après l'opération, l'appareil est levé pour la première fois; il est baigné d'une assez grande quantité de pus sanguinolent qui sort en abondance par l'angle inférieur de la plaie lorsqu'on presse le moignon; il y a déjà un commencement de réunion dans quelques points. Le 12, le moignon est pressé; il a un bon aspect : du reste, l'état général est satisfaisant. Le 18, jusqu'à ce jour, le malade a toujours été de mieux en mieux; on lui a permis quelques alimens; il est pris d'une diarrhée légère; il a un peu de chaleur à la peau et de fréquence dans le pouls (diète, riz gommé). Le 21, la diarrhée continue; le malade a encore un peu de chaleur à la peau et de fréquence dans le

pouls; le moignon fournit toujours de la suppuration, mais elle est de bonne nature ; la plaie
se réunit bien (riz gommé, diascordium demi-
gros). Le 22, même état ; le malade refuse de
prendre du diascordium; la diarrhée continue.
Le 26, toujours de la diarrhée, de la sensibilité au ventre; la langue est rouge sur les
bords; la peau est chaude et le pouls fréquent
le soir; le malade a le teint pâle; le moignon
va bien ; plusieurs ligatures tombent dans chaque pansement. Le 28 août, vingt-quatrième
jour après l'opération, toutes les ligatures
sont tombées ; la plaie a un très bon aspect ;
elle est presque complétement cicatrisée ; le
malade n'a presque plus de diarrhée ; la douleur au ventre est légère; la langue n'est rose
que sur les bords ; cependant la peau est encore chaude et le pouls fréquent. Le malade
veut sortir de l'hôpital. M. Dupuytren lui accorde de retourner dans son pays (à Françon-
ville).

Il part dans un état de guérison presque
complète pour la plaie de la cuisse, et il ne
reste plus que quelques signes d'un peu d'irritation dans les voies digestives.

5.

Examen anatomique du membre après l'amputation. Le membre malade a été examiné avec soin par MM. Dupuytren et Breschet. Ce dernier praticien après l'avoir fait modeler en cire par M. Dupont, a déposé ce modèle dans le muséum d'anatomie de la faculté de médecine ; la dissection et la préparation de la tumeur ont été faites par M. Caillard, aide de clinique à l'Hôtel-Dieu.

La tumeur a trente-deux pouces dans sa plus grande circonférence. Vu à l'extérieur, et sans le secours de la dissection, le membre amputé présente un volume énorme, formé par le développement extraordinaire de l'extrémité supérieure du tibia. La rotule, cachée dans l'épaisseur des tissus engorgés et indurés, ne paraît pas avoir augmenté de volume; au-dessous d'elle immédiatement, commence la tumeur qui offre en avant, dans sa partie la plus saillante, un ou deux points ramollis, où le tissu osseux, qui paraît former la coque, laissait sentir des pulsations produites sans doute par des vaisseaux très développés, ou par l'ébranlement qu'ils imprimaient à la masse de la tumeur. La jambe, dans ses deux tiers inférieurs, est saine, quoique le tissu graisseux paraisse plus abondant qu'à l'ordinaire; la partie du membre abdominal située au-dessus de la rotule, est dans le même état; les points saillans et ramollis dont nous avons parlé sont, après la séparation du membre affaissé, flasques, et offrent manifestement de la fluctuation.

La peau très étendue, très amincie et luisante, présente çà et là des lignes bleuâtres; en avant, elle paraît près de se rompre : elle est en arrière séparée des parties sous-jacentes par du tissu graisseux abondant et un peu infiltré. A l'endroit où la tumeur cesse inférieurement, elle reprend tout-à-coup son aspect naturel.

Le tissu cellulaire sous-cutané est rare en avant, où toute la tumeur est osseuse; il ne contient pas de graisse dans cet endroit; mais en arrière, entre la peau, les muscles jumeaux et l'extrémité inférieure des muscles fléchisseurs de la jambe, on rencontre une couche assez épaisse de graisse blanchâtre et fluide.

Les muscles de la cuisse, coupés vers le quart inférieur de leur longueur, sont dans leur état naturel, et n'ont même éprouvé aucune altération, soit dans leur couleur, soit dans leur densité : ils sont entourés d'une grande quantité de tissu cellulaire graisseux, jaunâtre; les muscles jumeaux sont décolorés, pâles, mous, amincis, ceux de la partie externe et antérieure de la jambe présentent sur-tout ce changement.

L'artère poplitée a son volume ordinaire, mais elle offre de fréquens points d'ossification : arrivée immédiatement derrière l'articulation fémoro-tibiale, elle est aplatie par la saillie très forte du tégument postérieur. Les artères articulaires ne sont pas plus dévéloppées qu'à l'ordinaire, elles paraissent très petites. Quoique l'injection ait été poussée dans ces vaisseaux avec soin, on observe que les branches qui pénètrent par la partie postérieure sont sur-tout très petites, entre autres les articulations supérieure et moyenne. La récurrente tibiale antérieure est au contraire très volumineuse, ainsi que tout le système artériel correspondant à la partie supérieure du tibia, qui est très développé, et l'on aperçoit de nombreuses branches se diriger vers cet os et en pénétrer la substance. Plus bas, les artères reprennent leur état normal et n'offrent plus rien de remarquable.

Le système veineux du membre malade s'est extrêmement accru; les veines profondes sont doublées en grosseur ; la saphène interne égale le volume du petit doigt : très flexueuse, elle ne présente cependant pas ces nodosités qu'on observe dans les veines variqueuses; les veines paraissent seulement très développées sans être dans une condition morbide. D'énormes branches qui, dans l'état sain, ne seraient que des ramuscules, naissent de toute l'étendue et dans la profondeur de la tumeur, l'enveloppent de leurs circulations, et viennent se rendre au côté interne du genou dans un tronc veineux commun.

Le grand nerf sciatique est sain jusqu'à la partie postérieure de l'articulation, et renferme, dans son épaisseur, une branche très développée de l'artère ischiatique. Ce nerf est plus volumineux qu'à l'ordinaire. Dans le point de sa bifurcation, le névrilème est soulevé par l'infiltration du tissu cellulaire environnant qui paraît faire corps avec lui, et qu'on sépare difficilement du tissu nerveux affecté d'un commencement de dégénération lardacée.

Les ligamens latéraux prodigieusement amincis, sont convertis en membranes. Ils font inégalement saillie dans différens points; et un commencement de dégénérescence carcinomateuse se fait remarquer, en dedans, sur la face interne du tibia. Le ligament postérieur retenant les liquides contenus dans l'articulation, fait, en arrière, une tumeur d'un pouce et demi; des fibres légèrement écartées pour admettre des vaisseaux artériels nombreux, entre autres les artères articulaires supérieure et moyenne, sont serrées dans tous les autres points, luisantes, et offrent l'aspect d'un kyste séreux. Dans le reste de leur étendue, les ligamens, confondus avec le tissu cellulaire malade, forment les mamelons, inégaux en volume, qui caractérisent ordinairement les tumeurs blanches.

L'extrémité inférieure du fémur présente son volume ordinaire; mais son tissu est très ramolli, et il se coupe facilement avec le scalpel. La section faite perpendiculairement à l'axe de la jambe, fait voir le tissu de cet os et de la rotule dans un état très avancé de ramollissement, mais toujours sans augmentation de volume.

Le tibia, le seul os malade, est énormément développé et comme soufflé dans la partie de

son étendue qui forme les condyles. Scié
perpendiculairement dans la ligne médiane,
d'avant en arrière, il offre alors l'intérieur de
la tumeur. Elle est divisée par compartimens
et par loges, comme les fruits nommés gre-
nades : la loge antérieure la plus grande est
remplie d'une matière semblable à la gélatine;
les parois de la cavité sont tapissées d'un réseau vasculaire très développé. D'autres loges
contiennent la même matière ; d'autres une
substance jaunâtre, noirâtre en d'autres points,
et paraissent être le résultat d'une fonte putride et d'une dégénérescence carcinomateuse
portée à son dernier degré.

Sur la membrane qui tapisse quelques-unes
de ces loges, on voit des réseaux vasculaires
distendus par l'injection poussée dans les artères. Cette même injection s'est épanchée
dans quelques autres de ces lacunes ou larges
cellules. Enfin, quelques-unes d'entre elles
sont remplies de couches albumineuses formées par du sang coagulé, comme on en voit
dans les tumeurs anévrysmales anciennes. Les
cartilages, presque intacts, sont seulement
décollés des surfaces osseuses et mobiles au
milieu du désordre.

Cette observation mérite d'être profondément médité sous le rapport de la ligature de l'artère fémorale, des hémorrhagies consécutives qui eurent lieu jusqu'au vingt-deuxième jour de l'opération, de la disparition de la tumeur et du long intervalle qui s'est écoulé jusqu'à la réapparition.

IVe Observation.—T... âgé de vingt-deux ans, d'une constitution faible, n'ayant jamais eu d'autre maladie que de la gourme dans son enfance, éprouva, en faisant un effort pour éviter de tomber, au mois de décembre 1824, un craquement dans le genou droit ; depuis cette époque il ressentit, de loin en loin, des douleurs auxquelles il fit peu d'attention.

Au mois de septembre 1825, il fit un nouvel effort pour éviter une chute, et aussitôt le genou droit se tuméfia considérablement ; on appliqua quarante sangsues ; le gonflement devint de plus en plus grand, et les douleurs étaient très aiguës. Alors le malade employa plusieurs moyens et mit successivement en usage la graisse, l'électricité, un séton, et le tout sans succès. L'affection augmenta bientôt, et le malade ne put plus marcher. Il entra à l'Hôtel-Dieu au mois de mars 1826 ; il était

dans l'état suivant : une tumeur existait à la
partie externe de l'articulation fémoro-tibiale
droite, ayant presque le volume du poing, sans
changement de couleur à la peau , offrant des
battemens isochrones aux pulsations des artères ; ces battemens cessaient par la compression de l'artère poplitée; la jambe était en demi-
flexion sur la cuisse, et les mouvemens d'extension ou de flexion étaient très douloureux.
M. Dupuytren, ayant examiné le malade, prononça qu'il était affecté d'une tumeur érectile
à l'extrémité supérieure du tibia, avec dégénérescence des tissus (fongus hématode); ce
qui le porta à renoncer à toute idée de ligature
de l'artère fémorale, et à préférer l'amputation
de la cuisse. Le malade se refusa à l'opération
et retourna chez lui ; il y resta un mois ; pendant ce temps on entretint le séton : l'altération ne fit qu'aller en augmentant. Un médecin
pratiqua une incision dans la tumeur; il s'en
écoula du sang. Enfin le malade rentra à l'hôpital le 3 mai : il était alors décidé à se laisser
opérer; mais comme il redoutait beaucoup l'instrument tranchant , il s'était monté l'imagination pour ne paraître rien craindre , et il
affectait un courage qu'il n'avait pas. D'ailleurs

la tumeur offrait les mêmes caractères qu'à la première entrée du malade dans l'hôpital : elle avait seulement plus de volume et ses battemens étaient plus obscurs. Quant à l'état général, le malade était maigre et pâle, la poitrine résonnait bien à la percussion, le ventre n'était pas douloureux, il n'y avait ni diarrhée, ni constipation, mais le moral était celui d'un homme pusillanime qui affecte d'avoir du courage.

Le 5 mai, M. Dupuytren pratiqua l'amputation de la cuisse, suivant la méthode ordinaire. On fit quinze ligatures, la plaie fut réunie immédiatement.

Dans la journée qui suivit l'opération, il ne survint aucun accident; le malade eut seulement un peu de fréquence dans le pouls et un peu de chaleur à la peau dans la soirée (infusion de fleurs de tilleul et de feuilles d'oranger, potion calmante).— 6 mai. Le malade a peu dormi, il dit n'avoir point souffert, la bouche est sèche, les dents sont un peu fuligineuses, la peau est chaude, le pouls faible et fréquent. — 7 mai. Même état que la veille : sueurs abondantes ; le malade affecte de dire qu'il est bien. L'appareil est traversé par un peu de sang (émolliens, eau de mauve). — 8 mai. Peu de sommeil, frissons dans la nuit, sueurs abondantes, face un peu animée, pouls fréquent et faible, langue et dents fuligineuses, aucune douleur; toute la journée même état; à quatre heures après midi, nausées, vomissemens, faiblesse; l'appareil de pansement est traversé de sang; la face est pâle, le nez froid : on rassure le malade, et on lève l'appareil; le sang coulait en nappe; on évalue la perte de ce liquide à deux poëlettes; l'élève de garde ne pouvant saisir les vaisseaux qui donnaient du sang, tamponna la plaie avec des boulettes de charpie roulées dans la poudre de colophane. Le malade resta faible. M. Sanson le vit le soir et prescrivit six grains de sulfate de quinine en deux prises; le malade ne put les garder, il les vomit. A neuf heures du soir, l'hémorrhagie n'avait point reparu; la faiblesse était la même (bouillon, potion avec du sirop de quinquina et l'éther sulfurique).

Il n'y eut pas de changement : le malade succomba le 9 mai à trois heures du matin.

Autopsie du corps , vingt-huit heures après la mort, 1º Examen du moignon. — L'os est coupé à quatre pouces et demi au-dessus de la rotule, la peau et les muscles sont d'un gris noirâtre, l'os est denudé dans l'étendue de quatre lignes, toutes les ligatures persistent, les vaisseaux fémoraux sont noirâtres, le caillot qui se trouve dans l'artère fémorale commence au-dessus de la portion noirâtre qui paraît être putréfiée; ce caillot, long de plusieurs lignes, paraît peu adhérent, il est rouge et semble de plus récente formation que ceux que l'on trouve dans les autres vaisseaux du moignon. L'appareil sensitif interne, l'appareil circulatoire, l'appareil digestif et l'appareil génito-urinaire, examinés successivement, n'ont offert aucune altération appréciable. En général tous les organes étaient pâles et presque privés de sang. La tumeur a été portée à la faculté de médecine pour y être injectée et examinée par M. Breschet.

2° *Examen du membre.* — La tumeur était moins volumineuse qu'avant l'opération; elle était sur-tout affaissée dans le point qui avait été le plus saillant; en la comprimant, on sentait qu'elle résistait sous le doigt, dans des points beaucoup plus que dans d'autres, et en augmentant la pression, elle cédait en faisant entendre un petit bruit. Comme la tumeur

avait été fendue dans sa longueur pour en
montrer la nature aux élèves de la clinique,
on pouvait voir qu'à l'intérieur elle était formée d'enveloppes seulement fibreuses en
quelques points, fibro-cartilagineuses en d'autres, et enfin cartilagineuses dans une assez
grande étendue de sa circonférence. Sa partie
supérieure n'était plus que cartilagineuse ; les
fibro-cartilages, tuméfiés, ramollis, indiquent
la part que l'articulation commençait à prendre à la maladie; les ligamens latéraux étaient
gonflés, ramollis, et dans quelques parties, sur-
tout en dehors et en avant, il y avait un commencement de dégénérescence squirrheuse et
carcinomateuse. L'artère poplitée et ses divisions à la partie supérieure de la jambe n'offraient aucune altération, si ce n'est que le
calibre de ces vaisseaux était supérieur à ce
qu'il aurait dû être. La section de la tumeur
ne permettant pas de faire une injection régulière, c'est-à-dire avec une substance solidi-
fiable et colorée, on se contente de pousser de
l'eau par l'artère poplitée : ce liquide arriva
dans le tissu de la tumeur et y parut par une
multitude d'orifices. Il ne s'en écoule point à
l'extérieur, ce qui démontre que le système

artériel de la jambe était sain , hors du tissu osseux affecté. L'examen attentif du tissu même de la tumeur permit de reconnaître qu'elle était remplie par du sang dans le lieu où aurait dû exister le tissu celluleux ; que ce sang était par couches concentriques , qui ne formaient pas les parois d'un foyer unique, mais un assez grand nombre de loges, comparables , pour leur apparence , à celles d'un favus ou rayon de miel , d'une dimension plus grande. Les couches extérieures étaient moins colorées , plus denses que celles du centre, qui avaient la couleur et la consistance d'un simple caillot. De l'eau pure injectée dans les artères antérieures , arrivait au centre de ces loges et indiquait assez bien qu'elles semblaient appartenir à autant d'artères distinctes. L'altération des artères appartenait donc ici moins aux branches extérieures qu'aux divisions qui pénètrent ces os et qui se distribuent dans leur substance.

Le sujet que nous traitons n'est point de ceux qu'on connaît suffisamment par une ou deux observations : la difficulté du diagnostic, la gravité du pronostic font sentir le besoin des faits ; aussi croyons-nous suivre une bonne marche en citant encore l'observation suivante :

VIe OBSERVATION. — L... âgée de trente-trois ans, ouvrière en linge, entra à l'Hôtel-Dieu le 5 juillet 1825, pour s'y faire traiter d'une maladie qu'elle portait sur le dos du pied. Cette femme, d'un tempérament sanguin, fortement constituée, fit, dix mois avant son entrée dans l'hôpital, un faux pas, dans lequel le talon était fortement tiré en arrière et le pied étendu sur la jambe; tout le poids du corps porta sur l'extrémité digitale du membre gauche; elle entendit alors, assure-t-elle, un craquement dans cette partie, et y ressentit une vive douleur. Le pied se tuméfia rapidement, devint rouge, douloureux : l'on y appliqua des sangsues, puis des résolutifs; mais le repos ne fut pas observé.

Trois jours après cet accident, une tumeur parut dans la direction du second orteil; elle était, suivant la malade, mobile et pulsative; elle augmenta successivement de volume pendant cinq mois ; son développement cessa alors, et la tumeur resta comme elle était encore lorsque la malade entra dans l'hôpital. Avant de venir à l'Hôtel-Dieu, cette femme avait consulté beaucoup de médecins, et presque tous pensèrent que la maladie était un anévrysme. Un très grand nombre de sangsues fut appliqué, on en mettait de trente à quarante sur la tumeur, et, à chaque application, les battemens et la douleur étaient affaiblis; mais deux ou trois jours après, ces symptômes reparaissaient. Les émolliens, puis les résolutifs ont été aussi mis à contribution et sans plus de résultats satisfaisans. Lorsque la malade fut examinée, sa tumeur était située au dos du pied, sur les deuxième et troisième os métatarsiens, s'étendant latéralement du premier au quatrième os du métatarse, et d'arrière en avant d'un à deux pouces au-devant de l'articulation tibio-tarsienne, jusqu'à la base des orteils, saillante d'un pouce environ au-dessus du dos du pied, adhérente par sa base, sans chaleur, rougeur, ni altération de la peau. Au premier examen on crut que la tumeur était gommeuse, et la malade, interrogée pour savoir si elle avait eu des affections vénériennes, assura n'avoir jamais présenté aucun symptôme de ces maladies. La tumeur, explorée avec plus de succès, on reconnut des battemens profonds, obscurs, mais cependant

distincts. M. Dupuytren pensa d'abord que les
battemens n'existaient que dans la direction
de l'artère pédieuse, et que la tumeur était
un abcès derrière lequel était placée l'artère,
qui lui imprimait un mouvement de soulèvement. Quelques personnes crurent que la
maladie pouvait bien être de nature anévrysmale ou fongueuse. En effet, la tumeur offrait
évidemment des pulsations, comme en présente une tumeur anévrysmale, dans toute
son étendue ; l'artère pédieuse déplacée et
portée en dedans et vers le sommet de la
tumeur, laissait distinguer des battemens distincts de ceux de la tumeur qui, comprimée
sur toute sa surface, soulevait la main par des
mouvemens d'expansion en tous sens, isochrones aux battemens du pouls, et le doigt promené sur tous les points de la circonférence
de la tumeur, sentait très bien ces battemens,
qui cessaient aussitôt qu'on comprimait l'artère tibiale antérieure. La malade se plaignait
de douleurs très aiguës qui, suivant elle, l'em-
pêchaient de dormir ; mais son état général
n'indiquait pas qu'elle fût privée de repos.
De nouveau examinée par M. Dupuytren, la
tumeur parut d'un diagnostic moins clair et
moins facile à établir ; il flotta incertain entre

un abcès au-devant de l'artère et une tumeur anévrysmale. Le déplacement qu'on pouvait faire éprouver à l'artère pédieuse, sans faire cesser les battemens dans la tumeur, vint encore augmenter l'incertitude de ce diagnostic, et porter de plus en plus à penser à la possibilité de l'existence d'un anévrysme. M. Dupuytren fit descendre la malade dans l'amphithéâtre, et dit qu'il ferait d'abord à la tumeur une simple ponction exploratrice, qui n'empêcherait pas de découvrir et de lier le vaisseau s'il était le siége d'un anévrysme. Un appareil fut disposé à cet effet, ainsi qu'un autre pour l'amputation, si cette opération était jugée convenable, dans le cas où la tumeur aurait son siége dans les os, et serait de la nature de celles qu'on a appelées fongus hématode.

La compression de l'artère crurale faite, la lame d'un bistouri fut plongée au centre de la tumeur, et il ne s'écoula qu'un peu de sang noir en nappe et point en jet; la compression de l'artère crurale fut suspendue, et l'écoulement de sang ne devint sensiblement ni plus rapide, ni plus abondant. M. Dupuytren agrandit l'incision à l'aide d'un bistouri boutonné, et sentit alors un tissu comme charnu, mou, rétiforme, saignant, dont l'extraction partielle fut tentée, soit avec les doigts, soit avec des pinces; mais on ne put en obtenir que des portions, et l'on reconnut alors que ce tissu avait de l'analogie avec celui du corps caverneux du pénis, ou même encore avec celui de la substance du placenta. On sentit, dans l'espace du premier au troisième métatarsien, une substance de même nature, mais parsemée de petites esquilles. Alors M. Dupuytren, reconnaissant une affection profonde dans les os, se décida à pratiquer immédiatement l'amputation partielle du pied, et elle fut faite suivant la méthode de Chopart.

Une demi-heure après l'amputation, on panse la malade, les lambeaux sont rapprochés et maintenus en contact par trois bandelettes de diachilon, et les ligatures sont placées dans l'angle supérieur de la plaie. Aucun accident n'est survenu; il y avait un commencement de cicatrisation au sixième jour, et pourtant elle n'a été complète qu'à la sixième semaine, époque à laquelle la malade est sortie de l'Hôtel-Dieu, après avoir reçu de l'administration des hôpitaux une bottine qui dissimule sa difformité et facilite la marche.

La portion enlevée fut examinée avec soin, et permit de constater que dans le lieu où au-

rait dû se trouver le corps du deuxième métatarsien, était une substance carcinomateuse;
on sentait çà et là sous les doigts, les débris d'une matière osseuse. On rencontrait
sur-tout ces débris vers l'extrémité de l'os
supportant l'orteil, et cette partie était cependant saine, ainsi que le cartilage diarthrodial et l'articulation elle-même. A l'extrémité
postérieure de cet os, le mal avait atteint si-
multanément le premier, le deuxième et le
troisième métatarsiens, ainsi que leurs articulations avec les os cunéiformes ; et dans ce
point, la maladie consistait en un ramollissement de la substance spongieuse ou celluleuse,
avec diminution de ce tissu. A la partie postérieure du premier os du métatarse, cette diminution était portée à un point tel, qu'il existait là une véritable caverne anfractueuse,
pouvant contenir une noix, bornée en arrière
par une simple lamelle osseuse, saine en apparence, supportant le cartilage diarthrodial
exempt de toute altération. L'extrémité postérieure du troisième métatarsien était creusée,
offrait une cavité du même genre, moins
étendue, dont la face externe était recouverte
par un sang grumeleux et lamelleux. Le premier os cunéiforme détruit en partie, était

aussi ramolli et raréfié, si l'on peut se servir de ce mot, et sa substance spongieuse ressemblait au tissu vasculaire d'une rate, dont le lavage n'aurait laissé que la trame ou le réseau fibreux et solide. Le deuxième cunéiforme était moins malade, et le troisième bien moins encore; cependant leur altération portait les mêmes caractères que celle du premier de ces os.

Le fongus hématode auquel on a imposé une foule de noms divers, tels que ceux d'inflammation spongieuse, de sarcôme pulpeux médullaire de carcinôme sanguin et de sarcôme vasculaire, est, en raison des élémens qui le composent, une maladie fort grave. La ligature du tronc principal peut bien, lorsque la matière cancéreuse ne prédomine pas, retarder les progrès du mal vers une dégénérescence complète; elle ne saurait cependant être mise en parallèle avec l'extirpation. Cette ablation entière est donc en définitif la seule véritable chance de succès que présente le fongus hématode. Quelquefois, néanmoins, la maladie se reproduit, quoiqu'on ait la certitude de n'avoir rien laissé de suspect : tels sont la plupart des cas où l'amputation a été pratiquée. Il faut bien admettre alors que la maladie tenait à une cause intérieure.

On doit avoir grand soin de ne pas perdre de vue, lorsqu'on pratique cette opération, que la plus petite portion oubliée suffit pour la reproduction de la maladie. Un chirurgien anglais ayant amputé la cuisse pour une tumeur semblable, aperçut un petit prolongement vers la partie interne du moignon; il pensa que l'inflammation et la suppuration le détruiraient. Son erreur fut fatale au malade; car la tumeur ayant pris de l'extension, on fit de vaines tentatives pour l'extirper. On amputa la cuisse, la plaie guérit, mais le patient mourut d'épuisement, quelque temps après. N'oublions pas, en terminant cette leçon, de faire remarquer qu'on a plusieurs fois confondu les carcinômes de l'œil ou d'autres parties dans lesquelles on a trouvé des veines dilatées et un grand nombre de foyers sanguins, avec les fongus hématodes; mais ces tumeurs n'ont entre elles d'analogie que par l'écoulement de sang, lorsqu'elles s'ouvrent spontanément ou qu'on les incise : il n'y a pas seulement entre elles différence d'espèce, mais bien différence de nature.

ARTICLE II.

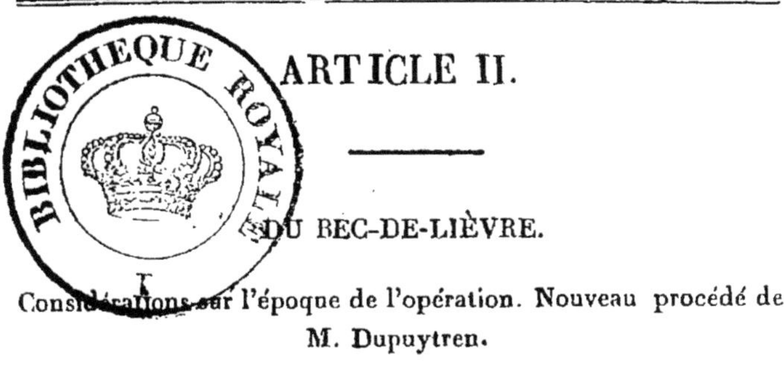

DU BEC-DE-LIÈVRE.

Considérations sur l'époque de l'opération. Nouveau procédé de
M. Dupuytren.

L'opération du bec-de-lièvre, fort simple
dans la majorité des cas, présente cependant,
dit M. Dupuytren, deux points capitaux et encore indécis dans son histoire; je veux parler
de l'époque convenable pour la pratiquer, et
du traitement applicable à une complication
jusqu'à présent mal observée.

Les opinions les plus diverses ont été émises
sur la première question. Beaucoup de praticiens ont été d'avis qu'il fallait attendre le
temps où les enfans sont en état d'apprécier
leur difformité. Ils se fondaient sur la plus
grande épaisseur des lèvres, à cette époque,
et sur la fermeté nécessaire du tissu pour supporter la suture. Beaucoup de médecins pensent
encore qu'il vaut mieux n'opérer les individus
affectés du bec-de-lièvre, que vers la fin de la
troisième année, excepté dans les cas où l'al-

laitement pourrait être empêché. Les tissus, disent-ils, devenus plus solides, sans avoir rien perdu de leur extensibilité, peuvent résister à l'action des aiguilles. Plus raisonnables, d'ailleurs, les enfans se soumettent assez facilement aux précautions par lesquelles on assure le succès de l'opération.

D'autres ont cru qu'on pouvait opérer les enfans nouveau-nés, parce que les lèvres, garnies de vaisseaux sanguins dont partie s'oblitère en peu de temps, guérissent avec plus de promptitude qu'à une époque plus éloignée. D'ailleurs ces enfans ont moins de sujets de tiraillement, et n'ont pas encore acquis l'habitude des mouvemens de succion. Mais, ajoute M. Dupuytren, il n'est pas sûr d'opérer à l'instant même de la naissance, parce que les chairs sont trop molles, trop facilement sécables par les aiguilles; et parce qu'enfin la mortalité générale, indépendante de toute cause particulière, étant plus forte à cet âge qu'à aucune autre époque de la vie, il serait imprudent d'augmenter les chances de mort qui pèsent sur le nouveau-né, de la chance nouvelle apportée par l'opération. Voilà les inconvéniens; sont-ils balancés par les avantages? Sans doute, il serait important d'opérer d'aussi bonne heure, afin de rendre à l'enfant la faculté de sucer et de prendre le sein, mais ce penchant à téter, cette habitude de succion est précisément une des causes qui s'opposent le plus au succès de l'opération. Si l'on évitait cet inconvénient, l'opération à la naissance aurait un argument puissant en sa faveur ; mais l'enfant suce par instinct, même avant d'avoir pris le sein : l'obstacle est aussi puissant alors qu'il le sera plus tard.

L'époque la moins convenable de toutes n'est cependant pas celle-là ; et l'on conçoit mal comment tant d'auteurs ont préféré l'âge de quatre à cinq ans, en alléguant que l'enfant, assez raisonnable pour sentir la nécessité et prévoir le succès, se prêtera mieux à l'opération et supportera la douleur avec plus de courage. L'expérience, continue M. Dupuytren, aurait dû les détromper. A cet âge, les enfans ont juste assez de connaissance pour prévoir, pour sentir, pour se rappeler la douleur, sans que la raison soit assez forte pour engager à la supporter ; ils cherchent à y échapper autant qu'il dépend d'eux, et font tout ce qu'il est possible pour entraver l'opération. Tout au plus peut-on obtenir quelque tranquillité chez de petites filles déjà soutenues par la coquetterie, et auxquelles on monte facilement la tête; les garçons, insensibles à ce motif, sont complétement indociles. Récemment, dit M. Dupuytren, nous en avons encore fait l'expérience.

Plus tard, la raison et le courage sont à la vérité plus développés; mais si les os participent à la division, leur compacité augmentée laisse aussi moins d'espoir d'obtenir leur réunion. En tout état de choses, il est avantageux d'opérer de bonne heure; les difformités sont moindres, et celles mêmes qui provenaient de l'écartement ou de la déviation des os, disparaissent. Par toutes ces raisons, dit M. Dupuytren, je pense qu'il convient d'opérer à trois mois, alors la vie est plus assurée, et les chances de mortalité moindres qu'à la naissance: l'enfant sent la douleur, mais il l'oublie dès qu'elle est passée, et n'entrave en rien les suites de l'opération.

Cette pratique est depuis long-temps la mienne, et je l'ai toujours vue couronnée de succès. La réunion des parties divisées a réellement lieu avec une rapidité merveilleuse.

Mais il est un autre point de l'opération du

bec-de-lièvre, sur laquelle je crois devoir appeler votre attention. Quand il y a un tubercule médian saillant avec deux scissures latérales très prononcées : ou bien on retranche la portion osseuse qui le soutient, ou bien on tâche, avec plus ou moins de succès, de la repousser en place. Les auteurs qui ont rapporté les observations heureuses dans les deux cas, ont sans doute regardé comme trop peu de chose la difformité qui résulte de leurs procédés pour s'arrêter sur ce point, du moins, tous l'ont passée sous silence. Il vaut cependant la peine d'être examiné.

Le tubercule médian fait-il saillie en avant, il faut faire attention au point où il s'insère à la cloison du nez ; de là dépendent souvent et le degré de la saillie et le procédé à suivre. Quand cette insertion se rapproche de la pointe du nez, et qu'on rattache le tubercule aux portions latérales de la lèvre, celles-ci l'attirent en arrière ; la pointe du nez suit le mouvement ; alors les ailes s'écartent, et le nez tout entier demeure aplati, écrasé, offrant l'aspect le plus désagréable, et ressemblant plus à un mufle d'animal qu'à toute autre chose. J'ai eu plus d'une fois à regretter, continue M. Dupuytren, d'avoir laissé aux enfans que j'opérais, une difformité pour une autre, et qui n'était souvent pas moindre que la première. Que sera-ce si l'insertion du tubercule a lieu précisément au bout du nez? Or, ce cas, oublié par les auteurs, n'est point rare. Je l'ai vu plusieurs fois; il y a peu de temps encore, je fus appelé pour opérer un bec-de-lièvre de ce genre. Frappé des difformités qui résultaient des procédés mis jusqu'alors en usage, j'ai imaginé le mode opératoire suivant : Le tubercule charnu est séparé avec le bistouri de son support osseux; celui-ci est réséqué avec des pinces; puis on relève horizontalement en arrière, la portion charnue dont on a rafraîchi les bords, et on l'emploie tout entière à former la cloison ou une portion de la cloison inférieure des narines. Alors, soit qu'on attende la réunion, soit qu'on achève à l'instant l'opération, le bec-de-lièvre, réduit à sa plus grande simplicité, est opéré à l'ordinaire et réuni avec les aiguilles; un bandage suffit pour maintenir le tubercule en place.

J'ai tenté, il y a quelque temps, ce procédé nouveau sur un enfant malheureusement fort indocile, ce qui surchargea l'opération de difficultés sans nombre. Le tubercule osseux excisé, et la peau rapportée en arrière pour former la cloison des narines, on l'assujétit par un bandage et on attendit la réunion. A la levée de l'appareil, la réunion paraissant assurée, les mouvemens de l'enfant occasionèrent un léger écoulement de sang. L'aide ne crut pouvoir mieux faire que de saisir le tubercule avec les doigts pour arrêter l'hémorrhagie ; cela suffit pour rompre les adhérences encore peu molles. On opéra néanmoins le bec-de-lièvre ; les aiguilles furent mises en place avec de grandes difficultés, l'enfant opposant une lutte continuelle ; enfin, à force de soins, on parvint à réunir le bec-de-lièvre inférieurement ; mais en haut il est resté un écartement à peu près du diamètre d'une tête d'épingle, et le succès n'a pu d'abord être complet. Aujourd'hui cet enfant vous sera présenté, et vous pourrez constater l'efficacité de ma méthode.

C'est seulement lorsque le tubercule labial s'insère près de l'épine osseuse nasale, qu'il est indiqué de la conserver comme partie intégrante de la lèvre. Dans ces cas, M. Dupuytren retranche aussi une portion du tubercule osseux sous-jacent. M. Malgaigne, dans un article qu'il a publié dans la Gazette médicale, émet l'opinion que cette manière d'agir n'est pas toujours sans inconvéniens. Le plus grave, selon lui, est l'ablation des germes dentaires de deux, trois, ou même des quatre incisives. Nous verrons plus tard que cette objection est plus spécieuse que solide. L'opération n'est pas d'ailleurs toujours exempte de danger : on peut en juger par l'observation suivante :

Ire OBSERVATION. — *Bec-de-lièvre double ; excision du tubercule osseux ; hémorrhagie ; mort.*

Dans les premiers jours d'août, on reçut à l'Hôtel-Dieu, un enfant de trois mois, atteint d'un bec-de-lièvre congénial double, assez compliqué. A droite, la division occupait toute la hauteur de la lèvre, toute la voûte palatine et le voile du palais ; à gauche, la scission n'avait point une aussi grande étendue. Le tubercule moyen prenait son insertion assez près de l'épine nasale, en sorte qu'on crut possible de le faire servir à la confection de la lèvre. On la sépara donc du tubercule osseux, et celui-ci fut excisé avec des ciseaux; il renfermait le germe de deux incisives; le reste de l'opération fut remis à un autre jour. Il s'était écoulé d'abord un peu de sang, puis l'hémorrhagie avait paru cesser; mais les efforts de succion de l'enfant la firent renaître, et on fut obligé de cautériser. Le sang avalé fut en partie rendu par les selles, et, au jour fixé pour l'achèvement de l'opération, l'enfant étant trop faible, on la différa. Mais la faiblesse ne fit qu'augmenter; le lambeau médian se gangréna, et l'enfant ne tarda pas à succomber. On ne put en faire l'autopsie. Plusieurs circonstances, parmi lesquelles nous notons la perte abondante du sang, le séjour de ce liquide dans les voies digestives, peuvent donc compromettre la vie du sujet; hâtons-nous de dire que cette terminaison est excessivement rare. Le sang avalé n'est jamais digéré. En général, il est rendu par les vomissemens; mais s'il reste dans le tube digestif, il ne tarde pas à l'altérer, devient un point d'irritation, détermine de la douleur et du dévoiement. Aussi doit-on favoriser son expulsion, s'il tarde trop à sortir, en administrant des lavemens purgatifs. L'écoulement du sang dans la bouche détermine d'ailleurs un mouvement de succion qui devient habituel aux enfans, et qui peut même occasioner la destruction de la cicatrice, si elle existe.

Vous avez vu, continue M. Dupuytren, le très jeune enfant opéré par moi en ville, pour remédier à cette variété du bec-de-lièvre, où le tubercule labial moyen, isolé de la lèvre par deux divisions latérales, s'insère presque immédiatement au bout du nez, et vous avez constaté que mon procédé remédiait parfaitement à l'aplatissement du nez qui conservait une conformation très régulière. Mais le résultat seul vous avait été présenté, et vous manquiez des données précises sur l'étendue de la difformité et sur les circonstances de l'opération. Le second fait que vous avez eu sous les yeux et dont nous allons reprendre l'histoire, a dû ne vous laisser aucun doute sur l'avantage de ce procédé.

IIe OBSERVATION. *Bec-de-lièvre congénial double ; tubercule labial inséré au bout du nez ; opération ; succès complet.*

Louise Rouzon, âgée de quatorze ans, entrée à l'Hôtel-Dieu dans les premiers jours d'octobre, fut couchée salle Saint-Jean, n° 39.

Elle était affectée d'un bec-de-lièvre double et congénial très compliqué. En effet, le tubercule osseux moyen constitué par les os incisifs, faisait en avant une saillie qui dépassait de plus de six lignes le plan des os maxillaires supérieurs; des quatre incisives qu'il supportait, les deux moyennes, fort volumineuses, dirigées en bas, s'inclinaient en avant par leurs bords externes, en sorte que la réunion des bords internes figurait un angle en haut; au-devant du tubercule osseux se trouvait un tubercule charnu, à peu près circulaire, tirant son origine immédiatement du bout du nez, dont il n'était séparé que par un sillon à peine sensible, et tellement dirigé en avant, qu'il semblait continuer en bas la direction du nez lui-même. En dehors de cette portion moyenne, les deux ouvertures des narines se confondaient par deux larges fentes avec l'ouverture buccale. En arrière, ces deux fentes aboutissaient à une division unique, séparant dans toute sa longueur la voûte palatine, le voile et la luette; en sorte qu'il en résultait à l'extérieur une horrible difformité, et à l'intérieur une communication complète entre les fosses nasales et la cavité buccale.

C'était là le vrai type du bec-de-lièvre compliqué, tel que M. Dupuytren l'avait signalé, tel qu'il a été décrit par MM. Malgaigne et Aussandon (*Gazette médicale*, *Lancette médicale*), et pour lequel ce praticien célèbre avait imaginé et déjà mis à exécution son nouveau procédé opératoire. Le 5 octobre, la jeune malade y fut soumise de la manière suivante :

M. Dupuytren la fit asseoir en face de lui, la tête renversée en arrière et solidement maintenue sur la poitrine d'un aide. Il divisa avec un bistouri le repli muqueux qui unissait le tubercule cutané au tubercule osseux; puis, avec des tenailles incisives bien tranchantes, il excisa de ce dernier tout ce qui dépassait le plan antérieur du maxillaire. Ce premier temps de l'opération terminé, avec un bistouri pointu, il rafraîchit les bords latéraux du tubercule interne, puis son rebord inférieur, puis enfin, avec de forts ciseaux, il rafraîchit, à leur tour, les bords verticaux de chaque portion latérale de la lèvre. Toutes ces incisions faites, la réunion fut pratiquée de la manière suivante : une aiguille enfoncée à une ligne environ du bord ravivé du côté gauche de la lèvre, très près de son bord libre, fut dirigée obliquement de bas en haut et de dehors en dedans, en comprenant moitié environ de l'épaisseur des parties molles, puis, on la fit traverser obliquement l'autre côté en sens contraire, c'est-à-dire, de haut en bas, et de dedans en dehors. Cette marche, qui d'ailleurs n'est pas nouvelle, avait pour but de favoriser la formation d'une saillie médiane à la lèvre. La première aiguille arrêtée par une anse de fil, la seconde fut placée transversalement environ à une ligne et demie au-dessus. La troisième, plus longue que les deux autres, avait un objet plus complexe à remplir. On commença par replier le tubercule cutané, saignant de toutes parts, excepté à sa racine et à sa face externe, et on l'appliqua sur la cloison osseuse des narines, en sorte que sa face externe devint inférieure, afin de former ainsi de toutes pièces une sous-cloison aux narines. La troisième aiguille comprit donc à la fois l'extrémité supérieure de chaque portion de lèvre, et l'extrémité libre de ce tubercule replié ; enfin deux points de suture entrecoupés achevèrent d'unir chaque angle de ce lambeau aux portions labiales. Les trois aiguilles furent entourées d'anses de fil entortillées comme à l'ordinaire; on appliqua pardessus des bandelettes agglutinatives, le tout recouvert et soutenu par un bandage, qui, en même temps qu'il comprimait les joues et tendait à les porter en avant, appuyait sur le nez à l'aide de plusieurs tours de bande, afin d'éviter le tiraillement du lambeau; au centre de ces tours de bandes on avait pratiqué une espèce d'œillet qui recevait le bout du nez, et s'opposait au glissement de la bande.

La malade fut immédiatement reportée à son lit, mise à une diète sévère et à l'usage des boissons délayantes. Les premiers jours se passèrent bien et presque sans douleurs. Le 8 octobre, il en survint quelques-unes légères d'abord, bientôt plus vives et insupportables. Dans la nuit du 9 au 10 une hémorrhagie eut lieu; M. Dupuytren étant retenu chez lui par une indisposition, on n'osa rien tenter en son absence. Le sang s'arrêta de lui-même, et la douleur parut un peu diminuée : elle revint avec l'hémorrhagie dans la nuit suivante. M. Dupuytren enleva le lendemain le bandage extérieur. Rien n'indiquait que les deux moitiés de la lèvre fussent dérangées ; on laissa

donc en place les bandelettes et les aiguilles.
Mais le lambeau de la sous-cloison offrait une
teinte d'un gris noirâtre; la sanie qui en dé-
coulait, l'odeur fétide et nauséabonde qu'il
exhalait, firent craindre à tous les assistans
qu'il ne tombât en gangrène. On le fit lo-
tionner avec du vin; on prit soin d'inciser
en demi - cercle la bandelette supérieure,
dont le bord appuyait un peu trop sur la
base du lambeau, et on réappliqua le bandage. Quatre jours après, l'appareil fut levé
de nouveau; le lambeau avait repris une couleur vermeille, et la cicatrisation s'avançait.
Le 26, elle était presque complète; seulement
on s'aperçut que la sous-cloison nasale était
très large, et qu'il serait nécessaire de la diminuer; cela fut fait quelques jours après, en
réséquant un lambeau de chaque côté, à l'aide
d'un bistouri et de simples pinces. Chaque
lambeau avait au plus une ligne; toutefois,
la section tomba sur une petit artère, et donna
lieu à une légère hémorrhagie. On introduisit
une mèche dans chaque narine pour les tenir
dilatées, et les dernières incisions s'étant cicatrisées à leur tour, l'opération se trouva couronnée d'un succès complet, et, sans contre-

dit, des plus remarquables. Le nez, autrefois si difforme, ressemble tout-à-fait à un nez naturel ; le bout n'en est aucunement épaté ; il est même d'une forme assez agréable. La lèvre supérieure, malgré la perte énorme de substance qu'elle a subie, paraît beaucoup moins rétrécie qu'on ne l'aurait présumé. Seulement elle est un peu pincée au centre, et malgré les précautions prises pour avoir une saillie moyenne, celle-ci est remplacée par un angle rentrant très marqué. La lèvre inférieure paraît un peu grosse et saillante. Au total, la bouche se ferme bien et la figure est passable.

Il est difficile de se représenter une difformité provenant d'un bec-de-lièvre, plus hideuse que celle qu'offrait cette jeune fille avant l'opération, sans parler de la gêne qu'apportaient à l'exercice de la parole, de la mastication et de la déglutition, ces deux scissures antérieures aboutissant en arrière à une scissure complète.

La première partie de l'opération, dit M. Dupuytren, n'a eu pour but que de remédier à la division extérieure : nous allons maintenant combattre l'écartement des os maxillaires par un bandage qui aura à peu près la forme de ceux qu'on emploie dans les hernies inguinales, et qui comme eux se terminera par deux pelottes. Si la seconde partie de l'opération réussit, nous pratiquerons en dernier lieu la staphyloraphie. Mais, dira-t-on, ce rapprochement est-il possible? oui, car il a lieu chez les jeunes sujets par la seule force musculaire : ce bandage appuiera sur les deux os maxillaires qu'il repoussera successivement l'un contre l'autre. Il sera maintenu en position en avant par des courroies, et le déplacement sera prévenu en arrière par une petite courroie.

Le 19 décembre, cette jeune fille était dans un très bon état; l'angle rentrant de la lèvre supérieure avait considérablement diminué; il n'offrait plus qu'une légère irrégularité. Interrogée devant les élèves nombreux qui assistaient à la clinique, pour savoir s'il est survenu quelque amélioration dans l'état intérieur de la bouche, elle répond affirmativement qu'il s'est fait un rapprochement sur-tout en avant, dans les deux os maxillaires, ce qu'elle apprécie très bien avec la langue. Si au bout de deux mois, dit M. Dupuytren, il y a déjà eu un rapprochement sensible, il y a tout lieu d'espérer que lorsque la pression aura été continuée quelques mois encore, l'amélioration sera sinon complète, du moins très notable. (M. Brun prendra avec un compas la mesure exacte de l'écartement des deux os maxillaires.) Dans les premiers temps de l'emploi de ce bandage, il portait sur le bord inférieur de la région malade, l'abandonnait et devenait trop lâche. Appliqué sur les pommettes, il cause une sensation douloureuse, et les enfans finissent par le déplacer : c'est au-dessous de l'os de la pommette sur la portion du maxillaire qui est un peu en arrière, qu'il faut placer les pelottes. Il y a dans cet endroit un tissu cellulaire graisseux qui empêche la douleur, et si le bandage ne presse pas aussi immédiatement, il est mieux conservé. Il porte en partie sur l'arcade alvéo-dentaire, et en partie sur quelques points de l'os maxillaire. La fille du célèbre manufacturier O.....,, continue M. Dupuytren, fut la première malade qui me suggéra l'idée de ce bandage pour une difformité semblable dont elle était atteinte. Après plusieurs tentatives infructueuses, M. Charière et moi parvînmes à construire un appareil qui eut les plus heureux résultats.

Trois mois après l'opération, Louise Rouzon, a été conduite de nouveau à l'amphithéâtre. Le rapprochement avait été, dans cet espace, d'une ligne et demie, ce que les moules et les mesures prises par M. Brun, interne de la salle, prouvaient de la manière la plus évidente : la jeune fille avait encore le son nasillard, mais elle exerçait bien les mouvemens de succion et de préhension. Les deux moitiés de la voûte palatine en avant commençaient à se toucher, et tout annonce que la réunion sera complète. On ajoutera à la pression exercée par l'instrument de M. Charière, celle des doigts, qu'on aura soin de répéter fréquemment pendant la journée. Cette jeune fille sera ramenée dans six mois.

Comment concevoir, dit M. Dupuytren, la formation d'une pareille disposition ? on l'expliquait récemment encore par un arrêt de développement. Dans ce système, la lèvre supérieure était primitivement formée de trois portions distinctes qni ne se réunissaient qu'à une époque plus avancée de la vie intrà-utérine. Ce qui ajoutait du poids à cette opinion, c'est que la partie moyenne des os maxillaires supérieurs, qui, d'ordinaire, supporte le tubercule labial moyen, présente, jusque dans l'âge adulte, des traces de séparation d'avec l'os auquel elle adhère, et a reçu même pour cette raison, de quelques anatomistes, le nom d'os inter-maxillaire ou incisif. Telle était aussi ma conviction, continue M. Dupuytren; mais depuis que des observateurs dignes de foi, et qni se sont spécialement occupés d'ostéogénie, m'ont assuré qu'ils n'avaient jamais rencontré l'os incisif et encore moins la portion moyenne de la lèvre séparée des portions latérales, char-nues ou osseuses, à aucune époque de la vie fœtale, j'avouerai qu'il est resté dans mon es-prit des doutes très forts sur ce que j'avais d'abord adopté, sur ce que je croyais avoir vu moi-même.

Mais ici les idées physiologiques ont peu d'importance en comparaison de celles qui s'attachent aux moyens chirurgicaux. Il n'était pas possible de réunir le tubercule moyen aux parties latérales de la lèvre; imagine-t-on quel effet aurait produit cette lèvre supérieure des-cendant immédiatement du bout du nez; la lèvre tirée en haut, laissant à découvert les dents et les gencives; le nez attiré en bas, élargi, aplati, écrasé et qui aurait ressemblé à un mufle de veau, plus qu'à toute autre chose? Ce premier parti rejeté, il devenait impossible de conserver en entier le tubercule osseux, car on n'aurait encore remédié qu'en partie à la difformité ; il aurait fallu enlever le tubercule charnu trop considérable, pour qu'on se résignât à cette perte ; et encore quel obstacle la saillie des os n'eût-elle pas mis à la réunion ? le seul motif qui militât d'ailleurs pour la conservation de ce tubercule osseux, était la présence des quatre incisives qu'il fallait emporter avec lui ; mais leur disposition vicieuse aurait rendu leur conservation fort peu utile, la difformité en fût restée plus grande, et cette seule raison ne pouvait balancer les raisons contraires. Toutefois il était sage de n'enlever du tubercule que ce qui dépassait les os maxillaires ; ce qu'on a laissé en arrière, quoique peu considérable, servira toujours à combler en partie la ligne médiane de la voûte palatine.

ARTICLE III.

CONSIDÉRATIONS SUR L'ANTHRAX.

L'anthrax, dit M. Dupuytren, n'est autre chose que l'inflammation de plusieurs paquets du tissu cellulaire contenu dans les aréoles du derme. Pour bien concevoir le mécanisme de sa formation, il faut dire un mot de la structure de cette couche profonde de la peau. Le derme est épais, blanc, élastique, plus consistant à sa surface externe qu'à l'interne, composé de fibres qui, par leur entrecroisement, forment des aréoles irrégulièrement placées les unes à côté des autres. Chacune d'elles est remplie par un paquet de tissu cellulaire qui, quelque-fois, s'imprégnant d'une grande quantité de fluide graisseux, distend la cellule qui le con-tient. Les nombreuses aréoles du derme ont toutes une forme à peu près conique. Leur sommet répond au corps réticulaire, et leur base à la surface interne de la peau, qui repose de toutes parts sur une couche de tissu cellu-laire. Ces aréoles ne se terminent point en cul-de-sac vers la surface externe de la partie fibreuse de la peau, mais bien par une infinité de petits trous obliquement dirigés et très ap-parens dans un morceau de peau qui a macéré pendant quelque temps.

La définition que nous venons de donner de l'anthrax, montre qu'il ne diffère du furoncle que par son étendue et la multiplicité des pa-quets celluleux qui sont enflammés à la fois. Comme le furoncle, il survient aux parties du corps où la peau est la plus épaisse et où les paquets celluleux sont le plus développés et le plus abondans. La nuque, les épaules, la région dorsale, les parois du thorax, les fesses y sont le plus exposées.

L'anthrax ne peut être confondu avec le furoncle, dont il diffère par son volume, toujours plus considérable. Le furoncle, le plus souvent multiple, ne s'ouvre qu'à son sommet; la peau qui le recouvre est d'un rouge peu foncé; l'anthrax, au contraire, est d'une couleur livide, presque toujours solitaire, et offre plusieurs petites ouvertures placées çà et là à la surface.

On a souvent confondu l'anthrax avec le charbon et la pustule maligne, variétés d'une maladie essentiellement gangréneuse ; dans l'anthrax, au contraire, la gangrène est une suite de l'étranglement. Cette dernière affection n'est jamais contagieuse; les deux autres le sont presque toujours. L'incision est le véritable moyen curatif de celle-là ; celles-ci réclament l'emploi du feu ou d'un caustique, auquel on unit souvent les topiques. L'une à son siége dans le tissu cellulaire du derme ; les autres, dans le corps réticulaire, ou le tissu cellulaire sous-cutané. L'anthrax n'est jamais nécessairement accompagné d'affection adynamique ou ataxique. Le charbon, la pustule maligne, sont presque toujours précédés ou accompagnés, dans quelques-unes de leurs périodes, de l'un ou de l'autre de ces états.

Le pronostic de l'anthrax dépend de la région du corps qu'il occupe, de son volume, de son ancienneté, des degrés de force de l'inflammation, et de l'état général du malade. C'est ainsi qu'un anthrax à la nuque ou au dos est plus grave, toutes choses égales d'ailleurs, que celui qui est placé devant la clavicule ou à la poitrine. Le pronostic est encore plus fâcheux, si l'anthrax est volumineux, s'il existe depuis douze ou quinze jours, si la gangrène est déjà survenue, s'il reste encore une vive inflammation, et si le malade a été débilité par une maladie antérieure, ou par toute autre cause.

La nature de l'anthrax, continue M. Dupuytren, étant une fois bien connue, rien n'est plus facile que d'en déduire le traitement. Semblable à celui de toutes les inflammations avec étranglement, il consiste dans l'emploi méthodique de l'incision, qui doit s'étendre à toute la profondeur de l'anthrax, et dont les extrémités doivent dépasser de deux ou trois lignes les limites du mal. Si la tumeur est très volumineuse, il faut pratiquer une incision suivant la longueur de chaque lambeau. Par ce moyen l'étranglement et les douleurs cessent tout-à-coup. La pression fait sortir de la tumeur un pus visqueux. Il s'écoule une assez grande quantité de sang, qui produit une saignée locale, et ne contribue pas peu à faire tomber l'inflammation. Les plaies sont pansées avec des plumasseaux trempés dans une décoction légèrement excitante ; la tumeur doit être recouverte d'un cataplasme émollient. Le malade est mis à l'usage des amers et des laxatifs. Si l'anthrax existe au dos, il faut éviter le coucher en supination, car alors la peau tombe en gangrène malgré l'incision.

Veut-on une preuve de l'efficacité de cette méthode, on la trouvera dans le fait suivant, qui a été consigné dans la thèse de M. le docteur Codet.

Ire OBSERVATION. — Un homme vint en 1812 à l'Hôtel-Dieu, portant au dos un anthrax du volume d'un œuf de poule. M. Dupuytren pratiqua d'abord une incision perpendiculaire à l'un des corps, et partagea ainsi la tumeur en deux parties. Sur la supérieure, il fit, de haut en bas, une incision qui, tombant sur la première, formait un véritable **T**.

De cette manière, la moitié supérieure de l'anthrax se trouvait incisée crucialement, tandis que la moitié inférieure était restée intacte; aussi M. Dupuytren prévint-il ses élèves que les accidens ne cesseraient que dans la portion supérieure. On appliqua un cataplasme émollient. Le lendemain, l'inflammation était tombée dans le lieu désigné, mais la moitié inférieure était dure, enflammée, et beaucoup plus volumineuse que la veille; et le malade assura n'avoir éprouvé de douleur que dans cette partie. On l'incisa, et tous les accidens cessèrent.

IIe OBSERVATION. — Louis Lévi, âgé de quarante ans, éprouvait depuis quelques jours des démangeaisons à la nuque. Le 20 février 1813, il s'aperçut qu'il existait, en cet endroit, un bouton de la grosseur d'un pois de senteur; il s'en inquiéta peu, et continua à se livrer à ses occupations. Deux jours se passèrent, pendant lesquels le mal fit des progrès; alors Lévi, pressé par les souffrances, recouvrit la petite tumeur d'un emplâtre d'onguent de la mère. Les douleurs continuèrent et devinrent assez violentes, au bout de quelques jours, pour le priver entièrement de sommeil.

Le 3 mars, douzième jour de la maladie, le sommet de l'anthrax s'ouvrit, et il s'écoula une petite quantité de sérosité purulente. Les douleurs furent calmées; mais bientôt après elles reparurent, et forcèrent le malade à recourir aux gens de l'art. Il vint donc le 6 mars à la consultation publique de l'Hôtel-Dieu. M. le professeur Dupuytren chargea M. Codet, un de ses internes, d'inciser cet anthrax; la douleur cessa comme par enchantement; un cataplasme émollient fut appliqué sur la tumeur. Le lendemain, l'inflammation] était presque entièrement tombée, et la gangrène, réprimée dans sa marche, avait mis un terme à ses ravages. Le 18 mars, vingt-septième jour de la maladie, douzième de l'incision, la guérison était complète.

Aux exemples qui viennent d'être cités nous pourrions ajouter ceux des malades que vous avez eus sous les yeux depuis 1831, et qui tous ont été guéris par l'incision. Vous y trouveriez, à quelques variétés près, les différens faits qui ont été signalés dans les observations précédentes.

Tout anthrax abandonné à lui-même, se termine par gangrène, d'où résulte nécessairement un ulcère, dont l'étendue est en rapport avec celle des parties privées de vie. Si les bords en sont durs, élevés, il faut employer les emolliens; et lorsqu'ils sont affaissés, on les rapproche au moyen d'emplâtres agglutinatifs, et l'on panse avec des bandelettes de cérat et de la charpie sèche, ou chargée de différens médicamens, suivant le degré d'excitation; mais très souvent la peau est décollée. Si elle est épaisse, adhérente à une certaine quantité de tissu cellulaire, on en obtient presque toujours la réunion. Est-elle amincie au contraire, dépourvue de tissu adipeux à sa surface interne, on est le plus souvent obligé de l'emporter, après avoir inutilement tenté son recollement; on panse ensuite d'une manière simple, et le malade est mis à l'usage des amers et de doux laxatifs; quelquefois les aponévroses et même les muscles sont détruits; mais ces circonstances ne changent en rien le mode de traitement. Quand l'ulcère est très étendu et la suppuration abondante, on est souvent obligé d'avoir recours aux toniques.

IIIe Observation. — Le nommé Jean-Baptiste Cœur-de-Roy, âgé de quarante-neuf ans, d'une forte constitution, éprouvait depuis deux ou trois mois des douleurs entre les deux épaules, lorsque, le 24 janvier 1813, il s'y manifesta un petit bouton, ayant l'apparence d'un clou; du reste, nulle envie de vomir, point de perte d'appétit. Ce bouton augmenta rapidement, et, en moins de vingt-quatre heures, il s'était formé une tumeur inflammatoire d'un volume prodigieux. Il est à remarquer que le malade voyait très peu de l'œil droit, et qu'immédiatement après l'apparition de l'anthrax, la vue fut rétablie. Quatre jours se passèrent dans les plus vives douleurs; alors la tumeur s'entr'ouvrit dans plusieurs points, des paquets de tissu cellulaire s'en échappèrent, et le 7 février, douze jours après son invasion, la peau était entièrement détruite. Le 15 du même mois, il entra à l'Hôtel-Dieu, portant un ulcère de quatre à cinq pouces de diamètre, avec décollement de la peau dans toute sa circonférence. On rapprocha les bords de la plaie avec des bandelettes de diachylon gommé, et l'on pansa d'une manière simple, en ayant soin d'exercer une légère compression sur les bords de l'ulcère qui se réunirent facilement. Le malade sortit le 5 avril, n'étant point encore parfaitement guéri, quoiqu'il fût au soixante-dixième jour de la maladie.

Terminons ce que nous avions à dire sur le

traitement de l'anthrax, par l'observation qu'il faut continuer à chaque pansement, et jusqu'au dégorgement parfait des parties, les pressions destinées à favoriser la sortie des débris du tissu cellulaire gangréneux.

ARTICLE IV.

DE L'OPHTHALMIE BLENNORRHAGIQUE.

Des taies de la cornée, de l'inflammation de la rétine.

Il se passe peu de semaines, dit M. Dupuytren, qu'il ne se présente à la consultation, ou que nous ne recevions dans nos salles, des individus atteints d'ophthalmie vénérienne. Cette grave affection résulte, le plus souvent, d'une inoculation directe au moyen des doigts portés sur l'œil, lorsqu'ils sont salis par le mucus de l'urètre. Dans quelques cas cependant, l'ophthalmie apparaît à la suite de la suppression brusque d'un écoulement urétral, sur-tout lorsque la cause qui produit cette suppression est de nature à irriter la conjonctive, par exemple, un refroidissement subit. M. Boyer dit que cette maladie est extrèmement rare chez les femmes. Cette assertion nous paraît peu exacte : dans les hôpitaux consacrés au traitement de la syphilis, on voit beaucoup plus de ces ophthalmies chez les femmes que chez les hommes ; les salles de l'Hôtel-Dieu fournissent un résultat analogue.

Quoi qu'il en soit, cette maladie, toujours très fâcheuse, exige, de la part du praticien, une attention soutenue et des moyens énergiques. On a vu l'inflammation détruire le globe de l'œil et le vider dans l'espace de sept à huit jours. Vous avez eu en peu de temps sous les yeux deux femmes qui, par suite d'ophthalmie blennorrhagique, ont rapidement perdu la vue. Un enfant qui est couché en ce moment (avril 1833) dans la salle Saint–Jean, est également devenu aveugle par suite de cette maladie. La mère était infectée du vice syphilitique ; chez ces trois malades, l'ophthalmie n'a point été attaquée dès le début, aussi la vue était-elle presque entièrement abolie lorsqu'ils sont venus à l'Hôtel-Dieu. On voit d'après ces exemples et beaucoup d'autres que nous pourrions vous citer, qu'on ne peut prendre assez de précautions pour prévenir un aussi terrible résultat.

On dit généralement que quand cette ophthalmie résulte de la suppression de la blennorrhagie urétrale, elle affecte à la fois les deux sexes, tandis que l'inoculation directe n'en attaque ordinairement qu'un. L'observation confirme rarement ces distinctions de cabinet, et, dans la plupart des faits que nous avons vus, et qui dépendaient presque tous de la dernière cause, les deux yeux étaient également malades. Mais dans ces divers cas, que l'ophthalmie soit causée par le transport, sur les yeux, de l'inflammation de l'urètre brusquement supprimée, qu'elle dépende d'une inoculation directe par le contact du pus urétral, ou bien sans que l'on sache comment, que cette inflammation se développe et marche de concert avec celle de l'urètre, le médecin doit employer avec promptitude les moyens les plus énergiques pour prévenir sa funeste terminaison.

Les antiphlogistiques, tels que les saignées générales et locales, les lotions émollientes, les révulsifs de toute espèce, sont ordinairement insuffisans. Sans négliger ces moyens qui sont sans doute avantageux, il faut avoir recours à un traitement spécial et local, car les autres ne sont réellement qu'accessoires. Ce traitement consiste dans l'insufflation à l'aide d'un petit tube sur la conjonctive oculaire et palpébrale de calomel préparé à la vapeur. On répète cette insufflation une ou deux fois par jour; on y ajoute, mais le soir seulement, l'instillation entre les paupières d'une à deux gouttes de laudanum liquide de Sydenham.

Ire Observation. — L...., âgée de trente ans, marchande des quatre saisons, petite, très grasse, d'une bonne santé habituelle, réglée à quatorze ans, a eu, en peu de temps, six enfans qu'elle n'a jamais nourris ; elle a beaucoup de flueurs blanches : ordinairement placée à l'une des extrémités du Pont-Neuf, elle est exposée aux intempéries de l'air ; cette femme a déjà eu plusieurs écoulemens. Elle affirme que du 18 au 20 janvier, l'air froid lui a beaucoup incommodé les yeux et qu'ils se sont enflammés. Le 20 au soir, l'œil droit devient le siége d'une douleur vive, comme s'il était rempli de sable ; elle ne peut dormir, et le lendemain les paupières sont gonflées au point de ne pouvoir les écarter. Cataplasmes, demi-bain, bains de pied, lotions avec infusion de mélilot ; pas de mieux. Le 22, large vesicatoire à un bras ; au bout de trois jours, le 24, l'œil gauche s'affecte de la même manière ; les mêmes moyens sont mis en usage jusqu'au 2 février, époque à laquelle on la conduit à l'Hôtel-Dieu.

Les paupières sont fortement tuméfiées ; la

conjonctive forme un bourrelet d'un rouge-violet, très saillant, fort douloureux et d'où s'écoule un mucus abondant, verdâtre, puriforme et très fétide; il est impossible d'apercevoir la cornée. La malade ne distingue rien; es deux yeux sont le siége d'élancemens profonds; céphalalgie constante, anorexie, fièvre, langue sale. La malade est atteinte d'un écoulement urétro-vaginal fort abondant; elle s'obstine à ne vouloir donner aucun renseignement sur l'origine de son mal; mais il est des faits et des physionomies qui parlent d'eux-mêmes : les réponses dans ces cas n'ajoutent rien à la conviction des praticiens.

Dès le soir, on commence à insuffler entre les paupières, du calomel préparé à la vapeur; on instille une goutte de laudanum dans chaque œil; on lave exactement les parties avec de l'eau simple, et l'on couvre les yeux avec un bandeau fixé au bonnet. La nuit est plus tranquille.

Les jours suivans on continue les mêmes moyens : le matin et le soir, l'insufflation est répétée avec le plus grand soin; on se sert d'un tuyau de plume ou d'un petit tube de verre, dans lequel on fait pénétrer une pincée de calomel en poudre; tenant alors les paupières

fortement écartées, on souffle par l'autre extrémité du tube, et le médicament se trouve
étendu sur toute la surface malade. Les mouvemens des paupières et les larmes qui coulent
en abondance font pénétrer le remède dans
tous les replis de la conjonctive boursoufflée.
Le laudanum n'est instillé que le soir.

Sous l'influence de ces moyens, l'amélioration est prompte, l'écoulement purulent
diminue et les douleurs sont beaucoup moins
vives. Cependant, le bourrelet rouge formé par
le gonflement de la conjonctive n'a pas perdu
assez de son volume pour laisser voir la cornée,
de telle sorte qu'il est impossible de savoir
quelles seront les suites de la maladie. Il ne
faut pas oublier qu'il s'est écoulé plus de dix
jours avant que cette femme vînt à l'Hôtel-
Dieu, et que le mal a eu tout le temps de faire
des progrès. Il ne serait donc pas étonnant
qu'il y eût des ulcérations sur la cornée, et
même que ces ulcérations produisissent une
perforation qui amènerait la perte de la vue.
Quinze jours après, l'œil gauche a repris ses
fonctions.

IIe OBSERVATION. — Une femme d'environ
25 ans vint un mois auparavant à l'Hôtel-Dieu
pour se faire traiter d'une ophthalmie blennor-

rhagique de l'œil droit : un pus verdâtre baï-
gnait les deux paupières, l'œil ne pouvait être
ouvert qu'avec une extrême difficulté ; la
conjonctive était rouge et boursoufflée, les
douleurs très vives. On commença les insuf-
flations de calomel et les instillations de laudanum, cinq jours après le début de la maladie.
Après quelque temps de l'administration de ce
remède, on remarqua une amélioration sensible ; peu à peu tous les symptômes se dissipèrent, et trois semaines après la guérison était
parfaite.

L'ophthalmie blennorrhagique s'observe fréquemment chez les enfans ; on lui donne en général, le nom de puriforme, sans avoir égard à sa
cause. Elle dépend chez les nouveau-nés d'une
inoculation directe qui a lieu par l'accouche-
ment ; elle est toujours grave, et souvent la
perte de l'œil en est la suite. Le traitement
doit être le même que pour les adultes : il faut
mettre beaucoup de soin et de persévérance,
parce que la douleur donne lieu à une contraction spasmodique des muscles orbiculaires
des paupières, et il devient très difficile de
faire arriver les médicamens jusque sur les
parties malades.

De nos jours, les idées nouvelles sur la nature de la syphilis pourront jeter des doutes dans quelques esprits sur l'étiologie de l'ophthalmie vénérienne. Nous croyons qu'il est contraire aux faits de rejeter les preuves données par des auteurs dignes de foi. Astruc raconte que les urines d'un individu affecté d'écoulement urétral, employées en lotion sur les yeux, donnèrent lieu à une ophthalmie purulente très grave. Mertens rapporte l'histoire d'une expérience tentée bénévolement par un médecin qui avait des doutes sur ce point, et qui ne tarda pas à se convaincre de la réalité de l'inoculation. Enfin Chaussier a vu le mucus puriforme d'une blennorrhagie ophthalmique produire par son contact avec un œil sain, une maladie tout-à-fait semblable. Nous pourrions encore citer les exemples si connus de ces malheureux étudians en médecine qui périrent victimes de leur zèle pour la science.

Les personnes qui suivent depuis plusieurs années la clinique de l'Hôtel-Dieu, ont vu guérir un assez bon nombre d'individus affectés d'ophthalmie blennorrhagique, et jamais elles n'ont remarqué que l'on fît aucune tentative pour provoquer l'écoulement urétral. Nous devons dire cependant qu'une suppression trop brusque de l'écoulement peut produire l'ophthalmie, et que le meilleur moyen de prévenir cette complication, est de ne pas l'arrêter trop rapidement. Dans la majorité des cas, en effet, les deux maladies marchent de concert; et l'on ne voit pas qu'elles agissent en se révulsant mutuellement. Ces idées d'antagonisme, si séduisantes en théorie, sont rarement d'accord avec les faits. Les inflammations de la peau en produisent de semblables sur les muqueuses. Une phlegmasie séreuse donne lieu au développement successif d'une ou plusieurs phlegmasies de même nature sur les autres membranes séreuses; et l'on est porté à reconnaître que les tissus analogues sont bien plutôt congénères qu'antagonistes.

L'ophthalmie vénérienne nous conduit à parler de quelques autres affections de l'œil, dont le traitement, quoique différent pour la cause, est digne d'attention sous le rapport de son efficacité.

Des taies de la cornée.

Depuis quelques années, dit M. Dupuytren, les malades viennent réclamer nos soins pour les taies de la cornée, comme autrefois ils consultaient Desault pour les ophthalmies chroniques de nature scrofuleuse ou autres; le traitement que j'emploie consiste dans les moyens suivans : si l'irritation est vive, je fais faire une saignée ; si elle est moindre, on applique des sangsues à la tempe. J'administre ensuite un ou deux purgatifs doux, à deux ou trois jours de distance l'un de l'autre.

Un séton est immédiatement passé à la partie postérieure du cou ; ce séton fait de fils de coton réunis en cylindre me paraît préférable à la mèche plate et effilée sur les bords, qu'on a employée jusqu'à présent, parce qu'elle entraîne moins de douleur dans le moment du pansement, et qu'on peut cependant déterminer une irritation suffisante en lui donnant une étendue proportionnée au but qu'on se propose.

A ces différens moyens, je joins l'insufflation répétée soir et matin, au devant de l'œil ou des yeux, les paupières écartées, à l'aide d'un tuyau de plume, d'une pincée plus ou moins forte de la poudre suivante :

Tuthie préparée,
Sucre candi, } ãã part. égale.
Calomel à la vapeur.

Les malades ne doivent ni laver ni essuyer leurs yeux après l'insufflation.

Lorsqu'il n'existe aucune maladie aux paupières, aucune inflammation, aucun irritation à la conjonctive, l'insufflation de la poudre ci-dessus suffit ordinairement pour résoudre les taies. Celles qui sont récentes et légères sont complétement dissipées en quelques semaines. Les taies plus anciennes, plus épaisses et plus larges le sont habituellement en un mois ou six semaines; et l'on a vu des taies, qui occupaient la presque totalité des cornées, qui couvraient la pupille entière, et qui interceptaient tout-à-fait le passage de la lumière dans l'œil, disparaître entièrement en quelques mois.

De l'inflammation de la rétine.

En décrivant l'opération de la cataracte par abaissement, continue M. Dupuytren, nous avons signalé comme une des suites les plus communes et les plus graves de cette méthode, l'inflammation de la rétine appelée *inflammation de l'iris* ou *iritis* par ceux qui sont plus frappés des symptômes apparens que de la cause et du siége véritable du mal. Cette affection a pour résultat de longues et opiniâtres douleurs à la tête, le rétrécissement de la pupille, le trouble des humeurs aqueuse et vitrée, la rougeur de la conjonctive, l'écoulement continuel de larmes brûlantes, l'impossibilité de soutenir la plus faible lumière, la contraction forte des muscles orbiculaires, la formation derrière la pupille d'une pellicule fibreuse accidentelle, à laquelle l'iris devient ordinairement adhérente ; enfin, la cécité, à laquelle on peut remédier pourtant au bout de quelques mois, en détruisant ou déplaçant la pellicule dont il vient d'être question, à l'aide de l'aiguille à cataracte.

Cette inflammation, qui attaque encore très souvent les enfans scrofuleux et qui se caractérise par une horreur de la lumière, peut sans doute être traitée par les saignées et les sangsues, les délayans et les dérivatifs, tels que les sétons et les purgatifs ; mais l'expérience ne m'a que trop souvent fait connaître leur insuffisance et m'a engagé à rechercher d'autres moyens. Celui qui me réussit le mieux depuis dix ans, c'est l'usage interne de la poudre et de l'extrait de la belladona atropa. Je prescris la poudre à la dose de trois, quatre, huit, douze ou un plus grand nombre de grains ; l'extrait, à celle d'un, deux, trois et un plus grand nombre de grains : l'une et l'autre divisés en six doses, à prendre une toutes les deux heures.

Pour prévenir le narcotisme, soit local, soit général, que ces remèdes pourraient produire, j'ai coutume d'accompagner son usage de celui de l'eau de Seltz artificielle.

Il est inutile de dire que l'usage des amers, des antiscorbutiques et des antiscrofuleux, remèdes tant et si peu judicieusement prodigués depuis vingt-cinq ans, ne peut qu'entretenir et exalter cette inflammation chez les enfans.

ARTICLE V.

DE LA FORMATION DU CAL.
Moyens de remédier au cal vicieux ou difforme.

Il n'est peut-être aucun sujet d'anatomie pathologique qui ait plus exercé la sagacité des observateurs et l'imagination de ceux qui établissent des hypothèses, sans avoir besoin d'observations ni d'expérience ; que la théorie de la formation du cal. Deux opinions ont surtout, dans les temps modernes, régné dans la science, celles de Duhamel et de Bordenave. Le premier attribuait au gonflement du périoste et de la membrane médullaire, à leur alongement d'un fragment à l'autre, à leur réunion et à leur ossification, la consolidation des fractures. Il reconnut que cette réunion s'opère, tantôt à l'aide d'une virole simple extérieure ; tantôt à l'aide d'une double virole,

dont l'une enveloppe la périphérie du fragment, et l'autre s'enfonce dans le canal médullaire, où elle forme une sorte de cheville
plus ou moins prolongée. Bordenave établit
d'autres principes. Il admet que la réunion et
la consolidation des os fracturés s'opèrent par
le même mécanisme que la réunion et la cicatrisation des plaies des parties molles; conduit sans doute à cette manière de penser par ce
qui a lieu lorsque les surfaces de la fracture
sont soumises à l'action de l'air. Il crut reconnaître l'existence de bourgeons celluleux
et vasculaires entre les fragmens des os fracturés. Suivant lui, ces bourgeons étant affrontés
se réunissent et deviennent ensuite solides par
l'accumulation du phosphate calcaire dans leur
intérieur; ce qui établit la cicatrisation des
parties. Ces deux doctrines, plus ou moins
modifiées, avaient été adoptées jusqu'à nous.
Lorsque j'entrepris, en 1808, de vérifier les
idées de Bordenave et de Bichat, je fus étonné
de ne rien trouver qui les justifiât. Je multi-
pliai mes recherches, et je fus conduit par
mes nombreuses expériences à établir une
théorie en partie fondée sur celle de Duhamel,
et que j'ai professée dans mes cours d'anatomie
pathologique. Indiquons maintenant les phé-

nomènes les plus remarquables qu'on observe pendant le temps qui s'écoule depuis le moment de la fracture jusqu'à ce que les parties soient aussi solidement et aussi exactement réunies qu'il est possible.

Si l'on examine les parties lésées, du premier au dixième jour de l'accident, on trouve un épanchement de sang autour des fragmens entre eux, et jusque dans le canal médullaire. L'ecchymose peut se propager jusqu'à des parties très éloignées. Une inflammation et un engorgement assez considérable se développent dans les points irrités. Les fibres charnues se confondent avec le tissu cellulaire enflammé et ne peuvent bientôt plus être distinguées des autres parties. Le périoste devient rouge, pâle, se gonfle, se ramollit, et il s'épanche entre lui et les portions d'os qu'il recouvre un liquide rougeâtre, d'apparence séreuse. La trame fibreuse des parois elles-mêmes disparaît. Le tissu médulleux lui-même se tuméfie, s'enflamme, efface peu à peu le canal qui occupe le centre de l'os. La moelle devient en quelque sorte charnue et s'unit à celle du côté opposé. Si l'on examine ce qui se passe du côté des fragmens, on voit que le caillot qui les séparait est absorbé en peu de jours et qu'il est remplacé par un liquide gélatiniforme. Du quatrième au sixième jour, les surfaces de la fracture sont recouvertes d'une substance rougeâtre, tomenteuse, mais qui n'existe pas toujours.

Du dix au vingt-cinquième jour, l'engorgement des parties molles devient plus solide; son adhérence avec la substance intermédiaire aux fragmens, paraît chaque jour plus intime; les muscles reprennent leur aspect et leurs fonctions. La tumeur, que j'ai nommée *tumeur du cal*, diminue d'étendue et se sépare des parties environnantes. Le tissu qui la compose est homogène, assez semblable aux fibro-cartilages, et difficile à diviser. Si on la détache, on voit qu'elle est formée par des fibres parallèles à l'axe de l'os fracturé. La membrane médullaire gonflée et transformée en un tissu fibro-cartilagineux, rétrécit progressivement la cavité centrale de l'os; elle finit par l'oblitérer entièrement. La cheville intérieure qui résulte de ces élaborations organiques, se confond, au niveau de la fracture, avec la substance intermédiaire aux fragmens.

A mesure que nous avançons dans l'examen du travail de la formation du cal, nous constatons d'autres particularités; celles-ci peuvent se prolonger depuis le vingt-cinquième jus-

qu'au quarantième, et même jusqu'au soixantième jour. Chez les sujets faibles, le travail
n'est complet qu'à la fin du troisième mois.
La masse lardacée et fibreuse qui constitue la
tumeur du cal, et qui enveloppe entièrement
les pièces de la fracture, devient par degrés
cartilagineuse et peu osseuse. Vers la fin de ce
temps, les fragmens sont plongés au centre
d'une virole solide qui leur adhère dans toute
l'étendue de sa surface externe. A l'extérieur,
cette virole est recouverte par un périoste épais
qui se confond avec celui qui enveloppe les
portions saines de l'os, et il ne reste plus de
traces extérieures de la solution de continuité
que les parties ont éprouvée. Le tissu cellulaire
environnant est encore raide et condensé. La
substance molle qui existait entre les fragmens, est devenue plus dense, plus adhérente
aux extrémités des os ; mais elle est encore
loin de les unir d'une manière parfaite. La
cheville centrale continue à se prolonger vers
les extrémités, augmente rapidement de consistance, et bientôt elle forme un cylindre osseux très solide. C'est ordinairement à cette
époque que l'on supprime les appareils ; mais
ce cal ne doit point cependant rester ; aussi
lui ai-je donné le nom de *cal provisoire* pour

indiquer que la nature le fera disparaître pour établir d'autres moyens d'union entre les fragmens.

Du troisième au cinquième, et même au sixième mois, la tumeur du cal devient graduellement plus compacte; la cheville centrale éprouve la même transformation. La substance intermédiaire aux fragmens acquiert tous les caractères organiques et la consistance de la substance compacte de l'os, dont on ne la distingue que par sa couleur particulière. C'est cette transformation de la substance intermédiaire en tissus osseux, que j'ai désignée sous le nom de *cal définitif*. Dans la dernière période de la formation du cal, la cheville centrale se raréfie, des cellules paraissent dans son intérieur, elle se convertit en un tissu réticulaire qui finit lui-même par disparaître et par laisser le canal central de l'os parfaitement libre. Une membrane médullaire garnit d'abord les cellules. Après le rétablissement du canal de l'os, elle se continue avec la membrane qui la tapisse et sécrète une moelle. La portion extérieure du cal provisoire finit aussi par disparaître. On conçoit que les diverses dispositions des fractures entraînent de légères variétés dans celle du cal qui réunit leurs fragmens. Ainsi, lorsque les deux os fracturés chevauchent, la cheville antérieure n'existe pas ; il en est de même, lorsque l'os ne présente pas de canal médullaire.

En résumé, la réunion des os dans les fractures ordinaires offre les phénomènes suivans : 1° épanchement de sang et d'un suc visqueux et gluant entre les fragmens ; 2° formation d'une ecchymose dans les tissus qui environnent les extrémités de l'os fracturé ; irritation, tuméfaction de ces parties ; 3° formation d'une virole cartilagineuse et osseuse extérieure, et développement, au centre de l'os, d'une cheville formée par la membrane médullaire tuméfiée et qui subit les mêmes transformations ; 4° ossification de la substance intermédiaire des fragmens ; 5° diminution de la tumeur du cal, rétablissement du canal médullaire, retour de toutes les parties qui environnent l'os à leur état naturel. On voit, d'après ce que nous venons de dire, que le terme de quarante jours fixé par plusieurs chirurgiens pour la consolidation, est loin d'être suffisant, et qu'il doit être beaucoup plus long encore dans les fractures obliques et dans celles où les extrémités fracturées chevauchent l'une sur l'autre.

Ceci posé, établissons les faits qui démontrent qu'on peut, jusqu'à une certaine époque, faire sans danger céder un cal vicieux et difforme. Une des premières questions qui doit se présenter à l'esprit est celle-ci : Peut-on faire céder le cal sans danger ? A cette demande, nous allons répondre par des observations recueillies à l'Hôtel-Dieu, et dont un grand nombre d'élèves ont été les témoins.

Ire OBSERVATION. — *Fracture de jambe consolidée, avec déviation du fragment inférieur en arrière, et redressée à compter du cinquante-neuvième jour.* Le nommé A..., âgé de 44 ans, étant tombé de cheval dans la rue, fut immédiatement apporté à l'Hôtel-Dieu, le 3 août 1820, dans un état complet d'ivresse. Outre plusieurs contusions et une plaie au front, il avait les deux os de la jambe fracturés. Les moindres mouvemens imprimés à ce membre faisaient aller les fragmens en tout sens, et déterminaient la plus évidente crépitation. Le malade, hors d'état d'être impressionné, même par une vive douleur, remuait son membre, et s'efforçait de prendre appui dessus pour se relever ; et sans la botte haute et forte qui maintenait la jambe, il est probable que les fragmens auraient déchiré et

percé les tégumens. En raison de cet état continuel d'agitation, la réduction ne put se faire
qu'incomplétement le premier jour. Le lendemain, l'accablement du malade permettant
un examen plus attentif, on reconnut que la
fracture avait lieu à peu près au tiers inférieur
de la jambe, qu'elle était oblique, de bas en
haut et de devant en arrière; que le fragment
du tibia formait une pointe aiguë, qui soulevait les tégumens de la partie interne et inférieure de la jambe, et paraissait près de la percer. Le fragment inférieur remontait et se
plaçait derrière le supérieur; d'où résultait un
raccourcissement et une forme courbée du
membre, par la traction qu'exerçaient sur le
fragment inférieur, par l'intermédiaire du
pied, les muscles jumeaux et soléaires. Le
membre fut posé sur son côté externe, dans
une position demi-fléchie, la réduction opérée, des compresses graduées et une attelle
immédiate placées sur la saillie du fragment
supérieur, et l'appareil complété comme dans
les cas ordinaires de fracture de jambe. On
devait redouter le développement de violens
accidens inflammatoires: on chercha à les prévenir par deux saignées, une diète sévère, des
boissons délayantes. Les jours suivans, des douleurs et beaucoup de gonflement survinrent;

des phlyctènes se développèrent à la peau ; une collection purulente se forma au niveau de la fracture à la partie antérieure et interne de la jambe ; on en fit l'ouverture, et la plaie résultante fut pansée de la manière convenable. La plaie, le gonflement inflammatoire, ne permirent de donner à l'appareil qu'un degré modéré de contraction. De son côté, le malade indocile, conservait rarement la position dans laquelle on le plaçait, et plus d'une fois l'interne fut obligé de céder à ses vives instances et de relâcher l'appareil. Le vingt-septième jour, la plaie était cicatrisée ; il ne survint pas d'accidens, et l'appareil ne fut plus renouvelé que rarement. Le quarante-cinquième jour, il y avait encore de la tuméfaction. En examinant l'état du membre, on acquit la certitude que la consolidation s'était opérée ; mais on reconnut aussi qu'on ne s'était pas complétement opposé au déplacement en arrière du fragment inférieur. Cependant la difformité était trop peu sensible pour qu'on crût devoir tenter d'y remédier. On remplaça l'appareil par un simple bandage roulé. Le malade eut la liberté de mouvoir son membre dans son lit, et de se placer sur son séant. Le cinquante-neuvième jour, en examinant de nouveau le membre, soit que la disparition presque totale du gonflement permît de mieux reconnaître l'état des parties, ou que, par l'effet des mouvemens, le membre eût pris une direction vicieuse, la difformité parut beaucoup plus considérable que lors de la levée de l'appareil ; cependant la même solidité existait, et aucun accident ne s'était manifesté. La jambe paraissait coudée, la saillie existant sur sa partie antérieure, au niveau de la fracture ; la portion du membre située au-dessous, et avec elle le pied étaient déviés en dehors. Cette mauvaise conformation devait gêner dans la marche, qui aurait pu aussi augmenter la difformité. On devait donc chercher à la corriger. Pour y parvenir, M. Dupuytren se servit d'un bandage qu'il a imaginé plus particulièrement pour les fractures du péroné avec déviation du pied en arrière. Il exerça d'abord avec ses mains des efforts modérés de réduction, en portant en sens inverse la partie supérieure et la partie inférieure de la jambe, tandis que des aides opéraient l'extension et la contre-extension. Puis il plaça sur toute la partie postérieure du membre un grand coussin plié en coin, de telle sorte que sa partie la plus mince répondît au jarret, et que sa base reposât sur le talon ; par-dessus, on appliqua une attelle inflexible, de la même longueur. Le tout fut fixé au-dessous du genou par plusieurs tours de bande. Un coussinet fut placé sur la saillie formée par l'extrémité inférieure du fragment supérieur; et, à l'aide d'autres tours de bande passant sur le coussinet, on comprit dans les mêmes circulaires le membre, le coussin et l'attelle placés en arrière. Cette dernière partie de l'appareil, la seule partie vraiment agissante, tendait à repousser par un même effort le fragment supérieur en arrière, et le fragment inférieur en devant. Le membre fut placé sur son côté externe, dans une position demi-fléchie, pour mettre dans le relâchement les muscles extenseurs du pied, agens principaux du déplacement. Cet appareil fut surveillé exactement, et, dans le commencement, resserré tous les trois ou quatre jours, puis moins souvent; le malade le porta vingt-huit jours, au bout desquels le membre parut tout-à-fait revenu à sa conformation naturelle. Dix jours après, le malade commença à marcher avec des béquilles, puis, sans aucun soutien. La gêne et la raideur qui existaient autour de l'articulation du pied diminuèrent peu à peu, et le malade sortit de l'hôpital le 25 novembre, complétement guéri. Quatre mois environ s'étaient écoulés depuis le jour de la fracture.

L'observation qui vient d'être rapportée ne laisse aucun doute sur la possibilité de faire céder le cal sans danger, même au bout d'un temps assez long. Cette première question résolue par l'affirmative, une seconde non moins importante se présente : jusqu'à quelle époque peut-on faire céder le cal ? Il est évident qu'on ne peut, ici, donner que des termes moyens, et qu'il faut tenir compte de plusieurs circonstances générales ou individuelles, parmi lesquelles nous devons noter l'âge, l'état de santé ou de maladie, l'espèce d'os, le genre de déplacement. On sait que dans une fracture, le déplacement peut avoir lieu suivant la longueur de l'os, suivant sa direction, suivant sa circonférence, et suivant son épaisseur. Le déplacement suivant la direction, doit sur-tout appeler l'attention, parce qu'il se rencontre le plus souvent et qu'il est celui dont on peut faire céder le cal beaucoup plus facilement et à une époque bien plus avancée. Ce déplacement a lieu lorsque les malades appuient sur leur membre, ou veulent s'en servir quand le cal n'a pas encore acquis assez de résistance; lorsque dans le cours du traitement le membre n'est pas partout également maintenu, et qu'une partie cède aux forces qui agissent sur elle. C'est ce qui arrive, par exem-

ple, lorsque la jambe placée sur sa face postérieure ne repose pas sur un plan parfaitement
horizontal et que le talon se trouve plus bas
que le reste du membre, ou bien encore lorsque celle-ci placée sur son côté externe, le
malade, au lieu de rester sur le côté du corps
correspondant au membre fracturé, se couche
sur le dos ou lève le genou de dessus l'oreiller. Dans le premier cas, le pied cédant à la
pesanteur, entraîne avec lui en arrière les
fragmens inférieurs, et une saillie angulaire se
forme en avant, à l'endroit de la fracture. La
difformité est en sens inverse, si le talon est
maintenu trop élevé. Dans le second cas, les
fragmens supérieurs chargés du poids du membre et du corps, s'enfoncent en dehors, les
fragmens inférieurs en dedans, et de plus en
arrière, si l'action des muscles jumeaux et soléaires n'est pas assez contrebalancée.

Si maintenant, continue M. Dupuytren,
nous appliquons ces principes aux faits qui résultent de nos expériences sur les animaux vivans, de nos observations sur les cadavres d'individus morts à différentes époques de fractures, nous pourrons conclure que, jusqu'au
soixantième jour environ, il est généralement
possible de faire céder le cal.

Plusieurs moyens ont été proposés et employés pour faire céder le cal ; les principaux sont les cinq procédés opératoires suivans : nous allons rapidement les énumérer : 1.º la *rupture du cal*. On avait proposé de réduire le canal anguleux, en le rompant comme un bâton, ou en portant sur le lien de la consolidation un coup brusque et d'une force suffisante. L'anatomie pathologique a démontré l'absurdité de cette conduite, et la connaissance du cal provisoire prouve qu'il s'agit alors bien moins de casser une matière dure et compacte que de faire céder une substance douée d'une sorte de souplesse et d'élasticité; 2° l'*extension permanente*. Elle se fait avec des appareils ordinaires, ou à l'aide de machines à extension graduée ; quand il y a chevauchement, et que le cal est encore provisoire, c'est assurément le moyen le plus rationnel ; 3° la *compression*. C'est principalement pour les déplacemens anguleux qu'on l'emploie ; elle se fait à l'aide des attelles ordinaires, ou de divers compresseurs mécaniques. Son utilité est également bornée aux premières périodes du cal. C'est la méthode employée en Allemagne, mais on y joint les frictions mercurielles ; 4° la *section du cal*. Elle consiste à mettre le cal à découvert et à le diviser avec la scie ou le ciseau. C'est le seul moyen de remédier à la consolidation confuse des os de

l'avant-bras. Enfin, le *séton*, connu sous le nom
de procédé de Weinhold (1). La condition indispensable avant de rien entreprendre, est de
se rendre bien compte du déplacement qu'ont
subi les fragmens, des causes qui l'ont produit
et entretenu. Lorsque ce point est bien connu,
il est beaucoup plus facile de déterminer la
direction dans laquelle doivent être portés les
fragmens, et d'évaluer approximativement le
degré de force nécessaire pour surmonter la
résistance acquise par le cal, outre la résistance naturelle des agens du déplacement.

Le chirurgien et ses aides doivent faire les
premières tentatives, en se conformant aux
règles générales relatives aux extensions, con-
tre-extensions et coaptation. Il faut avoir soin
de placer le membre dans la demi-flexion, et,
par des questions pressantes, des reproches,
ou tout autre moyen, de détourner l'attention
du malade, afin de mettre, autant que possible,
les muscles dans un état de relâchement. Les
efforts seront graduellement augmentés jusqu'à ce qu'une résistance trop grande ou les
douleurs du malade indiquent qu'il faut s'arrêter. Presque toujours on parvient ainsi, dès
la première fois, à faire céder le cal et à faire

____

(1) Manuel de Médecine opératoire, par M. Malgaigne, 1 vol.
in-18 de 700 pages.

en partie disparaître la difformité, sans causer beaucoup de souffrances au malade. C'est lorsque ces tentatives ont été faites, qu'il faut s'occuper de maintenir les effets produits, et de les augmenter même à l'aide d'appareils agissant dans le même sens.

Je suppose qu'il existe une saillie formée par l'extrémité d'un ou de deux fragmens : on place le membre entre deux plans inflexibles, qui le compriment dans deux sens diamétralement opposés ; les points saillans sont pressés davantage et tendent par conséquent à être replacés de niveau avec le restant du membre. Si l'on augmente encore la saillie par l'addition de quelques coussinets, de compresses graduées, tandis que dans le point opposé on laisse un vide, alors on obtient des effets beaucoup plus marqués, et on pourrait même, en outrant la pression, produire une difformité en sens inverse. On peut encore parvenir au même but, sans agir immédiatement sur le lieu de la fracture, en se servant du fragment inférieur comme d'un véritable levier. Par des tractions exercées sur son extrémité saine ou sur la portion du membre qui lui est unie, on lui fait exécuter un mouvement de bascule par lequel son extrémité fracturée, portée dans un sens opposé, peut être replacée et maintenue dans son rapport naturel avec le fragment supérieur. C'est d'après ces principes qu'ont été construits nos bandages pour la fracture du péroné et pour celle de l'extrémité inférieure du radius, que, plus d'une fois, nous avons employé avec succès pour redresser le cal vicieusement formé, ainsi que le démontrent les observations suivantes:

IIe OBSERVATION. — *Fracture des deux os de la jambe avec déviation latérale., redressée le 29e jour.* Le nommé L..., âgé de 27 ans, s'étant précipité d'un troisième étage dans la rue, ne put ni se relever, ni marcher. Des douleurs très fortes, du gonflement, des ecchymoses survinrent à la jambe gauche. Des cataplasmes et des applications résolutives furent les seuls moyens employés pendant vingt-huit jours, au bout desquels ses parens le firent transporter à l'Hôtel-Dieu, le 14 février 1820.

Voici dans quel état se trouvait le malade : le pied gauche était fortement porté en dehors, et la jambe paraissait formée de deux portions réunies, un peu au-dessous de sa partie moyenne, sous un angle d'environ quarante-cinq degrés, la saillie de l'angle tourné en dedans, et le sinus en dehors. Il était évident que les deux os de la jambe étaient fracturés; mais on reconnut qu'il s'était déjà opéré un travail de consolidation. En effet, le malade remuait son membre tout d'une pièce; on ne pouvait faire mouvoir les fragmens ni déterminer aucune crépitation. Le lendemain, vingt-neuvième jour, M. Dupuytren, sans pratiquer aucun effort de réduction, appliqua l'appareil latéral interne des fractures du péroné, qui agissait exactement en sens inverse du déplacement. En effet, le pied, fortement déjeté en dehors, se trouvait très éloigné de l'attelle, et la traction exercée par la bande inférieure tendait à l'en rapprocher, et à reporter avec lui la portion inférieure du membre dans l'axe de la supérieure. A mesure que l'on serrait davantage les tours de bande, on voyait la jambe se redresser insensiblement; mais le malade accusant des douleurs assez fortes, on ne voulut pas opérer le redressement complet. La jambe fut couchée demi-fléchie sur son côté externe, les douleurs se calmèrent, et l'appareil fut supporté. Le troisième jour, on le réappliqua plus serré, et on parvint cette fois à redresser complétement la jambe, et à lui donner une légère courbure sur la face interne. Il ne survint pas d'accidens les dix, vingt, trentième jour: l'appareil fut réappliqué; on le leva le quarantième. La jambe était solide, et avait tout-à-fait sa con-

formation naturelle ; il restait un peu de gonflement autour de l'articulation tibio-tarsienne.
Le cinquante-sixième jour, le malade sortit de
l'hôpital ; il commençait à marcher, et il eût
été difficile de distinguer laquelle des deux
jambes avait été fracturée. Ce malade a été
revu plusieurs fois depuis ; il n'a jamais éprouvé
le moindre accident ; sa jambe est tout aussi
forte que l'autre.

IIIe OBSERVATION. *Fracture du radius avec
déviation de la main du côté radial, réduite le
25e jour.* Madame L...., âgée de 69 ans,
fit, le 13 novembre 1821, une chute de sa hauteur sur le pavé. Tout le poids du corps porta
sur la paume de la main gauche. Elle ressentit
une vive douleur dans le poignet de ce côté ;
du gonflement ne tarda pas à se manifester ;
mais la malade croyant n'avoir qu'une simple
foulure, ne consulta aucun homme de l'art,
et se contenta de faire, sur le lieu de la douleur, des applications émollientes. Malgré
l'emploi assidu de ces moyens, elle s'apercevait que son poignet se déformait de plus en
plus, et que les mouvemens, loin de se rétablir, devenaient de jour en jour plus gênans.
Elle se décida en conséquence à entrer à l'Hôtel-Dieu (le 11 décembre 1821). On remar-
quait alors la difformité suivante : la main

était fortement portée dans l'abduction ; un enfoncement existait à l'extrémité inférieure du radius ; les mouvemens de pronation et de supination étaient extrêmement douloureux, et à peu près impossibles. Le lendemain, vingt-cinquième jour de l'opération, M. Dupuytren reconnut une fracture de l'extrémité inférieure du radius, et malgré le temps qui s'était écoulé depuis l'accident , il annonça qu'on pouvait rendre au membre sa conformation naturelle, en faisant céder le cal provisoire qui maintenait déjà réunis les deux fragmens. Pour cela, un aide saisit l'avant-bras à sa partie supérieure, afin de faire la contre-extension. M. Dupuytren saisissant à son tour la main du même côté, lui fit exécuter un mouvement en sens contraire de celui que la fracture avait déterminé , c'est-à-dire , qu'il le ramena par degrés dans le sens de l'adduction. On vit alors les fragmens de la fracture se porter en dehors, l'espace interosseux s'agrandir, l'enfoncement qui existait disparaître complétement. Les indications consécutives étaient faciles à remplir. Il ne s'agissait plus que de faire garder au membre, pendant tout le temps nécessaire de la consolidation, la bonne conformation qu'on lui avait rendue par la réduction. On appliqua, en consé-

quence, l'appareil ordinaire des fractures de
l'avant-bras, avec addition de l'attelle cubitale. Par ce moyen, les parties furent maintenues dans la position convenable. Aucun
dérangement ne s'étant opéré, on ne leva
l'appareil que le dixième jour. Le vingtième
jour, on le renouvela une seconde fois. Pendant tout ce temps, il ne survint aucun accident. La malade n'éprouva pas la moindre
incommodité ; le membre resta toujours dans
la conformation naturelle. Le trente-deuxième
jour, on jugea, à la solidité du cal, qu'une
nouvelle application de l'appareil était inutile.
La malade sortit le 17 janvier. Toute espèce
de difformité avait disparu ; la consolidation
était parfaite. (Thèse de M. Jacquemin.)

On comprend facilement, dit M. Dupuytren,
qu'il faut presque toujours donner au premier
appareil un degré de constriction plus considérable que dans les cas de fractures récentes ;
aussi doit-on surveiller attentivement l'état du
membre. S'il survenait des douleurs fortes,
du gonflement, si la chaleur et la sensibilité
diminuaient dans les parties non comprises dans
l'appareil, ce serait une preuve qu'il serait
trop serré, et il faudrait le relâcher immédiatement. Lors même qu'il ne survient aucun
accident, on lève l'appareil le troisième ou

le quatrième jour, pour examiner l'état du membre et exercer de nouveaux efforts de réduction. Tant que la difformité n'est pas complétement corrigée, il faut, tous les trois ou quatre jours, en renouveler l'application, et chaque fois pratiquer de légers efforts. Le bandage maintenant ce que l'on gagne ainsi chaque fois, on parvient peu à peu à rendre au membre sa conformation naturelle. De cette manière, on peut n'avoir recours, dans le cas de raccourcissement qu'à de simples bandages contentifs, lorsque les malades ont peine à supporter ceux à extension. Il ne faudrait pas cependant continuer ces tractions pendant un trop grand nombre de jours, car on empêcherait la consolidation de s'opérer.

Lorsque la partie est tout-à-fait ramenée à une bonne conformation, il ne s'agit plus que de suivre les règles ordinaires du traitement des fractures. Plusieurs auteurs ont prétendu que la durée du traitement devait être courte, parce qu'une fracture vieille se guérit beaucoup plus promptement qu'une nouvelle. Tout en admettant la possibilité du fait dans un grand nombre de cas, nous croyons qu'il est beaucoup plus prudent, sur-tout lorsque la difformité est considérable, de prolonger la durée du traitement, autant de temps pour le moins que pour une fracture récente (1).

---

(1) Voir les excellens travaux de MM. Breschet, Sanson, Cruveilhier et Villermé sur le cal.

ARTICLE VI.

DES FRACTURES DE L'EXTRÉMITÉ INFÉRIEURE DU RADIUS SIMULANT LES LUXATIONS DU POIGNET.

Tous les auteurs qui ont écrit sur les luxations du poignet, dit M. Dupuytren, en ont signalé quatre espèces. Les seules différences qu'on remarque entre eux, ne portent que sur le nombre. Il faut arriver jusqu'à J. L. Petit, pour trouver des idées rationnelles sur les suites fâcheuses des prétendues luxations du poignet négligemment traitées, et sur les moyens qu'il convient d'appliquer dans ce cas. Pouteau, dans un mémoire spécial sur les fractures de l'avant-bras, par suite de chutes, consigne ces lignes remarquables : « Ces fractures sont le plus souvent prises pour des entorses, pour des luxations incomplètes ou pour un écartement du cubitus ou du radius à leur jonction vers le poignet. »

Desault entrevit également les fractures de

l'extrémité inférieure du radius, il en publia même plusieurs cas, et avertit qu'elles avaient été prises *quelquefois*, par des chirurgiens peu attentifs, pour des luxations du corps.

Les observations de ces praticiens auraient dû faire naître des doutes dans l'esprit des chirurgiens modernes sur ce point obscur de doctrine : il n'en a point été ainsi, et MM. Richerand, Boyer, Delpech, Léveillé, Monteggia, Sam. Cooper, nos dictionnaires de médecine, ont suivi les anciens erremens, tous ont reconnu unanimement les quatre luxations du poignet, donné leurs symptômes, indiqué les ressources thérapeutiques. Depuis long-temps cependant, j'ai annoncé publiquement dans mes leçons, que ces fractures sont extrêmement communes, que j'ai toujours vu les prétendues luxations du poignet se changer en solutions de continuité, et que l'art, malgré tant de descriptions, ne possède pas une seule observation bien convaincante de cette lésion. J'ai fait également observer que j'avais disséqué des poignets, et que je n'avais jamais trouvé de luxation par suite d'une chute sur la paume de la main ; que les seules que j'ai rencontrées étaient consécutives à des maladies de l'articulation , ou symptomatiques d'autres lésions.

Il ne saurait y avoir aujourd'hui doute sur la fréquence des fractures de l'extrémité inférieure du radius , et sur l'impossibilité, ou du moins sur l'extrême rareté des luxations : c'est d'ailleurs ce que nous allons démontrer de la manière la plus évidente , en faisant l'histoire de ces fractures. Dans une question qui a été l'objet de tant de contradictions,et pour laquelle on a déployé un grand luxe d'érudition et d'autorités , cherchons si les faits recueillis seront favorables à notre doctrine , et commençons par les faits anatomiques.

Trois articulations principales méritent de fixer l'attention : la radio-cubitale inférieure; la radio-carpienne, et la médio-carpo-méta-carpienne.

L'articulation inférieure du radius et du cubitus offre un mouvement de rotation effectué par le radius, creusé par une cavité d'environ un quart de cercle, sur l'extrémité du cubitus présentant une surface arrondie de la valeur d'un demi-cercle. Les mouvemens de pronation et de supination de la main , devraient donc être bornés à un quart

de cercle, mais la laxité des ligamens et de la
synoviale qui s'étend un peu plus loin que les
cartilages articulaires, porte ce mouvement
aux deux tiers environ du demi-cercle. S'il
paraît plus étendu au premier aspect, c'est
qu'il faut y joindre la rotation de l'humérus
sur la cavité glénoïde, et même un léger mouvement de l'omoplate : tous ces moyens réunis
portent le mouvement de rotation complet de
la main, à près de trois quarts de cercle.

Le squelette de l'articulation radio-carpienne
est plus important à considérer. L'extrémité
inférieure du radius, épaissie et élargie, en
constitue presque les trois quarts. Sauf quelques crêtes partielles qui limitent les gouttières tendineuses, l'épiphyse du radius reste
en arrière, à peu près sur le même plan que
le corps de l'os, et ne fait pas de saillie remarquable; en dehors, la proéminence est de deux
à trois lignes, et se prolonge assez bas sous
forme d'une pyramide à quatre faces ; c'est
l'apophyse styloïde dont la place invariable est
à l'extrémité du grand diamètre du poignet.

La face antérieure est plus remarquable.
L'épiphyse, en se renflant, se porte tellement
en avant, qu'elle forme là une crête transver-

sale, saillante de plus de quatre lignes au-dessus du plan du corps de l'os. Au-dessous de
cette crête est une surface rugueuse, inclinée
en arrière, haute tout au plus d'une ligne en
dedans, étendue en dehors de près d'un demi-
pouce jusqu'au sommet de l'apophyse styloïde.
A toute cette surface s'attache le ligament cap-
sulaire antérieur, ce qui peut donner une idée
de son épaisseur et de sa force.

A la face inférieure de l'épiphyse est la cavité
glénoïde du radius, rétrécie en avant et en arrière par les surfaces d'implantation des liga-
ments, et offrant une forme irrégulièrement
triangulaire, dont le sommet dirigé en dehors,
aboutit à la pointe de l'apophyse styloïde. Elle
offre donc une assez forte obliquité de dehors
en dedans, son extrémité externe descendant
quatre lignes plus bas que l'interne. Son rebord
postérieur descend aussi un peu plus bas que
l'antérieur. De tout ceci il résulte que, si l'on
fait tomber perpendiculairement sur cette cavité l'axe du corps du radius, elle se trouvera
partagée en deux moitiés très inégales; l'une
postérieure formant à peine le quart de sa largeur, l'autre antérieure formant les trois autres quarts, et qui, dans une chute perpendi-

culaire sur le radius, n'aura pour appui que la portion de l'épiphyse qui fait saillie au-devant du corps de l'os. Cette disposition sert à expliquer la fréquence des fractures au voisinage de l'articulation.

Le cubitus, comme on sait, ne fait point partie immédiate de l'articulation radio-carpienne; il en est séparé par un ligament triangulaire dont le sommet, s'insérant au centre du demi-cercle que représente la surface articulaire du cubitus, se trouve toujours, quels que soient les rapports des deux os, à égale distance du radius, et conséquemment n'est jamais ni tiraillé ni relâché. Par ce mécanisme très simple, la surface articulaire qui reçoit les os du carpe n'est jamais altérée, ni dans son poli, ni dans son étendue.

L'extrémité du cubitus offre divers aspects, selon les mouvemens du radius.

Ce qu'on appelle la petite tête cubitale ou sa portion articulaire, forme une saillie épaisse, arrondie, dépassant de trois à quatre lignes le plan du corps de l'os, et située du côté opposé à son apophyse styloïde. Quand l'avant-bras est en pronation forcée, cette saillie regarde en arrière et soulève fortement la peau qui la recouvre ; l'apophyse styloïde regarde un peu en avant ; la face antérieure de l'os est à peu près plane. Quand il y a supination complète, la tête de l'os fait saillie en avant ; l'apophyse styloïde est tournée tout-à-fait en arrière ; enfin, dans la position moyenne, l'apophyse styloïde est tournée en dehors, à l'extrémité du grand diamètre de l'articulation, tout-à-fait vis-à-vis l'apophyse styloïde du radius.

Il résulte de là deux choses assez importantes : c'est que ce qu'on appelle malléole cubitale n'est point représenté par une saillie osseuse toujours la même, comme la malléole radiale ; secondement, c'est que le grand diamètre de l'articulation est sujet à de notables variations.

On voit par là quel degré de confiance on peut ajouter à ce signe donné par Pouteau comme caractéristique de la fracture du radius ou du cubitus : l'agrandissement du diamètre articulaire. Pour juger s'il est agrandi réellement, il faut mettre l'articulation en position moyenne ; on trouve qu'alors une fracture, à un demi-pouce ou un pouce au-dessus de l'article, peut, par le rapprochement du fragment inférieur, écarter assez les apophyses styloïdes pour procurer au grand diamètre articulaire un alongement de deux lignes ; mais, pour y parvenir, il faut couper le ligament inter-articulaire. A mesure que la fracture s'élève, l'écartement est moins grand ; au tiers inférieur de l'os, l'écartement ne va pas à une demi-ligne.

N'omettons pas, en cette occasion, une remarque de physiognomonie fort intéressante et qui n'a point encore été publiée. Quand le diamètre de l'avant-bras vers le poignet est plus considérable que de coutume, sans qu'on en puisse accuser aucune affection morbide, presque à coup sûr l'intelligence est faible et obtuse.

Trois os du carpe, le semi-lunaire, le pyramidal et le scaphoïde, unis très solidement ensemble, s'articulent avec le radius et le ligament inter-articulaire. Il y a ici quelques dispositions qu'on n'a point remarquées. La surface articulaire du scaphoïde et du pyramidal occupe presque deux faces, la postérieure et la supérieure. Comparée à celle du radius, elle offre au moins un tiers de plus en étendue. La surface articulaire du pyramidal est beau-

coup plus étroite, autant d'ailleurs qu'est rétrécie la surface du ligament inter-articulaire.
On peut en déduire à l'avance que cette articulation ne sert qu'à la flexion en arrière, et
que cette flexion a plus d'étendue du côté du
radius que du côté du cubitus. Or, c'est ce
qui a lieu en effet. Disséquez cette articulation
avec ses ligamens; la face antérieure du radius
et de la première rangée du carpe forme un
plan uni, et la flexion des os du carpe en ce
sens est à peu près nulle. En arrière, au contraire, le mouvement est si étendu, que le
radius recouvre à peu près entièrement la première rangée, et touche presque aux os de la
seconde. Enfin, et l'on peut s'en assurer sur
soi-même, la flexion en arrière est beaucoup
plus étendue du côté du pouce que vers le
petit doigt. La disposition des muscles achève
la preuve; les extenseurs du carpe, du pouce
et de l'index, ont une marche oblique qui répond précisément à l'obliquité de la flexion;
ils attirent le côté radial de la main en arrière
et un peu en dedans. Le nombre et la force de
ces muscles diminuent à mesure qu'ils vont
du bord radial au bord cubital de la main :
le pouce en a trois; l'indicateur en a deux.

propres, le premier radial et son extenseur ; le médius en a un propre, le second radial ; l'annulaire n'a que sa part de l'extenseur commun ; le petit doigt a bien un extenseur propre, mais très-grêle ; et son métacarpien, le cubital postérieur, sert autant à l'adduction qu'à l'extension.

La seconde articulation du carpe, qu'on peut nommer *médio-carpienne*, a des mouvemens tout opposés, par un mécanisme remarquable. Les trois premiers os du carpe offrent à leur face intérieure une cavité fort profonde, qui représente les trois quarts externes de leur surface articulaire. Le quart interne est une surface oblongue, légèrement convexe, presque plane. La seconde rangée offre en dehors une tête articulaire formée par le grand os et l'os crochu, en dedans une surface à peine concave. Quand la main est étendue en ligne droite avec l'avant-bras, cette seconde rangée est en rapport tel avec la première, qu'on ne peut les faire fléchir l'une sur l'autre en arrière. Au contraire, on les fléchit très-bien en avant ; chacun peut s'assurer sur lui-même que la flexion de la main en avant s'opère dans cette articulation. Mais la flexion n'est point partout égale; il est évident que l'arthrodie plane du côté interne ne saurait avoir une étendue de mouvement égale à l'énarthrose externe. Aussi la flexion en avant est plus complète du côté du petit doigt, moindre du côté du pouce; il y a là aussi un très-fort muscle, le cubital antérieur, qui s'attache à l'os crochu par l'intermédiaire du pisiforme, comme le triceps crural se sert de la rotule pour agir sur le tibia.

On voit par là combien sont inexacts ces mots de flexion et d'extension attribuées à la main. Comparez les deux angles; la flexion en arrière est égale à la flexion en avant. Pour donner plus de vérité à ce langage, il faut admettre la première rangée du carpe comme formant une brisure particulière du membre, le *poignet* proprement dit. La seconde rangée, unie au métacarpe, malgré quelque mobilité bien rétrécie, peut être considérée comme une brisure unique, un seul levier appelé la *main*. Le poignet se fléchit en arrière et s'étend en droite ligne sur l'avant-bras; la main se fléchit en avant sur le poignet et s'étend directement avec lui. On n'objectera pas, sans doute, que la main se fléchit en arrière par suite de la flexion du poignet, et que cette circonstance est propre à introduire quelque confusion ; le même effet se retrouve pour d'autres articles ; et, sans sortir de notre sujet, la rotation de l'humérus double l'étendue de la pronation ou de la supination à l'avant-bras, sans qu'on ait jamais confondu l'action de l'un et de l'autre.

Ainsi, flexion du poignet en arrière et un peu en dedans, flexion de la main en avant et un peu en dehors ; voilà les mouvemens précis de chaque article. Il faut y ajouter toutefois encore les mouvemens d'adduction et d'abduction, qui ont aussi leur articulation préférée. Le premier paraît se faire plus spécialement au poignet ; le second à la main : à moins d'un effort prémédité, on ne fléchit pas la main, que la paume ne regarde un peu vers le radius et que le petit doigt ne s'incline sur le cubitus ; le contraire a lieu dans la flexion du poignet ; en sorte que le mouvement propre à chacune de ces deux articulations est triple, mêlé de flexion, d'inclinaison ou, si l'on veut, de rotation de la main, et enfin d'adduction ou d'abduction,

Ce n'est pas que nous comptions pour rien

les mouvemens des articulations partielles des os du carpe entre eux, et même avec le métacarpe; ils favorisent les mouvemens principaux; ils peuvent même en augmenter l'effet, en restant toutefois d'une importance très secondaire.

Ces diverses brisures se décèlent à l'extérieur par divers plis qu'il n'est pas inutile de connaître, soit pour la pratique des amputations, soit dans la recherche des symptômes des fractures et des luxations. A la face antérieure, une ligne transversale, qui ne manque jamais, signale l'énarthrose de l'articulation médio-carpienne. Au-dessous de cette ligne est le talon de la main divisé en éminence thénar et éminence hypothénar; au-dessus est le poignet. Il faut noter que, quand le poignet est fléchi, ces éminences sont sur le même plan que l'avant-bras; tandis que si la main est étendue en ligne droite, elles font une saillie de plusieurs lignes. Les autres rides de cette face, au nombre de deux ordinairement, sont moins fidèles; quelquefois la moyenne répond à l'articulation radio-carpienne, la supérieure à la crête transversale du radius. En arrière, elles sont moins marquées; on ne distingue bien que celle qui marque l'interligne articulaire radio-carpien. Quand on s'est long-temps appuyé sur le poignet fléchi, il se produit trois lignes rouges qui, la main étendue, paraissent répondre assez bien aux articulations radio-carpienne, médio-carpienne et carpo-métacarpienne.

On peut juger combien il était nécessaire de revoir l'anatomie de ces parties; les faits nouveaux révélés par cette étude étaient indispensables pour apprécier le mécanisme des chutes faites sur la main. (Malgaigne, Gazette méd.)

Ces notions préliminaires sur les articulations du poignet, indispensables pour bien concevoir le mécanisme du déplacement des surfaces articulaires, exigent, pour être complétées, que nous entrions dans quelques développemens sur les nombreux points de contact que présente le parallèle des membres supérieurs et inférieurs. Une des premières remarques, en effet, que suggèrent les fractures de l'extrémité inférieure du radius, c'est leur analogie avec les solutions de continuité de l'articulation tibio-tarsienne. Déjà je l'avais signalée dans mon mémoire sur la fracture du

péroné, et depuis, j'ai de nouveau insisté sur
cette similitude dans ma leçon sur le même
sujet , publiée dans le premier volume des
Leçons orales. Cette conformité de rapports
sous le point de vue pathologique, devient également frappante lorsqu'on compare les deux
extrémités supérieure et inférieure. Qui ne
s'aperçoit, en effet, que l'épaule a pour analogues les os des îles, du sacrum et du pubis.
Le bras et le coude répondent à la cuisse et
au genou, avec quelques différences il est vrai.
Ainsi l'olécrane forme un tout continu avec
le cubitus, tandis que la rotule, qui est bien
évidemment son analogue, est seulement maintenue en place par des ligamens. Il n'est pas
un de vous qui ne voie que l'avant-bras et la
jambe ont une grande ressemblance entre eux;
mais ici cependant les différences sont plus
tranchées. A l'avant-bras, les deux os ont beaucoup moins de force, de longueur, de volume
qu'à la jambe, parce que les premiers sont organes de mouvement, et les seconds organes
de résistance. Aussi les os de l'avant-bras ont-
ils besoin de plus de flexibilité; ils sont séparés
par des intervalles articulaires très mobiles,
destinés à favoriser les mouvemens de pro-

nation et de supination. A la jambe, les articulations sont solides, parce que ces différens mouvemens n'existent point. Enfin, les deux os de l'avant-bras ont leurs extrémités minces placées à l'opposé l'une de l'autre. Ainsi le cubitus a sa grosse extrémité en haut, et sa petite en bas ; le radius, au contraire, a sa grosse extrémité en bas et sa petite en haut : cette conformation rend la résistance à peu près égale partout. Mais à la jambe, les choses se passent autrement : le tibia soutient le principal effort de la cuisse et du pied ; il est seulement aidé par le péroné à la partie inférieure. Ainsi, quand un malade tombe sur le pied, l'effort porte sur le tibia ; celui-ci peut être écrasé sans que le péroné souffre. Si la violence extérieure porte sur la partie supérieure du tibia, le péroné n'en éprouve pas d'altération. Mais, dira-t-on, le péroné se fracture fréquemment ; oui sans doute, mais voici dans quelles circonstances : c'est lorsqu'un corps étranger agit directement sur l'os, ou lorsque le pied est fortement tourné en dehors ou en dedans ; en un mot, lorsqu'il y a entorse. Ainsi, lorsque le péroné se fracture, il ne peut l'être que par cause directe, ou par le mouvement du pied en dehors ou en dedans.

Ces analogies et ces différences établies, voyons ce qui peut arriver par la disposition des os de l'avant-bras. Je suppose qu'un individu en marchant, vienne à rencontrer un caillou ou un obstacle quelconque (et c'est ce qui arrive dans la majorité des cas), la pointe du pied prend aussitôt un appui sur le sol., le mouvement est arrêté en bas, mais il se continue en haut ; l'équilibre se perd et l'individu tombe en avant par des raisons physiologiques qu'il est inutile d'exposer. Que se passe-t-il alors? les mains se portent aussitôt dans ce sens pour amortir les os du coup et pour préserver la face : c'est un mouvement instinctif et que tout le monde conçoit. Si les articulations sont demi-fléchies les efforts se décomposent; mais si les articulations sont dans l'extension , tout l'effort de la chute multiplié par la vitesse porte sur les os. Deux choses peuvent arriver dans ce cas : l'individu qui tombe en avant fait une chute sur l'extrémité des doigts, il peut en résulter une distension plus ou moins forte ; mais comme les doigts sont faibles , ils cèdent facilement et transmettent aux os du carpe et du métacarpe le mouvement, qui se brise à cause du grand nombre d'articulations mobiles dont se composent ces parties. Quelquefois cependant les phalanges et les os du métacarpe se fracturent. Mais, si au lieu de tomber sur les doigts, la chute se fait sur le poignet, autre chose arrive; quelquefois la partie supérieure du bras est luxée; dans d'autres cas le coude se porte en arrière; mais dans le plus grand nombre de circonstances, il y a fracture de l'extrémité inférieure du radius : pourquoi? parce que des deux os de l'avant-bras, l'un, le radius, est large et contigu aux os du carpe, et que l'autre, le cubitus, est faible et ne s'articule pas immédiatement avec le carpe. Il en résulte que dans une chute, l'effort doit porter sur l'os qui oppose le plus de résistance; or, c'est le radius, qu'on appelle *manubrium manûs*, qui présente cette disposition; il est le principal appui de la main; c'est presque avec lui seul que s'articule la face postérieure de la première rangée des os du carpe; c'est son extrémité inférieure qui supporte tous les efforts; c'est sur elle que retentissent par contre-coup les violences qui résultent d'une chute sur la partie antérieure du poignet; il n'est donc pas étonnant que la fracture ait lieu dans cette partie. Mais, dira-t-on, comment se fait-il qu'un os volumineux ne résiste point ? par la raison qu'il n'est pas de partie du corps qui ne se brise dans une chute où la vitesse est multipliée par le poids du corps; ajoutez à cela que l'extrémité inférieure du radius est spongieuse et molle, et le point où se concentre toute la violence du choc.

Aux raisons qui viennent d'être données pour expliquer la fréquence de la fracture de l'extrémité inférieure du radius, nous pouvons en ajouter d'autres tirées de la disposition chirurgicale de l'organe. Lorsqu'on examine la structure des parties molles, on ne tarde pas à s'apercevoir que ce ne sont pas les ligamens qui s'opposent au déplacement des surfaces articulaires en avant; mais spécialement la multitude de tendons des fléchisseurs, tous dépouillés de parties charnues réduites au tissu fibreux qui les composent. Ces tendons s'engagent sous le ligament carpien palmaire. Ils forment alors une résistance telle, que les chutes multipliées par la vitesse et le poids du corps ne peuvent les rompre ; la main, dans ce mouvement, se trouve dans une extension forcée, et les tendons sont fortement appliqués à la partie antérieure de l'articulation qui unit le carpe à l'avant-bras. Si l'extension devient plus considérable, les parties s'appliquent encore plus étroitement à l'articulation et leur résistance est incalculable. Je suis persuadé qu'une force de 2,000 livres n'en triompherait pas : cette opinion n'a rien d'exagéré, car il suffit de se rappeler la puissance du tendon d'Achille.

La luxation en arrière dans les chutes sur la face dorsale de la main, n'est pas moins empêchée par les tendons des muscles extenseurs. Ceux-ci se trouvent dans la situation des fléchisseurs ; ils ont, à la vérité, moins de force, mais ils en présentent encore une assez considérable, maintenus qu'ils sont dans des coulisses par le ligament carpien-dorsal. Je ne parle point du cubitus, parce qu'il est à peu près indifférent dans tous ces efforts, car il ne s'articule point avec la main. En résumé, l'impossibilité ou l'extrême rareté des luxations en avant et en arrière, tient aux obstacles apportés par les tendons des fléchisseurs et des extenseurs.

J'ai dit, continue M. Dupuytren, que je n'avais jamais observé de luxation du poignet, et qu'au contraire les fractures du radius étaient très communes ; voici des relevés faits à l'Hôtel-Dieu, qui mettront cette proposition hors de doute. En 1829, sur 109 fractures traitées dans cet hôpital, 23 avaient leur siége à l'avant-bras, savoir : 16 au radius, 5 aux deux os, 2 au cubitus. En 1830, sur 97 fractures, 22 affectaient l'avant-bras, 16 le radius seul, 4 les deux os à la fois, 2 le cubitus. Cette proportion a été plus considérable dans d'autres années ; elle ne laisse pas d'être forte dans les deux relevés precédens, puisqu'elle s'élève à plus d'un cinquième. M. Goyraud, chirurgien en chef de l'hôpital d'Aix, va bien au-delà de ce chiffre. Je ne crains pas d'avancer, dit ce praticien distingué, qu'aucune autre espèce de fractures ne se rencontre aussi souvent que celle-ci. D'après un relevé exact que j'ai fait des fractures que j'ai observées à l'hôpital d'Aix, elles seraient, avec toutes les autres ensemble, dans les rapports d'une à deux ; et notez que tel vient à l'hôpital s'il est atteint d'une fracture de la jambe ou de la clavicule, qui n'y vient pas pour une fracture de l'extrémité inférieure du radius, qu'il prend pour une simple entorse.

La fracture de l'extrémité inférieure du radius se montre à toutes les époques de la vie : les 14 fractures recueillies en 1830, sont renfermées entre l'âge de 8 ans, et celui de 88; les deux sexes y sont également exposés. Une question plus intéressante consisterait à savoir quel est le côté le plus affecté. Les chiffres ne sont pas assez élevés pour prouver quelque chose. Quoi qu'il en soit, dans les relevés précédens il y a 9 fractures du radius droit, pour 7 du radius gauche ; celles du cubitus et des deux os se partagent par moitié. Nous dirons toutefois qu'en général le côté droit paraît plus que le gauche sujet aux fractures. Sur 97 cas, 59 appartenaient au côté droit.

Relativement aux causes, trois fractures du radius furent déterminées par des chutes sur le dos de la main; les 11 autres par des chutes sur la paume. Ce résultat détruit la conséquence tirée par M. Cruveilhier : que les fractures paraissent impossibles dans les chutes sur le dos de la main. L'opinion de Pouteau qui attribuait la fracture par suite de chute à la contraction convulsive des muscles pronateurs, ne semble pas exiger de réfutation sérieuse.

On a vu par quels motifs les fractures de l'extrémité inférieure du radius étaient si communes; nous allons maintenant jeter un coup d'œil sur le siége de cette lésion. Les observations que nous avons été à même de faire nous ont montré qu'elle pouvait affecter les différens points de l'extrémité inférieure du radius; le plus ordinairement elle a lieu très près de l'articulation du poignet. Chez les jeunes sujets le décollement de l'épiphyse est plus problable que la fracture. On lit à l'article fracture du dictionnaire en 2 1 vol., l'observation d'un jeune enfant de douze ans tombé du haut d'un arbre, et mort d'une fracture du crâne trois jours après l'accident.

L'épiphyse du radius droit était entièrement décollée et une grande quantité de sang s'était épanchée dans la région palmaire profonde, derrière les tendons des muscles fléchisseurs des doigts.

La fracture peut avoir lieu transversalement ou obliquement, à trois, à six lignes, ou à un pouce de la surface articulaire. Le déplacement consécutif simulera d'autant plus une véritable luxation, qu'elle se rapprochera davantage de cette surface : dans quelques cas, j'ai reconnu dit M. Dupuytren, une fracture comminutive, une espèce d'écrasement de la portion articulaire du radius.

Plusieurs fractures, en rayonnant, peuvent alors s'observer sur cette partie de l'os. La maladie est assez long-temps à guérir, très souvent il y a gonflement considérable à l'extrémité inférieure de l'avant-bras, difficulté dans les mouvements, difformité. En général, les fractures de l'extrémité inférieure du radius ont une direction oblique de haut en bas, et de la face dorsale à la face palmaire.

Elles peuvent cependant se faire dans une direction opposée : nous verrons plus loin comment s'effectue le déplacement des fragmens.

Jusqu'ici nous n'avons parlé que des fractures qui ont lieu par contre-coup dans les chutes sur la paume de la main ; elles peuvent avoir lieu néanmoins par des chutes sur le dos de la main, ainsi qu'on l'a vu plus haut : ce cas est infiniment rare ; cependant les annales de la science en renferment quelques exemples, et l'on conçoit que le choc vient toujours en dé-

finitive agir sur la première rangée du carpe,
et par elle en ligne directe sur le radius.

Avant que nous eussions fait connaître
la fréquence de ces fractures, et changé
les opinions établies sur ce point de doctrine, on a dû naturellement se demander de
quelle nature était la lésion que nous venons
d'indiquer. Les uns l'ont considérée comme
une entorse, les autres comme une diastasis ;
M. Boyer la range parmi les luxations. Nous
avons montré combien cette manière de voir
était opposée aux faits ; nous ajouterons seulement qu'on ne comprend pas comment le
gonflement des parties molles, suite de contusion ou d'entorse, pourrait faire saillir la tête
du cubitus et déjeter la main vers la face dorsale et l'un des bords de l'avant-bras ; tandis
que la fracture en imprimant une direction vicieuse à l'extrémité inférieure du radius,
donne très bien l'explication de cette déviation
de la main. Il peut arriver cependant que la
chute sur la face antérieure du poignet détermine une simple contusion de l'articulation,
une forte distension des ligamens antérieurs
qui unissent le carpe au radius et au cubitus ;
mais il y a loin de cet état à la luxation qui

nous occupe. Tel était le cas d'une femme couchée, en juillet 1829, dans la salle St.-Jean et à laquelle je fis appliquer un appareil de fracture ordinaire de l'avant-bras, ce moyen étant, ainsi que je l'ai observé nombre de fois, le meilleur pour obtenir la guérison des maladies qui résultent de la distension des ligamens ; en effet il garantit mieux que tout autre l'immobilité, la première condition à remplir dans leur traitement.

Arrêtons - nous quelques instans sur les deux premières opinions : nous voulons parler de la diastasis et de l'entorse. Nous ne dirons qu'un mot de la première : nulle puissance extérieure ne saurait écarter le radius et le cubitus, de manière à produire la diastasis. Quant à l'entorse, elle exige un examen plus approfondi, parce qu'elle se lie intimement avec les fractures de l'extrémité inférieure du radius. Elle est, en réalité, le premier effet des causes qui produisent ces fractures ; et en admettant, ce qui ne me paraît pas vrai, la luxation de cet os, l'entorse en serait encore le premier effet.

Lorsqu'une personne tombe sur les éminences thénar ou hypothénar, et que la chute ne détermine pas la fracture du radius , elle peut cependant produire la distension des ligamens placés à la partie antérieure du carpe ; ces ligamens sont nombreux, mais, ainsi que nous l'avons vu, ils n'ont pas grande force , suppléés qu'ils sont par les tendons des fléchisseurs. La distension des ligamens cause fréquemment de vives douleurs qui obligent les malades à venir réclamer les secours de l'art. Plus tard il se manifeste un gonflement en avant, lorsque le poignet a été porté en arrière. Si la chute a eu lieu sur la face dorsale, la distension des ligamens , les douleurs, la tuméfaction , la rougeur , la difficulté des mouvemens, ont lieu à la partie postérieure du poignet. Dans ce cas, comme dans les entorses du pied, les symptômes se montrent toujours dans le sens opposé à celui où le membre a été porté. Ainsi le pied a-t-il été entraîné en dehors, l'entorse est interne ; elle est au contraire externe, lorsqu'il a été porté en dedans. De même à la main : si la chute a lieu sur la face dorsale, il y a flexion du poignet, et au contraire on observe l'extension , si la chute s'est faite en avant. L'entorse peut encore avoir lieu ailleurs ; ainsi lorsqu'on tombe sur le bord cubital, la distension a lieu en dehors et l'entorse est externe ; dans la chute sur le bord radial l'entorse est interne.

Les entorses en avant et en arrière sont les plus communes et les plus graves. La douleur est ordinairement passagère ; mais elle est souvent suivie de tension, d'inflammation, et celle-ci peut se terminer par des suppurations dans les coulisses tendineuses, entre les vaisseaux. On conçoit le danger de l'inflammation, qui est presque toujours compliquée d'étranglement ; mais la suppuration est encore plus grave, à cause de la profondeur où elle se trouve et des parties qu'elle occupe.

L'entorse ne se présente pas seulement à l'état aigu ; elle peut encore donner lieu à des phénomènes d'un ordre chronique : c'est surtout à cette deuxième classe qu'appartiennent les tumeurs blanches. Si vous examinez, en effet, les maladies des articulations qu'on a désignées sous ce nom, vous acquerrez la conviction que la plupart de ces lésions reconnaissent pour cause première la distension des ligamens. La constitution scrofuleuse des individus contribue sur-tout à déterminer ces accidens. Puisque les entorses aiguës ou chro-

niques ont des résultats si fâcheux , il faut y
remédier le plus promptement possible. Existe-
t-il beaucoup de douleur ? il faut pratiquer des
saignées, appliquer des sangsues, environner la
partie de résolutifs de nature sédative : l'extrait
de saturne étendu d'eau est un excellent
moyen. Cette douleur cède facilement au tems
et aux remèdes , et les malades abusés par cet
indice trompeur s'empressent de se servir de
leur membre. Cette erreur occasione les résultats les plus graves , puisqu'elle est la cause
presque infaillible de ces inflammations lentes,
de ces tumeurs blanches pour lesquelles nous
sommes si souvent obligés de pratiquer l'amputation. Lorsque la douleur est passée , il
importe de mettre l'articulation dans l'impossibilité de se mouvoir , en exerçant autour
d'elle une compression convenable , en un mot
en se conduisant comme si on avait affaire à
une fracture de l'extrémité du radius. Si les
accidens inflammatoires reparaissent, on a de
nouveau recours aux antiphlogistiques.

L'inflammation a-t-elle passé à l'état chronique ? c'est alors le cas de faire usage des vési-
catoires volans, des cautères, des moxas et de
tous les moyens qui peuvent porter l'inflam-

mation à la peau. Le repos est, comme précédemment, indispensable au traitement. Faisons
l'application de ces préceptes aux fractures de
l'extrémité inférieure du radius : s'il existait
une fracture au lieu d'une luxation, la compression serait évidemment nécessaire. Ainsi
donc, soit qu'on ait affaire à une entorse, à
une luxation que je n'admets pas, à une
fracture du radius, la compression et l'immobilité sont les règles générales qui ne souffrent
point d'exception.

Le plus ordinairement, les fractures de l'extrémité inférieure du radius sont simples,
quelquefois cependant elles sont composées ;
On a vu des pièces pathologiques dans lesquelles le fragment inférieur était divisé ver-
ticalement en deux. M. Flaubert, chirurgien
en chef de l'hôpital de Rouen, m'a montré le
16 décembre 1832, le radius d'un ouvrier qui,
après une chute sur le poignet et le pied, succomba à une maladie du foie. Cet os était fracturé à six lignes de la surface articulaire ;
l'apophyse styloïde était détachée et relevée.
Du centre de la surface articulaire partaient
des rayons qui se dirigeaient en divers sens.
Cette pièce que vous avez maintenant sous les

yeux prouve la vérité de ce que j'ai avancé sur
l'écrasement de l'os. Quoique la fracture n'affecte ordinairement qu'un seul côté, il arrive
quelquefois que dans une chute, on porte avec
une égale violence sur les deux mains, et alors
il n'est pas rare de trouver les deux radius fracturés à la fois. Dans quelques cas rares on a vu
le radius se fracturer, le cubitus se luxer et
faire saillie à travers les tégumens. Nous possédons une observation qui nous a paru assez
curieuse pour que nous la rapportions ici :

Ire Observation. — *Double fracture du
radius. Luxation du cubitus en dedans avec
rupture des tégumens. Résection après huit
mois. Guérison incomplète.*

B...., portière, de petite taille, sèche, maigre, âgée de soixante-deux ans, entra à l'Hôtel-Dieu, salle S.t-Côme, n° 31, le 27 février
1832. La veille, elle avait fait un faux pas, et
avait roulé du haut en bas d'environ 60 mar-
ches ; elle ne pouvait dire comment l'avant-
bras avait heurté le sol. Le cubitus avait fait
saillie au-dehors. Un médecin appelé plaça la
main sur une palette et entoura la plaie de bandelettes agglutinatives. L'accident avait eu lieu
le soir ; le lendemain elle vint à l'hôpital.

L'avant-bras gauche était déformé vers le
poignet et offrait un angle rentrant du côté du
radius : celui-ci s'était fracturé en deux endroits ; d'abord à un pouce au-dessus de l'articulation, puis à un pouce et demi au-dessus de
la première fracture. Au côté interne était une
plaie longitudinale suivant le bord du cubitus,
longue d'environ quatre pouces à bords réguliers, comme si la plaie eût été faite par un
instrument tranchant. Le cubitus, luxé en
dedans, faisait une saillie très considérable,
plus d'un pouce de l'os était passé hors des tégumens. Le ligament latéral interne avait été
rompu ; les muscles et les autres parties molles
plus ou moins déchirés et contus. Beaucoup
de sang s'était écoulé par la plaie, les bandelettes ayant été très serrées, sans qu'on eût
d'ailleurs tenté la réduction; la main et la partie inférieure de l'avant-bras avaient été
prises dans la nuit d'un gonflement considérable.

A la vue de ce désordre, M. Breschet proposa l'amputation; mais la malade s'y refusant
opiniâtrément, il résolut de faire la résection
du cubitus qui fut pratiquée sur-le-champ de la
manière suivante : la main et le poignet se

trouvant portés en dehors, le cubitus fut attiré
en dedans. Le chirurgien le détacha, avec le
bistouri, des parties molles qui y tenaient
encore; et après avoir passé en dessous une
lame de carton, au moyen d'un trait de
scie porté obliquement, il sépara environ
un pouce et demi de l'extrémité de cet os.
Aucun vaisseau ne fut intéressé, et l'avant-bras
ramené alors à sa direction naturelle, fut pansé
simplement et fixé sur une palette de bois.
(Diète absolue; boissons délayantes.)

Le premier appareil fut laissé quatre jours
en place; après ce tems, la suppuration fut
trouvée établie et de bonne nature. Un suintement séro-sanguinolent, qui avait imbibé
l'appareil, avait diminué le gonflement.

Trois jours après, nouveau pansement. La
plaie était vermeille; mais la suppuration était
un peu abondante, et quelques lambeaux de
parties molles gangrénées étaient sur le point
de se détacher. En conséquence, on décida de
renouveler le pansement tous les jours. On appliqua de plus sur le bord radial quelques
compresses graduées pour corriger la tendance du radius à se déplacer. Ses fragmens
étaient tout-à-fait mobiles l'un sur l'autre.

Tout alla bien pendant quelques jours; les douleurs étaient supportables et ne revenaient que par intervalles; lorsque le 9 mars on s'aperçut d'un gonflement en apparence œdémateux du dos de la main; et à l'examen, on y sentit une fluctuation manifeste. Une incision pratiquée fit écouler environ deux cuillerées de pus de bonne nature; mais la peau soulevée par l'abcès, demeurant flasque, on mit dans l'ouverture une petite mèche, et par-dessus un cataplasme. Il y eut, dès lors, deux plaies rendant une assez grande quantité de pus. La première paraissant communiquer avec un foyer environnant les fragmens du radius, on donna à l'avant-bras une position telle que la plaie cubitale se trouvât à la partie la plus déclive. Plusieurs jours se passèrent ainsi, sans autre accident qu'une diarrhée opiniâtre, que la diète, les lavemens, l'eau de riz ne pouvaient entièrement arrêter. Le 24 mars, tout l'avant-bras jusqu'au coude, fut trouvé rouge, tendu, tuméfié, et offrant déjà de la fluctuation en quelques points. On incisa plusieurs petits foyers sur la face dorsale, et quelques jours après il revint à peu près à son volume naturel.

Avec le tems, le dévoiement se calma, la plaie cubitale diminua d'étendue et rendit moins de matière purulente ; l'incision du dos de la main était réduite à une petite ouverture qui suppurait à peine. Le 10 avril, nouvelle tuméfaction et nouvel abcès à la face dorsale de l'avant-bras. Incisions, pansemens simples et cataplasmes. Après trois jours, le gonflement disparaît, la santé générale s'améliore ; on donne de légers alimens. Le 25, encore un gonflement général de l'avant-bras, avec accroissement de suppuration de toutes les ouvertures de cette partie. Ce nouvel orage céda aux cataplasmes, sans amener cette fois de nouveaux foyers, et dès lors la malade alla de mieux en mieux ; vers le 10 mai, la plaie du dos de la main et celle du cubitus n'offraient, chacune, qu'un petit point fistuleux. La suppuration des autres foyers commençait à tarir ; les fragmens du radius réunis marchaient rapidement à une consolidation complète, la malade pouvait déplacer l'avant-bras sans douleur, les doigts exécutaient déjà quelques mouvemens, l'appétit était revenu ; elle se levait plusieurs heures par jour. Avec ces alternatives de mal et de bien, moins redoutables toutefois à mesure qu'elles s'éloignaient de l'époque de l'accident, la malade passa les mois de mai, juin, juillet et août à l'hôpital. Elle en sortit le 25 août. Les plaies de la partie inférieure et interne du poignet n'étaient pas encore fermées.

Après quelque tems de séjour chez elle, ces plaies parurent guéries, puis elles se rouvrirent, et le 17 novembre 1832, époque à laquelle elle fut visitée par M. le docteur Malgaigne, deux ouvertures fistule ses près du poignet et à la partie interne de l'avant-bras donnaient du pus en petite quantité. Au stylet, on sentait le cubitus à nu, et quelque exfoliation menaçait encore de se faire. L'avant-bras déformé, semé de cicatrices, avait perdu un pouce de sa longueur. Tout mouvement de pronation ou de supination était perdu. Les doigts étendus par suite du traitement, étaient raides, ne pouvaient se fléchir aucunement : la flexion de la main était aussi perdue, quoique la malade essayât de la remuer plusieurs fois par jour. Seulement une légère mobilité dans l'articulation radio-carpienne laissait un espoir, bien faible, à la vérité, d'y voir revenir un peu de flexion. Les doigts attendris, avaient tant de propension à se coller ensemble, qu'il fallait les séparer par des compresses ; et l'avant-bras avait besoin d'être soutenu par une écharpe. Ajoutez que déjà des changemens de tems avaient fait éprouver des douleurs.

Nous n'avons cessé dès le commencement de cette leçon, continue M. Dupuytren, de révoquer en doute la luxation du poignet en avant ; aussi devons-nous examiner avec soin le seul fait cité avec quelques détails dans ces derniers tems par M. le professeur Cruveilhier. (*Anatomie pathologique. Maladies des articulations* , pag. 3.)

IIe OBSERVATION. — Le sujet était une femme adulte sur laquelle on ne put avoir aucun renseignement. L'avant-bras paraissait plus court que de coutume ; les extrémités inférieures du radius et du cubitus faisaient sur la peau une saillie considérable ; celle du radius était moins saillante et descendait beaucoup moins que celle du cubitus. L'extrémité supérieure du carpe se trouvait sur un plan supérieur et antérieur à celui de l'extrémité inférieure des os de l'avant-bras. La main formait un angle droit avec l'avant-bras ; en outre, elle s'inclinait du côté du radius, et cette inclinaison pouvait être portée jusqu'à les mettre en contact par leur bord externe. L'extension était impossible; la flexion pouvait être portée beaucoup plus loin que l'angle droit.

A la dissection, M. Cruveilhier trouva : 1° tous les muscles du bras atrophiés, mais l'atrophie portant principalement sur les radiaux et les cubitaux, muscles propres de l'articulation du poignet, et sur les pronateurs et les supinateurs, muscles propres des articulations radio-cubitales. Les tendons relevés des radiaux postérieurs et des extenseurs communs et propres étaient reçus dans une gouttière profonde creusée sur la face postérieure de l'extrémité inférieure du radius, interrompus au niveau de cette gouttière osseuse à laquelle ils adhéraient intimement. Le cubital postérieur se réfléchissait sur le cubitus pour venir à angle droit s'insérer au cinquième métacarpien. Le cubital antérieur atrophié s'insérait à l'os pisiforme.

2°. Le carpe offrait une déformation très remarquable. Les os de la rangée anti-brachiale réduits à l'état rudimentaire, avaient perdu leur forme et leur volume qui paraît sur la planche diminué de plus de moitié. Le pisiforme seul n'avait subi aucune altération. Les faces correspondantes des os de la seconde rangée, étaient altérées; il n'existait que de légers rudimens du grand os et de l'os crochu; de même, la moitié supérieure du trapèze et du trapézoïde qui devait répondre au scaphoïde était rapetissée. Le cubitus fort peu altéré dans sa forme, dépassait de cinq à six lignes en bas l'extrémité du radius. Seulement au-dessus de son extrémité inférieure, à la hauteur correspondante à l'extrémité du radius, existait une profonde excavation pour recevoir une apophyse articulaire de ce dernier os. Il s'unissait à l'os pyramidal à l'aide d'un ligament extrêmement long qui permettait à la main de s'incliner fortement sur le bord radial de l'avant-bras. 3° Le radius était raccourci, déformé. La déformation portait principalement sur l'extrémité inférieure qui était volumineuse, comme écrasée, profondément échancrée en arrière pour loger les tendons réunis des muscles extenseurs. Il y avait une sorte de transposition de la facette articulaire du radius, qui occupait le côté extérieur de cette extrémité;

une apophyse saillante au côté interne s'articulant avec le cubitus. Enfin , le corps du radius était plus volumineux que dans l'état
naturel , ses lignes d'insertion et ses apophyses
plus saillantes ; son extrémité supérieure au
lieu d'être creusée pour recevoir la petite tête
de l'humérus , était convexe et sa circonférence comme rabattue.

Cette observation donnée par M. Cruveilhier
comme un exemple de luxation en arrière de
l'avant-bras sur la main, ou du poignet en
avant, nous paraît devoir fournir plusieurs considérations importantes ; et d'abord en examinant attentivement le dessin, car malheureusement la planche sur laquelle la pièce a été des-
sinée a été perdue , on s'aperçoit facilement que
le diamètre antéro-postérieur de l'extrémité
inférieure de l'avant-bras est très-considérable.
La surface articulaire paraît évidemment partagée en deux par une échancrure fort profonde.
La partie externe fait suite au corps de l'os; elle
offre en bas une saillie conique qui a très-bien pu
passer pour l'apophyse styloïde; mais en dehors
et en haut est une autre saillie aussi conique ,
fort régulière , et sans analogue sur un os naturel. L'autre portion beaucoup plus grande et

large , ne fait point suite au corps de l'os ; elle
est supportée sur une apophyse oblongue, arrondie, séparée du corps de l'os par une sorte
de collet ou de rétrécissement. Dans l'hypo-
thèse de la fracture , ces deux proéminences
s'expliquent très-bien : la saillie externe supérieure est l'apophyse styloïde ; l'inférieure
représente très-bien l'épine qui sépare en arrière les gouttières tendineuses du radius.

On ne peut d'ailleurs se rendre compte,
par la luxation, de plusieurs autres symptomes;
ainsi, par exemple, dans toutes les luxations,
le déplacement d'un os d'un côté de l'articulation entraîne toujours l'inclinaison en sens
contraire du levier qu'il représente, et cependant ici la main se trouve en avant. Mais,
poursuivons. Pourquoi la surface articulaire ,
au lieu d'être creusée sur le corps du radius,
se rencontre-t-elle sur une apophyse à un
niveau supérieur ? comment se fait-il que le
radius ait tellement diminué de longueur,
tandis que le cubitus , aussi bien luxé que lui
et conservant même moins d'activité , le
dépasse d'un demi-pouce ? Avec la fracture ou
le décollement de l'épiphyse, tout s'explique
et s'enchaîne sans efforts. Il est probable que

l'accident a eu lieu dans l'enfance, attendu l'atrophie des os du carpe. L'épiphyse radiale aura été décollée par une chute sur le dos de la main, et la violence du choc l'aura jetée en avant du carpe de l'os, avec la main qui lui restait unie. On conçoit alors que les muscles extenseurs aient été assez peu tiraillés, car si les fragmens étaient écartés selon l'épaisseur, ils étaient rapprochés selon la longueur. Au contraire, s'il y eût eu luxation, l'étendue des muscles extenseurs aurait été accrue de toute la largeur de la surface articulaire du radius, et de là un tiraillement énorme. L'épiphyse recollée, rend compte de cette étrange apophyse qui supporte l'articulation nouvelle ; et le cubitus luxé garde à bon droit une longueur plus considérable que le radius fracturé.

Nous ferons en outre observer que l'articulation radio-carpienne, luxée sur le cartilage inter-articulaire, ne pouvait plus se mouvoir. Un long repos atrophie les os ; après que leurs rapports ont été changés, l'extension devient impossible. L'articulation médio-carpienne demeurée intacte a pu continuer ses fonctions ; et quoique après un long-tems, elle ait participé aux altérations des os de la première rangée, le mouvement y a persisté; la flexion pouvait toujours se faire. Ainsi l'anatomie normale est étayée dans ses conclusions par l'anatomie pathologique.

C'est donc là un fait de luxation du cubitus en arrière, avec fracture du radius, et déplacement du fragment inférieur en avant; fait très remarquable, sans doute, mais qui laisse entière la discussion sur les luxations du poignet. J'ajouterai que M. Dupuytren, continue M. Malgaigne dans l'article de la Gazette médicale déjà cité, au premier coup d'œil jeté sur le dessin, a diagnostiqué une fracture, et que M. Cruveilhier lui-même à qui j'ai soumis ces remarques, a trouvé que le raccourcissement du radius dans l'opinion de la luxation, était un fait inexplicable.

La fracture de l'extrémité inférieure du radius, étant mise hors de doute, voyons maintenant à quels signes on peut la reconnaître? à l'instant où l'individu tombe sur la face antérieure de la main, il perçoit ordinairement la sensation d'un craquement vers le poignet; une vive douleur s'y manifeste; bientôt le poignet, l'extrémité inférieure de l'avant-bras, et la main se tuméfient. Un examen attentif de la partie fait reconnaître une saillie plus ou moins exagérée de la tête du cubitus. Si la fracture siége à un quart de pouce, un demi-pouce et même plus de l'articulation radio-carpienne, le fragment supérieur ou les fragmens se portent à la face palmaire de l'avant-bras, le carpe et le fragment inférieur se dirigent en arrière : ce sont ces saillies qui en imposent pour les luxations. Mais à ce premier déplacement, il s'en joint bientôt un second ; le poignet s'incline vers le côté interne de l'avant-bras, l'espace interosseux est diminué et même détruit ; et par suite les mouvemens de pronation et de supination le sont aussi, lorsqu'on a méconnu la lésion. Toutes les fois qu'il y a fracture de l'extrémité inférieure de radius, on observe un enfoncement plus ou moins fort au côté radial, sur le point qu'on présume affecté de solution de continuité. En examinant l'étendue du diamètre transversal de la face antérieure de l'avant-bras du côté sain, on le trouve plus considérable que celui du côté malade, tandis que le diamètre dorso-palmaire de ce même côté, est un peu augmenté. La crépitation se fait entendre assez facilement.

En exerçant l'extension sur la main et la contre extension sur l'avant-bras ou le bras, la difformité cesse promptement et facilement, mais reparaît aussitôt qu'on abandonne ces manœuvres. A ces différens signes, il faut joindre le déplacement de l'apophyse styloïde du radius, le gonflement notable de la partie antérieure de l'avant-bras, la flexion des doigts, la difficulté des mouvemens de la main, une douleur qui a son siége précis, non dans l'articulation du poignet, mais dans l'extrémité inférieure du radius, et qui augmente sous l'influence d'une pression exercée sur cette partie; tandis que les mouvemens de l'articulation radio-carpienne n'ont aucune influence sur elle. Au-dessous de la tête du cubitus existe un autre point douloureux dû au tiraillement du ligament interne de l'articulation du poignet.

Les symptômes de la fracture ne se trouvent pas toujours ainsi réunis; dans un assez grand nombre de cas, ils sont peu prononcés. Quelquefois au contraire il en existe de plus saillans : ainsi la fracture peut être transversale et le déplacement, suivant l'épaisseur de l'os, être considérable; on voit alors la main

et le fragment inférieur se porter en arrière.
La même chose arrive s'il existe un décollement de l'épiphyse au lieu d'une fracture.

Le déplacement des fragmens mérite de fixer quelques instans notre attention : il se fait suivant l'épaisseur, suivant la longueur et suivant la direction de l'os. Le déplacement dans ce dernier sens affecte spécialement les deux fragmens qui sont entraînés vers l'espace interosseux ; c'est ce qui explique la diminution de diamètre transversal. La violence extérieure concourt à produire ce déplacement, mais les muscles pronateurs y contribuent puissamment.

Le déplacement suivant la longueur est d'autant plus considérable que la fracture est plus oblique. La violence de la chute et tous les muscles qui de l'avant-bras vont à la main, tendent à le produire.

Enfin le déplacement suivant l'épaisseur de l'os qui, comme dans le cas précédent, n'affecte que le fragment inférieur, se fait d'arrière en avant dans les fractures obliques de haut en bas et d'avant en arrière ; tandis qu'il a lieu d'avant en arrière dans la fracture oblique de haut en bas et d'arrière en avant. L'action musculaire, le chevauchement et sur-tout l'effort qui a déterminé la fracture concourent à le produire.

Le radius s'articulant seul avec la main, celle-ci doit accompagner le fragment inférieur. C'est en effet ce qu'on remarque par suite du déplacement de ce fragment ; on voit remonter un peu la surface articulaire inférieure du radius ; elle s'incline vers le bord radial de l'avant-bras et le plus ordinairement vers la face dorsale, d'où résultent la saillie anormale de la tête du cubitus et le déjettement de la main en arrière. La main ne s'incline pas cependant constamment vers le bord radial de l'avant-bras, à cause de l'obstacle que lui oppose le ligament latéral interne de l'articulation radio-carpienne qui lui fait alors prendre une direction oblique et l'oblige, dans quelques, cas à s'incliner vers le bord cubital de l'avant-bras. Il peut arriver quelquefois que le fragment inférieur soit repoussé de bas en haut avec une telle violence, que le fibro-cartilage inter-articulaire et les fibres ligamenteuses inté-rieures de l'articulation radio-cubitale infé-rieure soient déchirées.

M. Goyrand a vu un jeune soldat qui présentait ce cas, et chez lequel ces glissemens des deux os en sens inverse étaient si étendus et si faciles, que ce jeune homme ne pouvait porter la main dans une supination complète, sans qu'il en résultât une luxation en arrière de l'extrémié inférieure du radius, luxation était remise en pronation. (M. Goyrand, *Gaz. méd.*)

Le diagnostic des fractures de l'extrémité inférieure du radius mérite une attention sérieuse, parce qu'elles ont été et sont encore très souvent prises pour une luxation du carpe en arrière. Il est cependant très important de ne point commettre cette méprise. Le traitement de la luxation est en effet très différent de celui de la fracture ; et de l'application de l'un ou de l'autre dépend le rétablissement ou la perte de certains mouvemens de l'avant-bras. Nous venons de dire que beaucoup de praticiens habiles avaient pris cette fracture pour une luxation ; en voilà un exemple :

Il y a un assez grand nombre d'années, un maçon ayant fait une chute d'un lieu très élevé, fut transporté à l'Hôtel-Dieu. Il avait plusieurs blessures graves, entre autres une fracture au crâne, accompagnée d'une grande plaie aux téguments de cette partie du corps ; il existait en même tems une difformité à l'articulation du poignet. Plusieurs chirurgiens pensèrent qu'il y avait luxation en arrière du carpe. M. Dupuytren fut d'un avis contraire et annonça une fracture de la partie la plus inférieure de l'avant-bras. Néanmoins, les autres praticiens persistèrent dans leur première idée. Le malade mourut des suites de la plaie de tête.

A l'autopsie, on reconnut la justesse du diagnostic de M. Dupuytren. Il y avait fracture, et l'articulation était intacte.

Le même fait s'est reproduit plus récemment dans un hôpital de Paris. Le chirurgien en chef de cette maison crut reconnaître une luxation du carpe en arrière. Le malade succomba, et on ne trouva qu'une fracture. Le chirurgien en chef était M. Marjolin dont tout le monde connaît le savoir et la loyauté.

Parmi les affections qui ont pu en imposer pour des luxations, nous devons parler de la suivante qui a été décrite dans le Dictionnaire abrégé des sciences médicales, et que nous avons eu des occasions assez fréquentes de voir.

Il est une variété de l'articulation radio-carpienne, qui n'a pas été jusqu'ici assez étudiée par les praticiens, et dont certains ouvriers présentent des exemples frappans. On l'observe spécialement chez les hommes qui exercent avec les mains des tractions brusques, violentes, souvent répétées , comme les imprimeurs et les apprêteurs de draps en faisant agir le levier de la presse. Sous l'influence de ces efforts continuels, il n'est pas rare de voir les ligamens du poignet se relâcher et s'étendre de manière à permettre aux os des mouvemens plus étendus que dans l'état normal. Le carpe cessant alors d'être solidement fixé à l'avant-bras, il cède à l'action des muscles fléchisseurs, et se place au-devant des extrémités inférieures du radius et du cubitus. Tous les signes de luxation de ce genre apparaissent, mais sans être accompagnés de douleur ou de phlogose. Une difformité plus ou moins considérable et l'affaiblissement des parties constituent les seuls inconvéniens de ce déplacement. Le malade réussit ordinairement à le faire disparaître en tirant sur la main ; mais il se reproduit à volonté ou même durant le repos, par la seule prépondérance des muscles placés à la région palmaire de l'avant-bras. Les sujets atteints de cette incommodité réclament rarement les secours de la médecine : le peu de gêne qu'entraîne cette

la lésion la leur fait supporter aisément, et n'est
pas assez grande pour les contraindre à interrompre ou cesser leurs travaux.

Lorsque la fracture de l'extrémité inférieure
du radius a été méconnue, prise pour une luxation, ou bien abandonnée à elle-même, il en
résulte des changemens très fâcheux dans le
membre : l'espace interosseux est effacé ; l'a-
vant-bras, au lieu de présenter dans ce point
une face aplatie antérieurement et postérieu-
rement, a une forme cylindroïde : les mouvemens de pronation et de supination se trouvent perdus.

Tel était le cas d'un individu qui vint, en
1829 à l'Hôtel-Dieu. Cet homme, à la suite
d'une chute sur le poignet, se fractura l'extrémité inférieure du radius, immédiatement au-
dessus de l'articulation radio-carpienne. Il
n'entra à l'Hôtel-Dieu que quarante jours après
son accident. La partie inférieure de l'avant-
bras était gonflée, difforme, et tout-à-fait cylindroïde ; les mouvemens de pronation et de
supination étaient impossibles. Ce malade ne
put être guéri, ainsi que l'avait annoncé M. Dupuytren.

Dans les fractures méconnues, l'engorgement des parties molles persiste long-tems; les articulations restent presque immobiles pendant un laps de tems assez considérable ; chez les personnes âgées sur-tout cette gêne de mouvement est fort lente à se dissiper. Si la rupture des ligamens de l'articulation radio-cubitale inférieure vient à compliquer la fracture, on verra persister toute la vie la mobilité insolite des deux os l'un sur l'autre.

La gravité des conséquences qui suivent la fracture de l'extrémité inférieure du radius méconnue, doit donc engager les praticiens à exécuter sur-le-champ la réduction de cette solution de continuité.

Pour opérer la réduction de la fracture, dit M. Dupuytren, je fais éloigner le membre du tronc ; la face dorsale de la main est tournée en dessus, et l'avant-bras à demi-fléchi sur le bras. L'aide qui doit faire la contre-extension saisit le bras par la partie inférieure. L'aide chargé de l'extension exerce sur la main des tractions graduées, qu'il combine avec une inclinaison de cette partie vers le bord cubital de l'avant-bras. Le chirurgien placé au côté interne du membre, repousse de ses deux mains les chairs des deux faces de

l'avant-bras, dans l'espace interosseux ; puis,
agissant sur les deux fragmens, il les pousse
l'un vers l'autre pour remédier au déplacement
suivant l'épaisseur. La fracture se réduit facilement, mais il n'est pas toujours aussi aisé de
tenir les fragmens dans des rapports convenables.

Cette première partie de l'opération terminée, j'applique, continue **M. Dupuytren**, l'appareil ordinaire des fractures de l'avant-bras,
c'est-à-dire une compresse graduée, sur la face
antérieure et une autre sur la face postérieure,
par-dessus une attelle qui avance un peu sur
la main, puis une bande qui, de l'extrémité du
doigt, s'étend sur la main et recouvre les attelles, sans comprimer latéralement le radius
ou cubitus. Cette manière de placer l'appareil
réunit toute espèce d'avantages, et est infiniment préférable à celle qui consiste à mettre
d'abord un bandage circulaire avant les compresses et les attelles, ou bien les compresses
graduées d'abord, puis la bande, et ensuite les
attelles. La bande, dans ce cas, en comprimant
les fragmens latéralement, détruit l'espace interosseux qu'on a rétabli dans la réduction.
Cette dernière méthode, au lieu donc de ren-

dre à l'avant-bras la forme aplatie qu'il doit
avoir lorsque l'espace interosseux est rétabli ,
lui donne la forme cylindroïde qu'on cherche
à éviter.

Une circonstance qui n'est pas notée dans les
auteurs, et qui cependant est fort importante,
se présente dans les fractures de l'extrémité
inférieure du radius , c'est la tendance de la
main et des fragmens inférieurs à se porter en
dehors du côté radial de l'avant-bras. Il est
remarquable, disais-je dans mon Mémoire sur
la fracture du péroné, que dans la fracture
de l'extrémité inférieure du radius , on observe le même angle rentrant du côté de l'os
fracturé , et le même angle saillant du côté
des cubitus , et que ces angles sont, dans ce
cas, comme dans les fractures du péroné , un
des signes les plus certains de la fracture du
radius. Si l'on ne remédie point à ce mouvement , la consolidation se fait dans cette situation, et il y a une difformité et une gêne plus
ou moins grande dans les mouvemens de supination et de pronation.

Ce déplacement est quelquefois tellement
prononcé , qu'il en résulte une saillie considérable du cubitus en dedans, que cet os en

paraît comme courbé, et que plusieurs fois des praticiens ont cru à une luxation de son extrémité inférieure.

Il y a au moins vingt ans, continue M. Dupuytren, que j'ai fait remarquer cette grande tendance de la main à se porter en dedans, dans les fractures du radius ; je n'avais trouvé jusqu'à ces derniers temps, d'autres moyens de s'opposer à ce déplacement, que d'appliquer plus exactement encore l'appareil ordinaire des fractures dont il a déjà été question ; mais ce procédé était insuffisant, et le déplacement se reproduisait toujours. C'est alors que j'imaginai de joindre à cet appareil, une attelle que j'ai nommée *cubitale*, formée d'une lame de fer, large d'un pouce environ, de la longueur de l'avant-bras, et qui, à son extrémité inférieure et à partir du point correspondant au carpe, se recourbe en demi-arc de cercle. Dans la concavité de ce demi-cercle, existent plusieurs boutons à égale distance.

L'appareil ordinaire des fractures de l'avant-bras, étant appliqué ou assujetti, à l'aide de quelques tours de bande, l'extrémité supérieure de la tige métallique contre le bord interne du cubitus , on met entre le côté interne du poignet et le point de la convexité de l'attelle cubitale , des compresses placées en un grand nombre de doubles, ou bien un très petit coussin de balle d'avoine pour les éloigner l'un de l'autre. Entre le pouce et l'indicateur, on place une compresse matelassée ou un autre petit coussin, des extrémités duquel partent deux rubans de fil. Ces liens sont conduits en avant et en arrière de la main, sur la concavité de l'attelle, et passés sur un des boutons que celle-ci présente dans ce point. La main qui était inclinée du côté radial, et fortement écartée de l'attelle, tend à se rapprocher; elle éprouve en même tems un mouvement de bascule par lequel elle s'incline plus ou moins fortement vers le côté cubital, selon la hauteur à laquelle on fixe les rubans aux boutons de l'attelle. Le cubitus refoulé en dedans, repousse les deux fragmens du radius en dehors. Par cette modification apportée à l'appareil ordinaire des fractures de l'avant-bras, qui est fondée sur les mêmes principes que ceux qui m'ont amené à établir mon appareil pour les fractures de l'extrémité inférieure du péroné, on remplit toutes les indications possibles pour obtenir une guérison sans difformité.

III⁰ Observation. — *Fracture du radius gauche, déterminée par une chute sur la paume de la main , et non traitée pendant·vingt jours. Consolidation vicieuse. Rupture du cal provisoire. Guérison. Sortie le vingt-cinquième jour.*

L..., âgée de soixante-neuf ans, d'une bonne constitution, entra à l'Hôtel-Dieu, le 11 décembre 1820, pour y être traitée d'une fracture au radius gauche, près de son extrémité inférieure, déterminée par une chute de sa hauteur, sur la paume de la main.

Aucune personne de l'art n'avait encore été consultée, et la malade ayant cru n'avoir qu'une simple foulure, s'était bornée à l'emploi des émolliens, qu'elle avait continués pendant vingt jours, sans résultat satisfaisant, bien entendu.

Les douleurs persistaient; la difformité, au lieu de disparaître, semblait augmenter de jour en jour; les mouvemens, loin de se rétablir, devenaient de plus en plus bornés, et si la consolidation du cal s'était opérée dans cette situation, les mouvemens de pronation et de supination eussent été pour jamais perdus;

enfin le gonflement du membre persistait d'une manière opiniâtre, sur-tout au niveau de la solution de continuité.

Inquiète des suites de sa chute, la malade pensa qu'il fallait décidément réclamer les secours de l'art, et, à cet effet, elle se fit conduire à l'Hôtel-Dieu, le 11 décembre.

Vingt jours s'étant déjà écoulés depuis l'accident, le membre présentait une difformité remarquable, la main était fortement portée dans l'abduction ; un enfoncement très prononcé existait à l'extrémité inférieure du radius au niveau de la fracture, les mouvemens de pronation et de supination étaient à peu près impossibles et extrêmement douloureux; la malade ne pouvait d'elle-même les faire exécuter à son avant-bras.

M. Dupuytren examina la malade le soir même de son entrée, et il n'eut pas de peine à reconnaître quel genre d'affection il avait à traiter : déjà, depuis quelques années, plusieurs cas analogues s'étaient offerts à son observation.

Malgré le tems qui s'était écoulé depuis la chute, il pensa qu'il ne serait pas impossible de rendre au membre sa conformation naturelle, en employant des moyens bien dirigés. Mais, pour cela, il fallait que le cal provisoire cédât aux tentatives de réduction qu'on aurait à faire.

Le lendemain matin, on procéda à cette réduction : un aide fut chargé de saisir l'avant-bras à sa partie supérieure, afin de faire la contre-extension. M. Dupuytren saisissant à son tour la main du même côté, lui fit exécuter un mouvement en sens contraire de celui que la fracture avait déterminé, c'est-à-dire, qu'il la ramena par degrés, et avec les précautions nécessaires dans le sens de l'adduction. Le cal céda, les fragmens de la fracture se portèrent en dehors, et l'espace interosseux s'agrandit.

Les indications consécutives furent faciles à remplir ; il ne s'agit plus que de faire garder au membre, pendant tout le tems nécessaire à la consolidation, la bonne conformation qu'on lui avait rendue par la réduction.

Pour cela, on eut recours à l'appareil ordinaire des fractures de l'avant-bras.

Mais il fallait encore que la main fût maintenue dans le sens de l'adduction ; à cet effet M. Dupuytren se servit de l'attelle cubitale dont nous avons déjà eu occasion de parler.

Le membre fut ensuite couché, demi-fléchi, sur un oreiller.

Il ne fut pas nécessaire de prescrire la diète, non plus que de pratiquer une saignée.

L'appareil ne fut renouvelé que le 10ᵉ jour ; il le fut une seconde fois vers le 20ᵉ. Pendant tout ce tems, il ne survint aucun accident, la malade n'éprouva pas la plus légère incommodité, le membre resta toujours dans sa conformation naturelle.

Les choses continuèrent à aller de la sorte jusqu'au 32ᵉ jour, époque à laquelle on jugea, par la solidité du cal, qu'une nouvelle application de l'appareil était tout-à-fait inutile.

La malade eut le soin de tenir encore pendant trois jours son membre dans le repos, et quand elle sortit de l'hôpital, toute difformité avait disparu, la consolidation était parfaite, l'espace interosseux rétabli, et le membre commençait déjà à exécuter les divers mouvemens dont il est susceptible.

La sortie eut lieu le 15 janvier, 35ᵉ jour depuis l'entrée de la malade à l'hôpital. (M. Hatin, Clinique de l'Hôtel-Dieu.)

IVᵉ Observation.— *Fracture de l'extrémité*

inférieure du radius, méconnue pendant vingt-neuf jours, consolidée avec difformité, et redressée complétement.

M. Jules Béchet, âgé de dix ans, demeurant chez son père, négociant, rue Notre-Dame des Victoires, n° 15, se laissa tomber, le 29 septembre 1820, d'une branche d'arbre d'environ quinze pieds de hauteur, à laquelle il se pendait en se balançant. Les deux mains, les genoux, le menton portèrent sur le sol ; mais ce fut sur-tout la paume de la main droite qui éprouva la plus forte secousse : il entendit au même moment un bruit de craquement, mais il ne sut dans quelle partie de son corps il se produisait. Un chirurgien qui fut appelé immédiatement, ayant examiné le poignet droit, principal lieu de la douleur, dit qu'il n'y avait qu'une foulure, fit appliquer des sangsues sur cette partie et conseilla de l'entourer, pendant plusieurs jours de suite, de cataplasmes résolutifs. Le gonflement, la douleur et la difficulté des mouvemens persistant, on fit baigner le membre dans de l'eau de tripes ; ce moyen ne réussit pas mieux. Les parens, qui remarquaient avec inquiétude que la main et le poignet de leur enfant n'avaient pas leur conformation ordinaire, vinrent, le vingt-huitième jour, consulter M. Dupuytren. D'après les ciconstances commémoratives et l'ensemble des signes extérieurs, il reconnut qu'il y avait eu fracture à l'extrémité inférieure du radius. En effet, la main n'était plus dans la direction de l'avant-bras, mais elle était inclinée du côté radial ; sur le même côté, et à un demi-pouce à peu près de l'apophyse styloïde, on sentait une dépression anguleuse ; et en ce point le diamètre transversal de l'avant-bras était évidemment rétréci. La fracture paraissait bien consolidée, et on ne pouvait déterminer ni mobilité ni crépitation. Cependant M. Dupuytren, fort de son expérience, affirma qu'on pouvait, à l'aide de moyens et d'un traitement convenables, corriger la difformité sans avoir d'accidens à redouter : cette opinion ne fut pas partagée par un autre chirurgien, qui blâmait comme très dangereuses toutes tentatives de réduction opérées sur cette fracture. Cependant les parens se décidèrent en faveur du premier avis, et l'événement prouva qu'ils n'eurent pas lieu de s'en repentir. Le lendemain vingt-neuvième jour depuis l'accident, M. Dupuytren

procéda à cette réduction de la manière suivante : il se plaça en dehors du malade assis
sur une chaise, et, pendant que les aides
opéraient l'extension et la contre-extension,
il saisit et retint avec la main gauche la partie
supérieure de l'avant-bras, mis dans la pronation, tandis qu'avec la main droite il agissait sur le poignet et attirait à lui la main de
manière à la redresser et à la porter même du
côté du cubitus ; par cette manœuvre, on tendait à faire exécuter au fragment inférieur du
radius un mouvement en sens inverse de celui
qu'il avait subi par suite de la fracture. A
l'aide de ces efforts, exercés d'une manière
continue et sans aucune violence, on parvint à
opérer l'élargissement de l'avant-bras au point
où existait l'enfoncement, et par conséquent
à rapporter en dehors l'extrémité supérieure
du fragment inférieur, en agrandissant l'espace interosseux ; l'appareil ordinaire des
fractures d'avant-bras fut immédiatement appliqué pendant que l'on continuait les efforts
d'extension et de contre-extension, et on fixa de
plus, le long du bord cubital de l'avant-bras
l'attelle courbe en fer au moyen de laquelle la
main était maintenue dans la direction de l'a-

vant-bras, et ne pouvait plus s'incliner du côté du radius.

L'appareil fut supporté très patiemment par le petit malade qui avait en tout fort peu souffert. Il fut levé le troisième jour, et il fut alors facile de reconnaître, à la simple inspection, que la difformité avait presque complétement disparu. Après quelques légers efforts exercés de la même manière, on réappliqua le même appareil, et on exerça, à l'aide de l'attelle cubitale, une traction plus forte sur la main ; de telle sorte qu'elle se trouvait inclinée du côté cubital, disposition inverse de celle qui existait.

Le huitième jour on leva de nouveau l'appareil : la conformation du poignet, de l'avant-bras, était parfaite et ne différait en rien du membre opposé ; l'appareil fut ensuite réappliqué les quinzième, vingt-troisième, trente et trente-huitième jours. A cette époque tout étant dans le meilleur état possible, on laissa le membre tout-à-fait libre, et au bout de quelques semaines, l'enfant put tout aussi facilement se servir de son bras, qu'avant son accident.

Ve Observation. *Fracture du radius con-*

*solidée avec une courbure très forte, selon les
faces dorsale et palmaire de l'avant-bras, et
redressée à compter du trentième jour.*

Monsieur Ulrich Perrot, âgé de 13 ans,
demeurant à Paris, quai d'Anjou, n° 21,
étant à la campagne, fit, le 20 août 1820,
une chute du haut d'un arbre, dans laquelle
le poids du corps fut transmis au sol par la
paume de la main droite. L'accident, accompagné de vives douleurs, produisit une courbure de l'avant-bras, dont s'aperçurent de suite
les parens de l'enfant. Ceux-ci, vu l'éloignement de la capitale, firent venir un célèbre
rebouteur du canton, lequel annonça que le
poignet était démis, et fit, à l'aide de quelques manœuvres, disparaître la difformité. Il
entoura ensuite la partie de compresses imbibées d'eau-de-vie savonneuse, maintenues
par un bandage circulaire, pansement qu'il
conseilla de continuer pendant trois jours.
Quelques jours après, l'enfant auquel aucune
précaution n'avait été recommandée, s'étant
appuyé sur ses mains, pour traverser un fos-
sé, éprouva une vive douleur dans l'avant-
bras et cette partie tordue, comme elle
l'était immédiatement après le premier acci-

dent. Les parens alors conçurent des doutes sur l'habileté du renoueur, et allèrent consulter un curé fort en vénération pour les cures merveilleuses qu'il opère. Celui-ci blâmé d'abord le traitement du rebouteur, et affirme qu'on ferait disparaître la difformité en appliquant des sangsues au poignet sur l'endroit saillant. Malgré l'emploi de ce moyen, les choses restèrent dans le même état ; et les parens ne voyant pas s'accomplir la prédiction du pasteur, se décidèrent à ramener l'enfant à Paris. Je fus alors mandé, dit M. Jacquemin, pour le voir. Il fut facile de reconnaître, à la simple inspection, qu'il y avait eu, non pas, comme on l'avait cru, une luxation, mais une fracture. En effet, l'avant-bras paraissait fortement cambré selon ses faces dorsale et palmaire, et la courbure était plus haute que l'articulation du poignet. Le radius avait été manifestement fracturé à un pouce et demi environ au-dessus de leur apophyse styloïde. Les bouts des deux fragmens s'étaient portés du côté de la face palmaire où ils faisaient une saillie correspondante à un enfoncement situé dans le point opposé de la face dorsale. L'extrémité carpienne du fragment inférieur s'était portée en arrière, et la main, suivant ce mouvement, se trouvait inclinée sur la face dorsale , disposition par laquelle était augmentée la courbure du membre. On aurait pu croire que les deux os avaient été fracturés ; cependant un examen attentif faisait reconnaître que la forme du cubitus n'était pas changée ; que cet os, mince à sa partie inférieure et concourant peu à l'articulation du poignet , ne pouvait que faiblement s'opposer au déplacement du fragment inférieur , entraînant avec lui la main par un mécanisme facile à reconnaître sur une fracture récente. Je sentis que les deux fragmens étaient déjà solidement réunis, et le cas étant dès lors plus difficile, je ne crus pas pouvoir mieux répondre à la confiance que me témoignaient les parens de l'enfant, qu'en priant M. Dupuytren de diriger le traitement. Il annonça qu'on parviendrait facilement à rendre au membre sa forme naturelle , comparant ce fait avec un autre presque en tout semblable, dans lequel il avait obtenu, peu de tems auparavant, un succès complet. (V. l'observation précédente.) Après avoir fait modeler l'avant-bras, pour avoir toujours sous ses yeux un terme de comparaison , M. Dupuytren, aidé par mes collègues MM. Dance et Dusol, fit, le 18 septembre, trentième jour depuis l'accident, les premières tentatives de réduction. La contre-extension était faite sur le bras et l'avant-bras, tenus l'un sur l'autre fléchis à angle droit, l'extension opérée sur la main, d'abord dans le sens du déplacement, puis en l'inclinant peu à peu en bas et du côté cubital ; pendant ce tems, M. Dupuytren pressait fortement sur les fragmens, en poussant chacun d'eux dans le sens opposé au déplacement. Au moyen de ces efforts opérés lentement, sans avoir déterminé beaucoup de douleur ni aucun sentiment de rupture, on parvint en partie à redresser le membre. On appliqua immédiatement l'appareil ordinaire des fractures d'avant-bras, en rendant son action plus efficace par la super-position de quelques compresses graduées, de deux pouces seulement de longueur, faite en sens opposé sur les points saillans. L'appareil put être supporté par le petit malade, dont le courage et la docilité nous ont toujours parfaitement secondé.

Le troisième jour on leva l'appareil et l'on vit avec satisfaction que l'amélioration obtenue le premier jour était encore augmentée.

On fit quelques efforts manuels de la même manière, et l'appareil fut reappliqué. Il se trouva cette fois trop serré, et nous fûmes obligés de le desserrer dans la journée.

Le septième jour il fut encore renouvelé : en comparant l'état du membre avec l'état antérieur représenté par le plâtre, on reconnaissait une différence totale. L'appareil ne fut plus réappliqué que de huit en huit jours. On lui donna, sur la fin du traitement, un degré de constriction moins considérable.

Le quarantième jour on laissa le membre tout-à-fait libre. On ne pouvait alors voir aucune différence entre cet avant-bras et celui opposé. L'enfant ne tarda pas à recouvrer la liberté des mouvemens. Il s'est depuis livré à tous les exercices de son âge, sans qu'il en soit résulté le plus léger inconvénient. (Thèse de M. le docteur Jacquemin.)

Dans ces derniers temps, M. Goyrand a imaginé de ne faire descendre les compresses graduées, que jusqu'à un pouce au-dessus de l'articulation du poignet, et de les remplacer au-dessous de ce point, par des compresses plusieurs fois repliées et disposées de manière à former deux coussinets dont l'antérieur s'arrête

au-dessus de la saillie de la région palmaire
de la main, tandis que le postérieur descend
aussi bas que l'on veut sur la face dorsale du
métacarpe.

Des considérations précédentes, des détails
dans lesquels nous venons d'entrer sur les fractures de l'extrémité inférieure du radius, on
peut tirer sans crainte les conclusions suivantes :

1º Sans nier d'une manière absolue la possibilité de la luxation en arrière de l'articulation radio-carpienne, quoique je ne l'aie jamais
rencontrée, on peut admettre au moins qu'elle
est excessivement rare, et que peut-être même
elle n'a jamais existé par suite d'une chute
sur la partie antérieure du poignet.

2º Que les cas de luxations en arrière du
carpe sur l'avant-bras, décrits comme tels
par les auteurs, n'étaient probablement que
des fractures du radius, situées à un quart de
pouce, un demi-pouce, et un pouce même
de son extrémité inférieure, ou des fractures
simultanées de ce même point du radius et du
cubitus.

3º Que l'appareil des fractures de l'avant-
bras, employé encore par un grand nombre

de chirurgiens, et qui consiste, dans l'application, sur l'avant-bras, d'une bande roulée d'abord, avant les compresses ou après elles, et ensuite dans l'application d'attelles, ainsi que le recommandent encore plusieurs auteurs modernes justement estimés ; que cet appareil, dis-je, est éminemment nuisible, et ne remplit en aucune manière, l'indication importante et première que présente cette maladie.

4° Que la tendance au déplacement en dedans, si communément présentée par les fragmens du radius, et d'où résulte l'inclinaison de la main en dedans, nécessite l'emploi d'un agent particulier pour les refouler en dehors et les maintenir dans un rapport et une situation convenables, et que le meilleur moyen à mettre en usage dans cette circonstance est l'attelle cubitale.

5° Qu'enfin, lorsque la fracture n'a nulle tendance au déplacement, l'appareil simple des fractures de l'avant-bras suffit, sans qu'il soit même besoin de recourir à l'attelle cubitale.

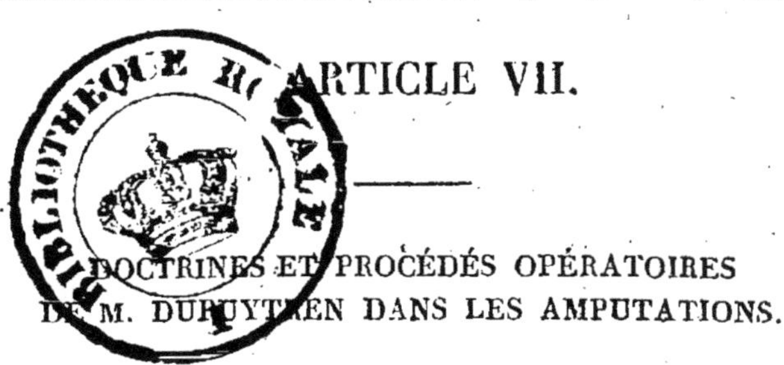

ARTICLE VII.

DOCTRINES ET PROCÉDÉS OPÉRATOIRES DE M. DUPUYTREN DANS LES AMPUTATIONS.

Les questions chirurgicales relatives aux amputations des membres et résections des os, sont nombreuses, la plupart très épineuses et fortement controversées. Une longue pratique, éclairée par un génie supérieur, a permis à M. Dupuytren de jeter sur un grand nombre d'entre elles de vives lumières, et d'établir des principes solides que l'expérience sanctionne chaque jour et qui se répandent incessamment parmi les praticiens. Les circonstances qui rendent l'opération nécessaire et celles qui la contre-indiquent, l'époque de sa plus grande opportunité, c'est-à-dire où elle réunit le plus de chances de succès, son lieu d'élection ou de nécessité, les soins préliminaires que la situation du malade exige, les procédés opératoires auxquels on doit accorder la préférence, les moyens les plus convenables de suspendre préalablement la circulation du sang dans le membre que l'on veut diviser, les procédés hémostatiques qui offrent le plus de sûreté après l'amputation, le mode de pansement de la plaie, les accidens consécutifs et le traitement qu'ils réclament, sont autant de sujets sur lesquels il importe d'avoir des notions positives, et dont nous allons nous occuper successivement avec le professeur.

Les maladies qui exigent l'amputation des membres sont nombreuses; les unes appartiennent aux os eux mêmes ou à leurs articulations, les autres portent plus spécialement sur les parties molles. En thèse générale, toutes les fois que la lésion des parties est telle, qu'il doive en résulter primitivement ou consécutivement la perte du membre, ou des accidens qui mettent la vie du malade dans un danger imminent, il est du devoir du chirurgien de recourir à l'amputation. Mais est-il bien facile de faire l'application de ce principe à chaque spécialité que l'on rencontre dans la pratique? Non, assurément; sur-tout lorsqu'il s'agit de ces cas graves qui soulèvent la question de savoir s'il y a nécessité d'amputer immédiatement , ou s'il reste quelque espoir de trouver, dans les ressources de l'art et de la nature , les moyens d'arracher les malheureux blessés aux dangers que la lésion présente , sans les exposer à ceux que la mutilation entraîne. Vous avez observé dans cet hôpital , dit le professeur , plus d'un exemple de lésions organiques dont l'étendue et la gravité semblaient réclamer une prompte opération ; néanmoins nous avons été assez heureux pour conduire les malades à parfaite guérison. Mais vous en avez vu d'autres aussi, qui, quoique moins graves peut-être, nous ont fait cruellement regretter cette conduite, par les accidens mortels auxquels elles ont donné lieu. Deux cas récens, dont l'un est encore sous vos yeux, sont de nature à justifier la temporisation à laquelle nous avons plus d'une fois cédé, et à prouver que l'on gagne quelquefois à ne pas se hâter de pratiquer l'amputation. Le premier a été fourni par cet homme qui avait eu la main écrasée par un violent coup de pied de cheval : au lieu de faire l'amputation de cette partie, nous nous sommes borné à enlever les fragmens dont la réunion devenait impossible ; il ne survint aucun accident

16.

consécutif, et le malade guérit, conservant tous les organes de la main qui n'avaient pas été broyés. L'autre malade qui est encore dans nos salles, a eu toute la partie antérieure du pied écrasée par une machine en fer; le gros orteil était broyé, le 1er et le 2e métatarsiens comminutivement fracturés; nous avons extrait plusieurs esquilles qui ne laissent aucun doute à cet égard. Les autres orteils portaient plusieurs plaies et étaient dénudés sur différens endroits; toute la peau de la face plantaire était enlevée; la gangrène s'était emparée du pied. Nous nous sommes demandé s'il y avait urgence de faire immédiatement l'amputation, et, en cas d'affirmative, si nous la pratiquerions dans les articulations du métatarse avec le tarse, ou suivant la méthode de Chopart. Les dangers que, d'après l'expérience, nous avons reconnu à cette dernière méthode, nous l'ont fait rejeter depuis long-tems, toutes les fois qu'elle ne nous a pas été imposée par la nature de l'affection; et dans le cas actuel nous nous serions bien gardé d'en faire usage. Nous n'avons pas cru devoir non plus faire immédiatement l'opération dans les articulations tarso-métatarsiennes; mais nous avons fait pratiquer

une saignée, appliquer des sangsues, des topiques émolliens, soumis le malade à une
diète sévère, à l'usage de boissons rafraîchissantes, etc. Les douleurs, l'inflammation et la
tuméfaction ont beaucoup diminué, la gangrène s'est arrêtée, les parties qui en étaient
frappées sont tombées, les plaies se sont déter-
gées ; nous sommes, aujourd'hui 14 juin, au
quinzième jour du traitement, et le malade
n'a éprouvé aucun accident ; il est survenu au
contraire une amélioration remarquable. Ainsi,
nous avons été bien inspiré en différant
l'opération : le malade n'aura perdu que le
gros orteil et jouira de tout le reste du pied,
partie si nécessaire. Mais il faut convenir que
nous avons été singulièrement favorisé par
les circonstances, par la jeunesse et la bonne
constitution du sujet. Les choses ne se passent
pas toujours aussi bien. Un degré de moins
dans ces bonnes conditions, un degré de plus
dans les lésions, et peut-être aurions-nous eu
de grands regrets de n'avoir pas amputé.

Mais, si la témérité du chirurgien est assez
souvent justifiée par le succès dans les lésions
organiques déterminées par les causes ordinaires, il n'en est que bien rarement ainsi

dans les blessures par armes à feu. Nous ne reviendrons pas sur les considérations que ce sujet nous a fournies les années précédentes (voir le tome troisième, article : *Blessures par armes à feu*), mais nous rappellerons la conclusion que nous en avons tirée : il faut bien se garder, avons-nous dit (et je le répète encore aujourd'hui), de se laisser prendre à de trop fragiles espérances. On accusait autrefois les chirurgiens militaires d'être trop prompts à l'amputation ; l'expérience que j'ai acquise , principalement en 1814, 1815 et 1830, m'a prouvé combien ce reproche était peu fondé, combien de désastres on aurait à se reprocher en évitant trop souvent l'opération ; et je ne crains pas d'établir en principe que dans les fractures compliquées, produites par des armes à feu , en différant l'amputation primitive, on perd plus d'individus qu'on ne sauve de membres. Que de faits nous pourrions vous citer à l'appui de ces assertions, conformes d'ailleurs à l'opinion des chirurgiens célèbres qui ont vieilli sur les champs de bataille ! Vous aimerez mieux vous rappeler avec nous quelques-uns de ceux dont vous avez été témoins par suite des journées de juin 1832.

Dans la salle Sainte-Marthe était entré un blessé auquel une balle avait traversé l'articulation du coude, brisé l'olécrâne, la portion inférieure de l'humérus et la partie supérieure du cubitus. Malgré ces désordres, tirant de l'étendue même de la plaie cet espoir qu'elle ne se compliquerait ni d'étranglement, ni de fusées purulentes, nous tentâmes de conserver le membre. Et en effet, tout alla bien les premiers jours ; mais à dater du neuvième, le malade commença à maigrir considérablement, la plaie devint grisâtre, blafarde, offrant une dégénération analogue à la pourriture d'hôpital ; le pus était de mauvaise nature ; des spasmes agitèrent le membre au point que les extrémités des os fracturés en furent déplacés. Trois jours plus tard survinrent le dévoiement, puis des symptômes de fièvre ataxique. L'amputation fut pratiquée le 20, avec fort peu d'espoir de succès ; et en effet, le malade mourut le même jour. A l'autopsie, nous trouvâmes une phlébite de la veine brachiale et des foyers purulens dans les deux poumons. Ce malade avait paru d'abord justifier nos espérances. Nouvelle preuve de la nécessité de juger immédiatement de toutes les conséquences qu'en-

traînent après elles ces sortes de plaies , et de
ne pas attendre que ces conséquences se soient
manifestées , pour prendre la seule décision
qui peut sauver les malades.

Vous vous rappelez aussi, continue le professeur, un homme blessé dans les journées de
juin, lequel était couché au n° 14 dela même
salle. La balle avait traversé le bras, l'humérus
avait été fracturé comminutivement, et une
foule d'esquilles étaient enfoncées dans les
chairs. Nous jugeâmes l'amputation d'une nécessité absolue ; mais le blessé s'y opposa formellement, et il nous fut impossible de vaincre
sur ce point son opiniâtre résistance. Pendant
les premiers jours, le malade était dans un
état satisfaisant, et il s'en applaudissait lui-
même ; mais le 20 juin au soir, des spasmes
se firent sentir dans le membre fracturé ; le 22,
il s'y joignit de la douleur aux muscles mas-
séters, la déglutition était difficile et le bras
blessé agité de contractions douloureuses.
L'amputation proposée de nouveau avec les plus
vives instances, comme dernière ressource,
fut encore impitoyablement rejetée : le 24
le malade succombe, malgré tous les moyens
thérapeutiques que nous avions d'ailleurs em-

ployés. L'autopsie ne fait découvrir nulle part de causes organiques auxquelles on puisse rapporter le tétanos et la mort. Ce fait s'allie merveilleusement au premier pour démontrer toute l'incertitude du pronostic, et par suite toute la perplexité dans laquelle se trouve le chirurgien. En effet, *pendant quatorze jours*, le malade fut dans un état tellement satisfaisant, que nous commencions à croire que nous nous étions trompé en nous prononçant sur la nécessité de l'amputation primitive. Bien plus, nous ajouterons qu'en portant ce jugement nous avions bien moins en vue d'éviter le tétanos, que l'abondance de la suppuration, la résorption du pus et les inflammations des viscères, causes bien plus communes de mort. Il faut conclure de ces faits qu'on doit ajouter beaucoup au nombre des cas qui réclament l'amputation primitive, et qu'il est urgent de les définir. Mais c'est là précisément que gît toute la difficulté. En voici encore un exemple des plus remarquables.

Le 7 juillet 1832, fut couché au n° 16 un jeune commissionnaire âgé de 16 ans, tombé récemment d'une assez grande hauteur sur le pavé, par la trappe d'un grenier à fourrage.

Les os qui environnent l'article du coude-
pied, semblaient avoir été broyés par la force
du coup; l'articulation tibio-péronnière était
évidemment élargie; enfin une fracture avec
plaie, de la jambe du même côté avait laissé
saillir en dehors un des fragmens; des muscles déchirés et du tissu cellulaire sortaient
également par la plaie, d'où s'écoulait un
sang noir : tant de désordres semblaient rendre l'amputation indispensable. Toutefois,
effrayé de la fréquence des résorptions purulentes qui depuis quelque temps affligeaient
les amputés, comptant, d'autre part, sur la
jeunesse du blessé, nous préférâmes nous confier aux efforts de la nature. Les diverses ré-
ductions furent faites; les appareils méthodiquement appliqués; du reste, on pratiqua
plusieurs saignées, on appliqua des sangsues,
on prescrivit une diète sévère, pour prévenir
ou diminuer les accidens. Il n'y en eut d'aucune espèce, ni fièvre, ni frisson, ni tuméfaction nulle part. Un temps fort long s'é-
coula sans qu'on eût rien à redouter; le
blessé offrait le même aspect, et éprouvait le
même bien-être que s'il n'avait eu qu'une
fracture ordinaire; la guérison s'acheva sans
entraves.

Après les exemples assez nombreux de semblables accidens qui s'étaient offerts le mois
précédent, et qui, simplifiés ou non par
l'amputation, avaient tous eu une issue funeste, celui-ci est venu démentir brusquement le fâcheux pronostic qu'on aurait été
tenté d'ériger en principe général. J'ai vu,
continue M. Dupuytren, des fractures moins
compliquées que celle-là, obliger de recourir
à l'amputation, ou se terminer par la mort.
J'en ai vu guérir d'autres du même genre ; en
sorte que le pronostic de ces sortes de lésion
reste soumis à une incertitude qui a toujours
fait et qui fera long-tems encore le désespoir
du chirurgien. Comment expliquer des résultats si opposés ? Par des différences d'organisation, sans doute, dont les causes sont inconnues,
dont les signes ne peuvent être découverts à
l'avance, qu'on ne peut présumer que par
des résultats. Il faut cependant remarquer que
ce blessé était très jeune, et quoique la fracture fût si grave, qu'elle ne permettait point
d'espérer une si heureuse et si prompte terminaison, il est certain que l'âge du malade
laissait bien plus d'espoir que s'il avait été plus
vieux ; l'âge, dans les cas douteux, doit donc

être regardé comme une des circonstances les plus importantes pour hâter ou différer l'amputation.

Ce fait nous met encore à même de signaler une autre contre-indication à l'amputation, puisée dans la constitution régnante. On n'a pas, que nous sachions, examiné la chose à ce point de vue. Doit-on se résoudre à une amputation, d'ailleurs rationnellement indiquée, quand des antécédens nombreux font craindre, presque à coup sûr, des accidens consécutifs funestes? Nous pensons que c'est ici le lieu d'appliquer le principe des anciens, qu'il vaut mieux laisser mourir le malade que de le tuer, et qu'il convient de différer l'opération, quelque urgente qu'elle puisse paraître.

L'influence fatale des constitutions atmosphériques ne se fait pas rarement sentir dans les grands hôpitaux. On a vu au Val-de-Grâce, dans une période de quinze jours, la phlébite succéder coup sur coup aux saignées les mieux faites, dans les affections les plus simples, et à l'Hôtel-Dieu même, les phlébites consécutives ont été, à certaines époques, si fréquentes, que nous fûmes pendant long-tems sans oser prescrire l'emploi de la lancette.

Si en général la nécessité de l'amputation primitive résulte de la gravité des lésions organiques, sur-tout lorsqu'elles sont l'effet des armes à feu, on peut dire que l'excès même de cette gravité en est une contre-indication. Deux cas de fractures compliquées, qui se sont suivis de fort près à l'Hôtel-Dieu, ont fourni à M. Dupuytren l'occasion de signaler ce nouveau motif d'abstension dont il n'est question dans aucun des auteurs même les plus modernes. Un poëlier-fumiste, âgé de 17 ans, portant un seau à chaque main, après avoir passé d'un toît à un autre, se disposait à entrer par une lucarne étroite : malheureusement, il n'avait calculé que sur la largeur de son corps, et en se présentant de front, les deux seaux se heurtèrent contre les montans de la lucarne avec une telle violence qu'il fut renversé. Il tomba donc en arrière du haut d'un 6ᵉ étage, sans que rien ne rálentît la vitesse de sa chute, et vint toucher à terre par les pieds : de là, des désordres multipliés. A gauche, le talon était énormément contus, le calcanéum et les os du tarse écrasés, le péroné et le tibia écartés à leur articulation inférieure, l'extrémité du tibia écrasée et la jambe fracturée à son tiers supérieur. A droite, la contusion du pied semblait moins forte, et détourna l'attention de l'écrasement du calcanéum qui existait également de ce côté et que révéla l'autopsie; la jambe était fracturée à sa partie moyenne, et le fragment tibial supérieur, dépouillé du périoste, oblique et tranchant, faisait saillie au dehors. L'extrême faiblesse du malade ne permit pas de le saigner le premier jour; il le fut le lendemain, mais il succomba dans la même journée.

Ce cas est assurément un des plus graves que l'on puisse citer. Cependant, il n'est pas sans exemple que des blessés aient échappé à tant de désordres; si les lésions décrites n'avaient existé que d'un côté, l'amputation primitive était d'urgence. Mais, ici, pourquoi ne l'avons-nous pas pratiquée, dit le professeur? C'est que la situation du malade était si grave et si compliquée, qu'on ne pouvait la simplifier par une opération; elle aurait été faite en pure perte, et par conséquent elle était contre - indiquée. Vainement dira-t-on que les chirurgiens militaires ont plus d'une fois amputé les deux jambes fracturées par le boulet, et sauvé ainsi plus d'un blessé. Il n'y a aucune parité entre ces cas et celui que nous venons de citer : chez notre malade, outre les vastes désordres des extrémités inférieures, il fallait tenir compte de l'état général occasioné par une violente commotion résultant de la chute d'un lieu si élevé et transmise de bas en haut aux organes des grandes cavités et sur-tout du cerveau.

Telles sont encore, à peu de chose près, les considérations qui ont engagé M. Dupuytren à s'abstenir de l'amputation dans le cas suivant : un homme d'un âge moyen, ayant posé le pied sur la fenêtre pour nouer les cordons de ses souliers, est entraîné au dehors par le poids de son corps ou par un étourdissement, et tombe d'un étage très élevé sur le pavé. Les désordres sont très nombreux : 1° au front, une plaie large comme la paume de la main, déchirée, laissant l'os frontal à découvert, et compliquée de fracture de la base de l'orbite ; 2° une fracture à la cuisse droite avec plaie et issue des fragmens, des contusions au-devant de la rotule; 3° à gauche, le tibia et le péroné portés en arrière des condyles du fémur, la rotule brisée en une vingtaine de fragmens, trois ou quatre ouvertures pénétrant dans l'articulation, déjà pleine de sang et d'air. Enfin, sans parler des désordres probables des viscères, le délire agitait déjà le malade au moment de son entrée à l'hôpital. Sa situation offrait peu d'espoir, et en effet il ne tarda pas à succomber. Dans de telles conjonctures fallait-il amputer? la nature des lésions dans les deux extrémités abdominales réclamait évidemment l'amputation des deux cuisses; mais après cette double opération, il restait encore et la plaie du front avec fracture de l'orbite, et le délire nerveux et les lésions probables des organes internes. La situation du malade ne pouvait donc être améliorée, et le chirurgien devait s'abstenir.

Quels que grands, du reste, qu'aient été les désordres dans les deux cas précités, les chutes d'un lieu élevé sur les pieds en produisent quelquefois de bien plus graves encore. M. Dupuytren en a cité un, entre autres, où la tête du fémur, enfonçant la cavité cotyloïde, était passée tout entière dans le bassin : sorte de luxation à laquelle les auteurs n'ont pas songé; et un autre où, tout le choc s'étant porté sur le rachis, quatre corps de vertèbres avaient été écrasés, la colonne épinière affaissée et raccourcie de cet intervalle énorme.

Les *luxations* avec déchirure très étendue des parties molles et sur-tout des vaisseaux, sont quelque fois suivies de symptômes si redoutables, qu'on les a rangées de
bonne heure parmi les cas qui réclament impérieusement l'amputation. Les douleurs atroces qu'elles entraînent quand l'inflammation
s'en empare, la gangrène qui en est fréquemment la suite et que rien ne peut arrêter, la
mort même, précédée des plus vives angoisses,
ont dû paraître des motifs propres à justifier
la règle établie à ce sujet. Cependant cette
règle souffre de nombreuses exceptions. Si le
délabrement n'est pas extrême ; si les os luxés
ne sont pas en même temps fracassés ; si les
nerfs et les vaisseaux principaux ne sont pas
rompus ; si la gangrène enfin ne paraît pas
inévitable, il faut remettre les parties en
place, avoir recours aux débridemens, aux
antiphlogistiques, aux calmans de toute espèce ; prévenir les accidens, ou les combattre
avec énergie, s'il en survient. Mais si les tégumens, les tendons, les ligamens, les capsu-
les articulaires sont largement lacérés ; si les
os sont broyés et en même tems les parties
molles déchirées ou violemment contuses ; si

IV.   17

enfin l'articulation est de trop peu d'importance pour exposer les malades à des accidens consécutifs en la conservant, on ne doit pas hésiter à pratiquer de prime abord l'amputation. C'est au poignet et sur-tout à l'articulation tibio-tarsienne, que l'on voit assez souvent les luxations compliquées des désordres effrayans dont nous venons de parler.

Les incertitudes qui voilent les indications de l'amputation primitive ne sont en général ni aussi grandes ni aussi nombreuses pour les amputations *consécutives*, c'est-à-dire nécessitées par les progrès d'une maladie préexistante. Nous verrons néanmoins que l'on rencontre souvent des cas fort embarrassans. Parmi les maladies préexistantes qui obligent à recourir à l'amputation, les unes affectent les articulations des membres, les autres ceux-ci dans leur longueur ; les unes encore ont leur siége sur les os, les autres dans les parties molles. Il importe de déterminer quels doivent être les caractères des unes et des autres pour rendre indispensable ce parti extrême.

1° Nous avons vu M. Dupuytren pratiquer nombre de fois l'amputation pour des *tumeurs blanches* des articulations : voyons maintenant dans quelles circonstances; car on ne peut pas ici établir *à priori* des règles générales : ce n'est que de l'examen individuel des faits qu'on pourra déduire des motifs de décision dans des cas analogues.

Un enfant de 7 à 8 ans fut pris d'un engorgement inflammatoire du coude, par suite d'une chute sur cette partie. Cet engorgement, peut-être, fut mal combattu en ville; peut-être aussi la constitution molle et scrofuleuse de l'enfant a-t-elle contribué à l'insuccès des moyens employés. Quoi qu'il en soit, la tuméfaction, l'engorgement persistèrent et s'accrurent; les cartilages, les os eux-mêmes furent atteints; des foyers purulens s'établirent en divers points et s'ouvrirent en formant des trajets fistuleux. On appliqua vainement, à l'hôpital, des moxas, des cautères autour de l'articulation ; le mal fit des progrès, et il survint une mobilité transversale très considérable, comme si les ligamens articulaires étant détruits, ne pouvaient plus s'opposer au déplacement des os. Dans les mouvemens qu'on leur faisait exécuter, on entendait manifestement de la crépitation.

Dans de telles conjonctures, M. Dupuytren ne crut pas pouvoir se dispenser de l'amputation du bras. L'opération fut très simple et très courte, et l'enfant guérit.

Citons un autre fait de même nature, dans lequel l'amputation n'a pas été pratiquée, et cependant la guérison a eu lieu par ankylose. Il sera facile de déduire de ce rapprochement la différence des indications et les motifs de la conduite du chirurgien dans l'un et l'autre cas. Un jeune homme était couché, en octobre 1831, depuis trois mois au n° 2, de la Salle Sainte-Marthe, pour une tumeur blanche de l'articulation du coude du côté droit. Celui-ci était très volumineux, les ligamens tellement ramollis, que l'on pouvait imprimer à l'avant-bras des mouvemens en travers fort étendus sur le bras, mouvemens qui, dans les articulations ginglimoïdales, sont, comme l'on sait, un indice certain des altérations profondes des parties molles environnantes, et par conséquent d'une tumeur blanche très avancée. Il y avait en outre des douleurs extrêmement vives au moindre déplacement, à la moindre secousse de l'avant-bras. Malgré ces désordres, le professeur ne voulut pas pratiquer l'amputation , avant d'avoir éprouvé d'autres moyens thérapeutiques. Des moxas furent appliqués à différentes reprises autour de l'article , et amenèrent de l'amélioration. Cependant des phlegmons assez étendus se formèrent, s'ouvrirent sur plusieurs points et fournirent d'abord une grande quantité de pus. Cette nouvelle complication ne détruisit point les espérances du chirurgien. Les soins appropriés furent continués. Une amélioration notable et progressive eut lieu ; l'articulation se raffermissait de plus en plus , et devenait graduellement moins mobile ; enfin elle finit par n'être plus le siége d'aucune douleur, et par n'exécuter plus aucun mouvement , ni sous l'influence de la volonté du malade , ni par l'action d'une force étrangère ; en un mot, elle était ankylosée.

Il est évident que les motifs déterminans , dans les deux cas , ont été l'impuissance des moyens thérapeutiques, les progrès incessans de la maladie chez le premier malade , et les avantages au contraire que l'on avait obtenus de ces mêmes moyens chez le second. Il ne faut pas oublier, en effet, et ceci s'applique à toutes les espèces de lésions organiques , qu'on ne doit recourir à l'ablation d'un membre, qu'après avoir épuisé toutes les autres ressources de la thérapeutique. Mais il est une autre considération qui a dû être d'un grand poids dans les décisions du professeur ; elle était puisée dans l'examen comparatif de l'état général des deux malades. Le second était d'une bonne constitution, son état général satisfaisant, les forces se soutenaient, aucun symptôme n'annonçait quelque lésion des organes internes ; il n'y avait ni fièvre bien prononcée, ni devoiement ; on pouvait attendre beaucoup des efforts de la nature. Le premier, au contraire, était d'une constitution scrofuleuse, en proie à une fièvre continue, à un amaigrissement qui faisait des progrès ; ses forces se perdaient de plus en plus. Enfin, et ce dernier caractère était décisif, non-seulement les ligamens étaient ramollis, mais encore les tissus environnant l'article étaient dégénérés, lardacés, et les cartilages détruits, ainsi que l'examen de la pièce anatomique l'a démontré.

2° Une *inflammation violente* des articulations, ou des *abcès*, suite *d'inflammation chronique*, exigent aussi quelquefois l'amputation du membre. Voici un cas fort remarquable, qui a soulevé la double question de savoir s'il fallait amputer, et si l'amputation devait avoir la préférence sur la simple résection des parties osseuses malades.

Un jeune homme de vingt ans, ayant contracté une affection syphilitique des plus prononcées, fut pris, après trois mois d'un traitement actif, de douleurs sourdes et profondes dans l'articulation huméro-cubitale droite : faisons remarquer que ce jeune homme habitait une chambre fort humide. Un gonflement énorme survint, sans rougeur à la peau, et bientôt il y eut perte complète des mouvemens de l'avant-bras. Plus tard, la peau prit une couleur rouge, violacée, s'amincit, s'ulcéra, et une ouverture fistuleuse fit communiquer les surfaces articulaires avec l'extérieur. C'est en cet état que le malade entra à l'Hôtel-Dieu le 9 septembre 1829. Un pus sanieux, d'une odeur fétide, s'écoulait par la fistule; le malade était pâle, affaibli, et se plaignait de violentes douleurs. Après avoir employé sans succès, pendant quelques jours, un traitement antiphlogistique, on crut devoir prescrire un nouveau traitement antisyphilitique; mais l'af-

fection du coude ne fit que s'aggraver : les douleurs devinrent intolérables. On s'assura de
l'état de l'articulation; on trouva les os dénudés,
les extrémités articulaires mobiles l'une sur
l'autre en tous sens, et l'opération fut résolue,
comme le seul moyen d'arrêter la marche de
la maladie. Mais fallait-il amputer le bras ou
réséquer les surfaces articulaires ?

On ne pouvait être fixé sur la nature de la
cause de cette maladie, vu l'inefficacité des
diverses médications employées. Quant au
choix du procédé opératoire, il devait être décidé d'après l'état même des parties malades.
La peau était altérée à plusieurs pouces au-dessus et au-dessous de l'article. Il était à craindre
que des fusées de pus ne s'étendissent au loin
et n'entraînassent la nécessité d'une trop vaste
résection. Les diverses chances de l'une et
l'autre opération, leurs avantages et leurs
inconvéniens respectifs ayant été exposés au
malade, celui-ci trancha la question en de-
mandant l'amputation, qui fut pratiquée par
M. Breschet, le 15 octobre. Le 7 novembre
suivant, la cicatrisation du moignon était
complète.

Maintenant, avait-on eu raison de se décider

de préférence pour l'amputation? L'examen anatomico-pathologique de la pièce va résoudre cette question. Nous avons vu quel aspect présentaient le membre et la peau en particulier à l'extérieur; pénétrons dans les parties profondes. La cavité articulaire elle-même était remplie d'un pus sanieux, dont la quantité pouvait être évaluée à un demi-verre. Les cartilages étaient détruits et les surfaces osseuses, mises à nu, étaient rouges, poreuses dans l'étendue d'un pouce et plus, et à la fois sur les trois os qui forment l'articulation; le canal médullaire même de ces os était injecté. Le scalpel pénétrait avec facilité dans le tissu osseux enflammé. Les ligamens étaient en partie détruits, et les débris qui en restaient, ramollis et comme putréfiés. On ne retrouvait plus de synoviale. Le tissu cellulaire extérieur était converti en pus. Des foyers purulens pénétraient çà et là entre les fibres des muscles environnans, pâles et ramollis. Aucun des vaisseaux ne parut altéré.

Un abcès dans une articulation, résultant d'une inflammation chronique, peut-il être guéri sans amputation? Il importe de déterminer quels sont l'ancienneté de cet abcès, son étendue, les effets qu'il a produits sur les diverses parties de l'article, les conséquences de son ouverture spontanée ou artificielle. Un enfant de dix à douze ans avait fait, depuis trois ans, une chute sur le pied gauche; cette chute donna lieu à une forte entorse. Depuis lors, une inflammation chronique avait persisté autour de l'articulation tibio-tarsienne; un gonflement s'était développé, et lorsque le malade entra à l'Hôtel-Dieu, en mars 1828, il existait une tuméfaction considérable avec une fluctuation obscure au côté interne de l'extrémité inférieure de la jambe. Au côté externe, le gonflement était moins prononcé. Les mouvemens de l'articulation étaient néanmoins restés assez libres. M. Dupuytren se demanda s'il convenait d'ouvrir cet abcès; mais la fluctuation était obscure; le mal datait de trois ans; des résistances inégales, quelque chose de fongueux qu'il sentait au toucher, et sur-tout sa longue expérience, lui firent juger le mal incurable par tout autre moyen que l'amputation. Il rappela l'issue funeste qui suit généralement l'ouverture spontanée ou artificielle des abcès situés dans le voisinage des articulations, lesquels communiquent trop souvent avec elles:

issue funeste occasionée par le contact de l'air extérieur, dont les effets ne peuvent même être ensuite prévenus par l'amputation. L'état satisfaisant du malade, l'absence de troubles généraux dans ses fonctions n'en ont point imposé au célèbre chirurgien, qui a fort bien expliqué ces circonstances favorables par l'intégrité même des tégumens. En effet, nous avons déjà vu, par plusieurs exemples, que les choses se passent bien autrement lorsqu'il existe des ouvertures, des trajets fistuleux qui communiquent avec la cavité articulaire.

L'amputation de la jambe fut donc pratiquée, et le jeune malade guéri en peu de tems. L'extrémité du membre est soumise à la dissection : l'abcès interne étant ouvert avec le bistouri, il s'en écoule un pus séreux et floconneux ; cet abcès est multiloculaire ; plusieurs tendons primitivement dénudés sont recouverts d'une matière fongueuse que l'on enlève aisément avec le dos du bistouri. Les cartilages articulaires sont détruits, les extrémités du péroné, du tibia et de l'astragale, cariées. L'abcès externe contient du pus de même nature, mais en petite quantité. La justesse du diagnostic était donc complétement démontrée ; l'amputation n'aurait pu être épargnée au malade sans compromettre ses jours.

3° On compte aussi parmi les indications qui réclament l'amputation, la *carie ancienne*, fournissant matière à une suppuration abondante, soit qu'elle siége aux extrémités articulaires des os, soit qu'elle affecte leur centre, et la *nécrose* également ancienne, profonde et accompagnée d'une suppuration trop abondante. La carie des surfaces articulaires n'exige fort souvent que la simple résection de celles-ci ; nous verrons ailleurs dans quelles circonstances. Quant à la nécrose, on pense bien que ce n'est que dans des cas particuliers qu'elle devient une indication à l'ablation d'un membre, dans celui, par exemple, où elle affecte toute l'épaisseur d'un os long ; en voici un exemple.

Un tailleur d'habits, âgé de quarante-neuf ans, d'une constitution lymphatique des plus marquées avait eu dans sa première jeunesse un vaste abcès scrofuleux à la partie moyenne de la jambe, dont il portait des traces évidentes. Depuis, il avait toujours joui d'une bonne santé. Vers la fin de 1829, ce même membre s'enflamma, et malgré un traitement antiphlogistique actif, le pus se forma, se ramassa en foyer et fut évacué par un homme de l'art. La plaie ne faisant pas de progrès vers la guérison, le malade entra à l'Hôtel-Dieu dans les premiers jours de novembre de la même année. Une vaste perte de substance existait à la partie antérieure et externe de la jambe ; une suppuration fétide et sur-tout l'exploration à l'aide d'un stylet firent bientôt reconnaître la nature du mal. Il était évident que l'abcès, au lieu de constituer la maladie principale, n'avait été que le symptôme d'une carie ou d'une nécrose. Après avoir apprécié autant que possible l'étendue de l'affection , on proposa au malade l'amputation comme l'unique voie de salut. En attendant, celui-ci ayant fait un effort pour rapprocher de son lit la table de nuit, le tibia se trouva fracturé au milieu même du siége du mal. A cette époque les symptômes généraux étant trop intenses, on s'occupa d'abord de les calmer.

L'opération est pratiquée le 12 décembre. M. Dupuytren examine de nouveau le malade avec soin et ne pense pas que la mortification de l'os s'étende assez haut pour obliger à faire l'amputation au-dessus du genou. La dissection du membre amputé fait voir une nécrose mêlée de carie du tiers moyen du tibia, dont elle avait frappé presque toute l'épaisseur.

4° La *gangrène* ou *sphacèle* forme aussi une des indications les plus positives des amputations. Mais avant de se prononcer, il est de la plus haute importance de bien déterminer quelle est la cause et la nature de cette gangrène : et de l'appréciation de l'étiologie de la maladie résultera la solution de cette question si fortement controversée parmi nos devanciers, savoir, s'il faut ou non, dans tel cas donné, attendre que les progrès de la mortification soient arrêtés, que les limites en soient établies. Ainsi, lorsqu'une lésion traumatique est la cause de cet accident, lorsqu'il dépend de l'attrition des parties, de l'étendue des désordres locaux, de la rupture d'une artère, ou de la division de la veine et des nerfs principaux du membre ; lorqu'enfin la mortification ne semble pas se rattacher à une lésion générale, à une cause interne ou cachée, nul doute que l'amputation ne doive être pratiquée sans temporisation. Si au contraire elle reconnaît pour cause, ainsi qu'il arrive souvent, l'oblitération complète ou incomplète de l'artère ou de la veine principale du membre, soit par des ossifications de la première, soit par des obstructions mécaniques de la cavité de l'une ou de l'autre, l'amputation ne saurait l'empêcher de s'étendre, ni borner ses ravages. Tels sont les cas de gangrène dite *sénile*, et appelée avec bien plus de justesse par M. Dupuytren *gangrène symptomatique*.

Un homme de 36 ans tomba, étant ivre, sous la roue, large et pesante, d'une voiture chargée de moëllons, qui lui passa sur la cuisse. Le fémur fut brisé comminutivement, mais sans aucune altération des tégumens. Il se développa instantanément une énorme tuméfaction, et une inflammation violente. Le malade fut aussitôt apporté à l'Hôtel-Dieu ; le membre était froid. L'amputation fut immédiatement proposée, mais le malade s'y refusa obstinément, et l'on dut se borner à réduire la fracture et à placer le membre dans l'appareil de M. Dupuytren. Il survient du délire, et le malade sans cesse agité dérange à tout instant l'appareil. Des phlyctènes apparaissent au pied, la gangrène s'y déclare, s'étend à la jambe, puis à la cuisse, et ne paraît pas devoir borner là ses progrès. Le malade est dans un état de faiblesse très grande, le pouls petit et fréquent, le délire continu, et l'on est obligé de faire usage de la camisole de force; le ventre est tendu, douloureux, le foie paraît engorgé et dépasse les côtes, la peau a une teinte ictérique très prononcée, il y a du dévoiement. Que faire, dit le professeur, dans des circonstances aussi fâcheuses? faut-il ou non amputer, et l'amputation présente-t-elle encore quelque espoir de sauver ce malheureux? La gangrène, il est vrai, n'est pas bornée, et les auteurs ont établi en précepte général de n'avoir recours à l'amputation, qu'une fois ses progrès arrêtés. Juste dans beaucoup de cas, ce précepte ne saurait s'appliquer ici; la gangrène reconnaît évidemment pour cause la fracture et les désordres qui l'accompagnent. Loin, par conséquent, d'être une contre-indication à l'amputation, elle en démontrerait bien plutôt l'urgence; mais la situation presque désespérée du malade, la tension du ventre, la tuméfaction et l'engorgement des parties molles de la cuisse, dans lesquelles du sang est infiltré en grande quantité, la crainte que le contact de l'air

n'augmente encore la violence de l'inflammation, tous ces motifs suffisent pour justifier
notre hésitation.

Cependant, quelque légère amélioration se
manifesta : le ventre devint moins tendu, la
teinte ictérique moins prononcée; la gangrène
fixa ses limites. Le malade demande avec instance l'amputation pour être débarrassé d'un
membre dont l'odeur infecte lui est insuppor-
table. Malgré cette faible amélioration, la
gravité de la maladie et du pronostic reste la
même ; néanmoins quelques faibles lueurs
d'espérance décident M. Dupuytren à l'opération qui est pratiquée le 25 avril. Il est inutile d'ajouter que le malade ne tarda pas à succomber. Ce fait démontre d'une manière
bien patente combien l'amputation immédiate
était urgente, et, en mettant à part les chances
toujours incertaines d'une opération aussi
grave que celle de l'amputation de la cuisse,
on peut dire que le refus obstiné du malade
lui a coûté la vie.

Il n'est pas rare de voir la gangrène se dé-
clarer sur un membre fracturé par l'effet de
la compression d'un bandage trop fortement
serré que l'on a laissé à demeure pendant

pluieurs jours de suite. Dans ces cas, la cause
en est encore toute locale, parfaitement connue, et l'amputation de rigueur, lorsque
tous les autres moyens ont été vainement employés pour en arrêter les progrès. Plusieurs
faits de cette nature se sont offerts à notre
observation dans les salles de M. Dupuytren,
et, entre autres, au mois d'octobre 1832,
par un homme qui était affecté d'une simple
fracture du cubitus, et chez lequel un bandage trop serré, appliqué par un chirurgien
de la ville, était resté trois ou quatre jours
sans être renouvelé. Le sphacèle s'était emparé
des doigts, de la main, de l'avant-bras qui
étaient froids, violacés, chargés de phlyctènes,
d'une insensibilité complète. Le traitement
le plus énergique échoua, et il fallut sans
délai enlever l'avant-bras, car le sphacèle
allait s'emparer de l'articulation du coude et
du bras, et le malade paraissait déjà plongé
dans cet état fâcheux d'étonnement et de stupeur que l'on remarque si souvent chez les
individus affectés de cette grave complication; l'amputation fut pratiquée dans l'articulation du coude par un procédé d'une rapidité étonnante, que nous décrirons plus loin.

5° Les ostéo-sarcomes, le spina-ventosa, les tumeurs dites fongueuses lymphatiques, qui ont leur siége dans le périoste, les cancers, les fongus hématodes, les kystes hydatiques, développés dans l'intérieur des os et dans les articulations, exigent très fréquemment l'amputation : le cancer, lorsqu'il est large, immobile, qu'il s'étend au-delà des tégumens, qu'il comprend les aponévroses, les muscles, les vaisseaux ou les nerfs, ou enfin, et à plus forte raison, s'il pénètre jusqu'aux os; le fongus hématode, lorsqu'il n'est pas possible de l'extirper en totalité, dès qu'il a envahi une certaine épaisseur du membre; les ostéo-sarcomes, s'ils embrassent toute l'épaisseur ou une partie plus ou moins considérable de l'épaisseur d'un os long, ou, si ayant leur siége aux extrémités articulaires, ils ont attaqué à la fois les deux surfaces de l'articulation, et produit de graves désordres dans les parties molles et une suppuration fort abondante. Quant aux kystes hydatiques, leur ouverture offre souvent des dangers imminens; la mort en a été quelquefois la suite, et lors même que les malades guérissent, leur guérison n'est obtenue qu'à travers des accidens inflammatoires graves : de

18.

là, quelquefois la nécessité d'amputer. Mais cette nécessité devient bien plus absolue par la dégénération de la tumeur, sa transformation en un tissu lardacé, transformation dont le fait suivant nous donne un exemple.

Un homme de trente ans, grêle et d'une taille élevée, entra à l'Hôtel-Dieu vers le commencement de 1830, portant depuis 18 mois, disait-il, à la face interne du poignet, une tumeur partagée en deux par les ligamens, et déjà très volumineuse. Il ne pouvait travailler et demandait à en être débarrassé. M. Dupuytren et MM. Breschet et Sanson l'examinèrent tour-à-tour et éprouvèrent au toucher la sensation du froissement produit par le passage des matières d'une partie de la tumeur dans l'autre, sensation analogue à celle que donnent, en s'entrechoquant, les anneaux d'une petite chaîne, et à l'oreille, un cliquetis ou plutôt un bruissement léger, mais bien distinct. Les symptômes de la division de la tumeur en deux parties distinctes, le défaut de changement de couleur à la peau, son mode d'accroissement, constituaient bien les signes propres aux tumeurs dites hydatiques. Des douleurs qu'il éprouvait aux genoux et que l'on combattait comme rhumatismales, et une paralysie incomplète des extrémités infé-rieures, que l'on attribuait à une lésion de la moelle épinière, puis les blessés de juillet ayant attiré plus spécialement l'attention et les soins des chirurgiens, ce malade resta plus de sept mois à l'hôpital, sans qu'on s'oc-cupât de sa tumeur. Cependant ses instances réitérées pour en être débarrassé, engagèrent M. Sanson a en faire l'incision. Mais à cette époque on ne trouva plus ni froissement, ni bruissement. L'incision ne donna issue à au-cun liquide, à aucun corps opalin ; les parties étaient dégénérées en tissu lardacé. Aucun soulagement ne suivit l'opération. Au bout de deux mois, la tumeur s'était considérable-ment accrue, et sa dégénération influait d'une manière fâcheuse sur la santé générale du ma-lade. Il ne restait d'autre ressource, dans un tel cas, que l'amputation qui fut pratiquée le 19 janvier 1831.

6° *L'anévrysme* est quelquefois compliqué de désordres tels, que l'on ne peut espérer la guérison par les moyens ordinairement usités, et qu'il faut recourir à l'amputation. Ces cas sont néanmoins fort rares aujourd'hui, grâces aux progrès de l'art. Ce parti extrême est indiqué lorsque les parties environnantes sont trop profondément altérées pour que la ligature offre la moindre chance de succès, lorsqu'il existe des ossifications de l'artère au-dessus desquelles la ligature ne peut être portée, lorsque, par cette cause ou par suite de gangrène, il survient des hémorrhagies consécutives, etc.

7° L'amputation est-elle un remède efficace contre le *tétanos traumatique?* Nous vous avons exposé notre opinion sur ce sujet, dit le professeur, en traitant des blessures par armes à feu. Nous vous avons démontré combien étaient erronées les idées émises par des maîtres célèbres, et vaines les espérances que l'on fonderait sur ce moyen. (V. le tome 2, page 599.) La *morsure d'animaux enragés* est aussi, pour quelques personnes, un cas d'amputation. Tout récemment, un chirurgien de Londres n'a pas reculé devant l'idée d'enlever le bras d'un individu qui avait été mordu à la main : celui-ci n'en est pas moins mort hydrophobe. Il serait peut-être tout au plus permis d'y songer, si la morsure existait sur une partie de peu d'importance, à un doigt, par exemple, ou à un orteil, et encore faudrait-il arriver assez tôt pour que l'absorption du virus ne fût point encore opérée.

8° Il nous est arrivé bien souvent, dit le professeur, dans le cours de notre longue pratique, d'être sollicité à pratiquer des opérations sanglantes, et entre autres des amputations sur des personnes affectées de difformités congéniales ou résultant de maladies antérieures, telles que des fausses articulations, des ankyloses, des adhérences, des déviations de membres, rétractions des doigts ou des orteils, etc. Quelquefois nous avons cédé à leurs instances; plus souvent nous nous y sommes refusé; et voici par quelles considérations notre conduite a été dirigée dans l'un et l'autre cas. Un premier motif qui doit inspirer généralement aux praticiens la plus grande prudence, c'est qu'il est démontré par l'expérience que ces sortes d'opérations que nous avons, le premier, appelées *opérations de complaisance*, sont, toutes choses égales d'ailleurs, sous le rapport de l'importance des parties, bien plus fréquemment suivies d'accidens funestes que celles que réclament des maladies actuelles. On a vu plus d'une fois, et quelques exemples de ce genre ont eu lieu dans cet hôpital, de sim-

ples amputations de doigt ou d'orteil pratiquées pour une difformité quelconque, être
suivies de tétanos, de délire nerveux, de gangrène, de symptômes généraux qui empor-
taient les malades au bout de quelques jours.
Ainsi, règle générale, le chirurgien ne doit se
décider à opérer, dans ces sortes de cas, que
lorsqu'il lui est bien prouvé qu'il y a nécessité
absolue. Cette nécessité nous paraît se présenter toutes les fois, par exemple, que la
difformité ou le vice de conformation met un
malheureux dans l'impossibilité de pourvoir
à son existence et à celle de sa famille, ou
qu'il doit inévitablement résulter de la disposition des parties une affection consécutive
qui rendra tôt ou tard l'amputation indispensable. Dans le premier cas, c'est un acte
d'humanité qu'il nous paraît du devoir du
chirurgien d'accomplir, si la constitution du
sujet ou quelques circonstances que nous ne
saurions prévoir, ne présentent pas d'ailleurs
de contre-indications évidentes; dans le second,
ce n'est qu'une opération anticipée, par laquelle
on évitera au malade les chances d'une maladie consécutive. C'est par ces motifs, dit
M. Dupuytren, que nous amputons les orteils

dont les deux dernières phalanges sont plus ou moins fortement fléchies sur la première, c'est-à-dire dans un état de flexion permanente sur sa face plantaire. Cette difformité, tantôt congéniale, tantôt acquise, constitue en effet une véritable maladie, qui donne lieu quelquefois à de graves accidens, et elle est admise comme cause d'exemption du service militaire : la face dorsale de l'orteil ainsi fléchi, portant sur le sol, la marche est très pénible et très douloureuse ; la peau qui le recouvre, s'irrite, s'enflamme, s'excorie, et il en résulte souvent la désorganisation des articles de la phalange ou la carie des os. Nous verrons plus loin par quel procédé M. Dupuytren pratique cette amputation.

Telles sont la plupart des maladies pour lesquelles on peut être appelé à pratiquer l'amputation des membres. Mais la tâche du chirurgien n'est pas remplie lorsqu'il a constaté que cette opération est indiquée par la nature de la lésion, par son caractère d'incurabilité et par les dangers immédiats qu'elle fait courir au malade : il lui reste à examiner s'il n'existe pas d'autres lésions qui la *contre-indiquent* et qui doivent la rendre illusoire ou même précipiter une terminaison fatale. Il devra s'assurer si le mal est local ; s'il n'étend pas ses ramifications jusque dans les régions du tronc, ou au moins jusqu'à une région du membre au-dessus de laquelle il n'est pas possible de porter l'instrument tranchant ; s'il n'a pas produit sympathiquement des altérations profondes dans les viscères ; s'il ne coïncide pas avec quelque autre maladie organique. Dans les affections cancéreuses, en particulier, on sait que le système lymphatique subit avec la plus grande facilité une dégénérescence analogue à celle de la partie primitivement atteinte ; que les ganglions deviennent promptement le siége d'engorgemens fâcheux, qui se développent d'abord dans le voisinage, et consécutivement dans les cavités thoracique etabdominale. Aussi doit-on s'appliquer à reconnaître préalablement l'existence ou l'absence de ces tumeurs ganglionnaires. Il est des malades tellement épuisés par une suppuration très abondante et de longue durée, par une fièvre hectique ou de résorption, par une diarrhée colliquative, que souvent l'amputation est impraticable, et que dans tous les cas on ne saurait y procéder avant d'avoir relevé les forces, diminué la suppuration et la diarrhée, calmé la fièvre, en un mot, amélioré l'état général par des moyens appropriés. Les organes de la cavité thoracique méritent sur-tout un examen des plus scrupuleux. On rencontre bien fréquemment des catarrhes bronchiques, ou des pneumonies chroniques chez des individus portant des lésions extérieures qui réclament l'amputation. On devra toujours s'attacher à en obtenir, avant tout, la guérison si elle est possible, ou s'abstenir de toute opération dans le cas contraire. On suivra la même marche si l'une de ces maladies ou une pleurésie venait à se manifester pendant le cours du traitement de la lésion externe, ce que l'on observe très fréquemment dans les hôpitaux. Rien n'est plus commun que la coïncidence d'une affection tuberculeuse des poumons avec une lésion extérieure, qui ne laisse d'autres chances de salut que l'amputation, sur-tout chez les sujets scrofuleux. Cette affection, quelquefois latente et très difficile à constater, se manifeste généralement après l'opération par des symptômes formidables qui enlèvent rapidement le malade. Enfin l'amputation est quelquefois contre-indiquée par l'étendue et la profondeur de la lésion même qui en ferait une nécessité. Tel est le cas de ces deux malheureux jeunes gens que vous avez actuellement (mai et juin 1833) sous vos yeux dans nos salles, et qui sont affectés d'un ostéo-sarcome énorme de l'épaule.

En quinze jours, le hasard a réuni ici trois jeunes gens atteints de lésions des plus graves de l'articulation scapulo-humérale : chez le premier, l'existence de trajets fistuleux, une suppuration abondante, fétide, sanieuse, grisâtre, et plusieurs autres symptômes annonçaient l'existence d'une carie des surfaces articulaires; l'extirpation du membre nous a paru nécessaire, et nous l'avons pratiquée avec des espérances de succès; l'histoire de ce fait remarquable que nous retracerons bientôt, vous prouvera que nous notre diagnostic n'était pas erroné. Mais, examinez l'état des deux autres malades : le siége seul du mal établit quelque analogie entre eux et le précédent. Chez tous les deux, une tumeur énorme, dure, rénitente, devenue mollasse, fongueuse sur plusieurs points, sillonnée par des douleurs

lancinantes, profondes, embrasse la circonférence de l'épaule; chez l'un d'eux, elle a même
envahi une partie du côté correspondant de
la poitrine. L'imagination est effrayée à l'aspect de l'étendue de la plaie qui résulterait de
l'extirpation du membre. Ce malade succom-
berait assurément entre nos mains pendant
une opération d'une longueur et d'une difficulté extrêmes. Chez l'autre, la mort, sans
être aussi prompte, ne tarderait pas d'arriver.

Ces exemples me rappellent, continue le
professeur, celui d'un homme occupant un
rang distingué dans la société par son éduca-
tion et sa fortune. Cinq ou six chirurgiens
avaient été appelés en consultation; tous con-
sidéraient la maladie qu'il portait à l'épaule
comme une affection cancéreuse : ce ne fut pas
mon avis; mais les uns proposait l'amputation, les autres s'y opposaient; je me rangeai
de l'opinion de ces derniers. Cependant il se
trouva un jeune chirurgien assez hardi pour se
dévouer et tenter la désarticulation du bras;
mais arrivé à peu près au tiers de la tumeur
(car c'était une tumeur ostéo-sarcomateuse,
ainsi que je l'avais annoncé), il rencontra le
paquet des nerfs et des vaisseaux qu'elle

embrassait. Il fallut bien s'arrêter, et l'opération ne put être terminée. Le malade succomba au bout de deux jours. Tel nous paraît être le cas des deux jeunes gens dont nous vous parlons. Irons-nous tenter aussi imprudemment une opération? non, assurément. Nous sommes malheureusement condamné à les voir périr lentement sous nos yeux, ne trouvant dans notre art que quelques moyens d'alléger les douleurs atroces qu'ils éprouvent. Vous serez peut-être appelés, dans votre pratique, à traiter de ces maladies. Si elle est encore à son début, ou si elle n'a fait que peu de progrès, cherchez par votre constance, par votre résolution, par tous les moyens enfin de conviction, à persuader les malades de la nécessité de l'amputation : la guérison, peut encore alors être obtenue. Mais, arrivée au point où nous la voyons ici, elle ne laisse plus aucune ressource.

Parmi les moyens palliatifs propres à calmer les cruelles douleurs des affections cancéreuses et ostéo-sarcomateuses, nous avons remarqué depuis long-temps que les stupéfians et, entre autres, *l'extrait d'aconit* jouissent d'une efficacité toute particulière. En effet, l'ayant prescrit à ces deux malades, à la dose de *un grain à un grain et demi*, suivant notre habitude, ils en ont éprouvé un soulagement si notable, que le lendemain ils exprimaient hautement leur joie d'avoir joui la nuit précédente d'un sommeil dont ils étaient privés depuis si long-temps : nous en avons continué l'usage en l'associant à *l'extrait gommeux d'opium*, et ces douleurs atroces ont presque entièrement disparu. Du reste, les tumeurs ne cessent de faire des progrès en volume et en dégénérescence ; elles se sont accrues au moins d'un tiers depuis l'entrée des malades à l'hôpital et elles deviennent de plus en plus pâteuses et mollasses.

La nécessité d'amputer étant constatée, les auteurs ont agité la question de savoir *quelle époque de la maladie est la plus convenable pour procéder à l'opération.* J'avoue, dit le professeur, que je ne conçois pas qu'on ait pu se livrer à des discussions interminables à ce sujet. La solution de cette question est nécessairement liée à la nature des indications. Les signes sur lesquels celles-ci sont basées, emportent avec eux l'urgence de l'opération ou la faculté de temporiser. Si l'on a perdu tout espoir de conserver la vie du malade, en lui conservant le membre affecté, aucune raison plausible ne peut justifier les délais qu'on mettrait à pratiquer l'amputation ; s'il reste quelque espoir, c'est que la nécessité d'amputer n'est pas encore bien démontrée. Trop souvent, il est vrai, le praticien est cruellement déçu dans ses prévisions ; mais qu'est-ce que cela prouve, sinon que la science est encore loin de nous fournir des élémens de diagnostic capables de prévenir de semblables erreurs ? Ainsi, 1° si l'on a affaire à des désordres graves, tels que par exemple le broiement d'un membre ou d'une partie par un corps lourd ou par un coup de feu, lesquels réclament l'amputation qu'on est convenu d'appeler primitive, le danger des accidens mortels qui, d'un moment à l'autre, peuvent se manifester, en indiquant la nécessité, indique également l'urgence de pratiquer l'opération le plus tôt possible. L'expérience nous a trop bien démontré, dans ces dernières années sur-tout, combien est peu fondée l'opinion de ceux qui prétendent qu'il convient mieux d'attendre, dans ces sortes de cas, le développement des premiers symptômes de réaction, que d'amputer sous l'influence des troubles et de la commotion portés dans l'organisme par la violence extérieure. Mais, répétons-le, la grande, l'immense difficulté consistera long-temps encore à distinguer avec certitude, dans la multiplicité de cas analogues qui se présentent, ceux pour lesquels l'amputation est ou n'est pas de nécessité absolue. 2° S'il s'agit d'une suppuration très abondante, tant qu'elle n'influe pas d'une manière notable sur l'état général du sujet, il n'existe pas d'indication ; mais le moment arrivant où ses forces s'épuisent de plus en plus, sa constitution se détériore, la fièvre s'aggrave, etc., malgré tous les efforts que l'on aura faits pour modérer cette suppuration et soutenir la vitalité organique, l'amputation devient indispensable, et il est du devoir du chirurgien de ne pas attendre que le malade se trouve dans des conditions plus défavorables. 3° Dans les cas de sphacèle, il faudra évidemment se reporter à ce que nous avons dit précédemment sur ce genre d'indications, et distinguer les cas où, la gangrène tenant à des causes générales ou éloignées du siége du mal, il est nécessaire d'attendre qu'elle soit limitée, de ceux où, étant produite par la lésion locale, l'amputation est le seul moyen d'en arrêter les progrès. 4° A-t-on affaire à des affections cancéreuses, ostéo-sarcomateuses, à des fongus hématodes, des nécroses, des caries, offrant les conditions que nous avons énumérées, le moment opportun de faire l'ablation du membre, sera celui où la maladie aura été positivement reconnue et déclarée inguérissable par tout autre moyen ; car plus on attendra, plus elle fera de progrès, plus elle réagira sur l'ensemble de l'économie par l'effet dés accidens qui l'accompagnent, et moins le malade aura en sa faveur de chances de succès. 5° Enfin, toutes les fois qu'il existe quelque complication, interne ou externe, il est bien évident qu'on ne devra procéder à l'amputation, qu'à l'époque où elle aura disparu. Il est superflu d'ajouter que si le malade se présentait à vos soins, profondément épuisé par la douleur, par l'abondance extrême ou par la longue durée de la suppuration, par des hémorrhagies répétées, etc., il ne faudrait recourir à l'opération que lorsque, par des secours appropriés, il aurait réacquis assez de forces pour la supporter.

Ce que nous venons de dire, continue le professeur, vous fait déjà pressentir de quelle espèce de soins il faut entourer les malades avant
l'opération, ou, en d'autres termes, en quoi
doit consister le *traitement préparatoire*. Pour
les uns une diète absolue, pour d'autres une
alimentation douce et légèrement tonique. S'il
existe de la constipation, on les mettra à l'u-
sage de quelques laxatifs, et des lavemens ;
si, au moment de l'opération, la vessie se
trouvait remplie de liquide, et que le malade ne pût uriner, on pratiquerait le cathété-
risme ; s'il était agité par l'insomnie, on ap-
pellerait le repos quelques jours à l'avance
par l'emploi des médicamens usités ; s'il
éprouvait des douleurs violentes, on chercherait préalablement à les calmer par les narco-
tiques et les stupéfians, etc.

Lorsque le sujet est d'une mauvaise constitution, scrofuleux, scorbutique, etc., ou
que l'amputation est réclamée par une maladie ancienne qui a donné lieu à une suppuration abondante et de longue durée, M.
Dupuytren a soin de faire appliquer, quelque
temps auparavant, un exutoire, tel qu'un
vésicatoire ou un cautère sur quelque partie

éloignée, sur le membre sain, par exemple, afin de prévenir les accidens qui pourraient résulter de la brusque suppression de cette suppuration. C'est la conduite que nous lui avons vu tenir dans un grand nombre de cas, et notamment en avril 1828, chez un enfant de sept à huit ans, affecté d'une tumeur blanche au coude, et dont nous avons déjà parlé ; en juillet de la même année, chez un jeune homme de dix-sept ans, d'une constitution éminemment scrofuleuse, affecté d'une tumeur blanche au genou depuis plus de trois ans ; et en 1830, chez une femme de soixante-douze ans, qui portait à l'avant-bras une dégénérescence cancéreuse, fournissant une suppuration abondante depuis deux ans environ et dont nous croyons devoir rapporter ici l'histoire remarquable.

Cette femme de soixante-douze ans entre à l'Hôtel-Dieu vers le milieu de janvier 1830, pour un carcinôme occupant presque toute la circonférence de la partie inférieure de l'avant-bras. L'origine de ce mal remontait à une époque fort éloignée, et il paraît que des irritations mécaniques en avaient été la cause déterminante, et une vieille brûlure, la cause première. La malade assurait qu'à peine âgée de neuf mois, sa nourrice l'avait laissée tomber dans un brasier ; que la main droite tout entière avait été si profondément brûlée, que les phalanges et le métacarpe ne tardèrent pas à se détacher. Plus tard elle n'avait cessé de vaquer aux travaux pénibles de la campagne, s'aidant des membres tronqués et s'exposant à toutes les intempéries. La cicatrice avait toujours été plus sensible que le reste à l'impression du froid et du chaud. Ce tissu nouveau s'était fréquemment ouvert, soit spontanément, soit par des violences extérieures. Quelques jours de repos, une pommade adoucissante suffisaient pour fermer la plaie.

Il y a vingt ans, elle fut, dit-elle, renversée par une voiture dont la roue lui fractura l'humérus droit ; l'avant-bras fut froissé et la cicatrice entamée, mais tout guérit heureusement : ce n'est que depuis deux ans que la dégénérescence avait commencé et que les douleurs lancinantes se faisaient sentir. Ni le repos, ni les divers topiques n'ont pu arrêter le mal. Après avoir envahi toute la cicatrice (l'extrémité du moignon exceptée), il a réagi sur la santé générale et troublé les fonctions digestives. L'odeur fétide qu'exhalait le fongus et dont rien ne pouvait garantir cette malheureuse, aurait suffi pour produire un tel effet, indépendamment de la résorption. L'abondance de la suppuration, les écoulemens de sang qui se répétaient plusieurs fois par jour, n'ont pu ajouter à sa maigreur naturelle. A l'époque où elle entra à l'hôpital, la masse fongueuse, entourant le bras en forme de brasselet, était inégale, rougeâtre, noire sur quelques points, saignante au moindre contact et parcourue par des douleurs lancinantes rares. Large de deux pouces environ, elle formait au-dessus du membre un relief d'un pouce au moins. Les voies digestives étaient dans un état peu satisfaisant, cependant il n'y avait pas de dévoiement.

M. Dupuytren ne vit d'autres chances de salut que l'amputation. Pour éviter les accidens qui pouvaient résulter de la brusque suppression d'une suppuration abondante et ancienne, il fit préalablement appliquer un vésicatoire au membre sain. Mais il pensa qu'il y avait plus de sûreté à amputer le bras qu'à pratiquer l'opération sur le système malade. Il est vrai que les vaisseaux et les nerfs occupent toute la longueur du membre, mais les os et presque tous les muscles de l'avant-bras se terminent au coude; et si ces derniers tissus se trouvaient infectés, il était très-important de les enlever en entier. L'amputation est donc faite à trois pouces au-dessus du coude. La première incision pénètre jusqu'à l'humérus; comme le pratique généralement le professeur et sur-tout chez les personnes très maigres.

Le fongus naissait réellement du tissu de la cicatrice ; le tissu cellulaire sous-cutané, les aponévroses et les os étaient intacts, le carpe était dans une flexion forcée. La masse fongueuse s'est promptement décolorée; elle était molle, friable, et ressemblait assez à la substance cérébrale. La malade jouit d'abord du calme et du repos ; mais bientôt des symptômes thoraciques et abdominaux se déclarent, prennent de l'intensité, et elle succombe au bout de huit jours.

Ce sont les soins moraux sur-tout que le chirurgien doit prodiguer à ces malheureux réduits à subir de ces cruelles mutilations. Qu'il cherche par tous les moyens en son pouvoir à

captiver leur confiance, à ranimer leur courage
abattu. Il y parviendra en compatissant avec
eux à leurs maux, en déplorant l'impuissance
de toutes les ressources de l'art que l'on a employées pour les sauver de ce parti extrême,
en leur retraçant les chances d'une guérison
prompte et assurée, en échange d'une mort
certaine; en rassurant leur imagination effrayée
contre les douleurs inséparables d'une opération ; en leur exposant enfin tous les moyens
qui leur resteront encore pour pourvoir à leurs
besoins et à ceux de leur famille. Et ici quelle
différence n'existe-t-il pas entre les dispositions morales des malheureux que nous avons
à traiter dans nos hôpitaux, et celles des hommes qu'un feu meurtrier atteint sur le champ
de bataille! Le militaire, habitué à une entière
abnégation de lui-même, habitué aux fatigues, familiarisé avec la perspective d'une
mutilation, s'estime heureux de conserver
la vie en ne perdant qu'un membre ; et dès
qu'il est rassuré sur l'avenir par la certitude
d'obtenir une pension et les invalides, il se
présente courageusement et quelquefois même gaiement à l'instrument tranchant de
l'opérateur. Mais voyez ce malheureux ou-

vrier, ce cultivateur, cet artisan, dont l'in-
dustrie et le travail sont l'unique ressource
d'une nombreuse famille, poursuivi par la
crainte de la misère qui l'attend : une tris-
tesse profonde, un sombre abattement, le
désespoir même se peignent sur ses traits ; il
ne cède qu'avec un regret concentré aux
instantes supplications du chirurgien, et souvent il y résiste obstinément jusqu'à une époque où l'opération ne présente que fort peu
de chances de succès. Aussi qu'on ne s'é-
tonne pas de la différence des résultats qu'on
obtient sur deux théâtres dont les conditions
sont également si différentes !

Il est des malades que la seule idée de l'o-
pération frappe de stupeur et d'effroi. Plusieurs, honteux de leur faiblesse, font de violens efforts sur eux-mêmes pour la surmonter ;
mais alors ils se livrent au chirurgien en victimes plutôt qu'en hommes courageux et ar-
més de résolution, et demeurent frappés de la
pensée que l'opération projetée devra nécessairement leur être funeste. Peu de dispositions
morales sont plus défavorables que celle-là.
Tant qu'elle existe, il faut s'abstenir. Nous
pourrions citer l'exemple d'un grand nombre

de malades qui se sont ainsi soumis à des opérations comme à une mort certaine, et qui ont en effet péri peu de tems après. Il importe qu'ils envisagent au contraire l'opération comme le seul moyen de guérison que leur laisse la nature. L'espérance doit les animer et les soutenir ; s'ils désespèrent d'eux-mêmes, s'ils nourrissent des pensées de mort, il est rare que des encéphalites consécutives ne surviennent pas et ne soient pas la cause d'une terminaison fâcheuse.

Il n'y a pas de doute que l'imagination exerce une grande influence sur le succès des opérations, et qu'il faut attribuer une grande partie de leurs dangers à la *prévoyance* de l'homme, à cette faculté qu'il possède de plonger dans l'avenir, de calculer les chances que celui-ci présente, de s'agiter et de se troubler à l'aspect des maux qu'il se retrace.

Aussi les opérations réussissent-elles généralement mieux chez les enfans qui, n'étant pas pourvus de cette faculté trop souvent funeste, les supportent sans agitation morale comme sans inquiétude pour leurs résultats.

Il faut, en général, se défier de la force de résistance des malades qui, après avoir eu

beaucoup de peine à consentir à l'opération,
s'y décident en donnant tout-à-coup des mar-
ques d'une exaltation de courage extraordinaire. On doit craindre qu'après l'avoir
supportée, ils ne soient pris d'un délire
ou ne tombe dans un affaissement mortels. Il
faut encore se défier de ceux qui, jusque là
faibles et pusillanimes, affectent un sang-
froid qui va jusqu'à l'insouciance. Presque
toujours, accablés par le coup qui les frappe,
ils déguisent leur terreur sous les apparences
d'une tranquillité d'ame qu'ils sont loin d'a-
voir. Pendant l'opération, ils feront des efforts
extraordinaires pour comprimer l'expression
de la douleur. Mais cette lutte ayant épuisé
leurs forces, ils tombent dans un état de stupeur et de collapsus dont rien ne peut les relever. Il en est, dit M. Dupuytren, de la sensibilité comme du sang : la source de l'une
peut être épuisée par la douleur et les affections
morales, comme celle de l'autre par des pertes considérables ; et l'évaluation de ce que
coûteront aux malades ces douleurs et ces
agitations morales, doit toujours entrer,
comme un motif puissant, dans la détermi-
nation d'opérer ou de s'abstenir.

Avant de décrire les procédés opératoires adoptés par M. Dupuytren pour les principales amputations des membres, nous croyons devoir donner ici la nomenclature de tous les instrumens et pièces d'appareils nécessaires, tant pour l'opération elle-même, que pour la ligature des vaisseaux et le pansement de la plaie.

Ceux qu'exigent les amputations même les plus compliquées, sont 1° un tourniquet ou un garot, ou tout simplement une pelote à manche (M. Dupuytren ne fait usage d'aucun de ces moyens); 2° des couteaux droits, à un seul ou à deux tranchans ; 3° deux bistouris, l'un droit, l'autre convexe sur le tranchant ; 4° des bandes à chefs pour la rétraction des chairs ; 5° des scies dites à amputation, qui sont même nécessaires quelquefois dans les amputations articulaires, comme dans celle du coude par le procédé que le professeur a adopté.

Les pièces d'appareils destinées à la ligature des vaisseaux et au pansement, sont nombreuses. Il faut : 1° des pinces à disséquer, un ténaculum et des aiguilles à suture, garnies de fils cirés ; 2° des fils de nature diverse et de grosseur différente ; 3º des bandelettes de sparadrap, de six à huit lignes de longueur, et d'une largeur variable ; 4º de la charpie disposée en bourdonnets et en plumasseaux, et avec laquelle on fait des tampons pour comprimer doucement la base des lambeaux de la plaie ; 5º des compresses longuettes, fines et nombreuses ; 6º des bandes longues de quatre à cinq aunes, et larges de trois travers de doigt ; 7º de petits linges fins et enduits de cérat, pour placer les extrémités des fils à ligature ; 8º enfin des éponges fines, de l'eau tiède, du vinaigre et aussi un réchaud plein de feu pour faire chauffer les bandelettes agglutinatives. Il est important que toutes les diverses pièces de la première et de la deuxième séries soient disposées dans l'ordre où elles deviendront nécessaires ; cet ordre est celui suivant lequel nous les avons énumérées.

Pendant long-tems on pratiqua l'amputation proprement dite, en coupant les chairs et l'os à l'aide du couteau et de la scie, ou, lorsque le membre était d'un petit volume, avec une tenaille incisive qui le tronquait d'un seul coup, ou enfin en plaçant la partie que l'on voulait retrancher sur un billot et en l'abattant au moyen d'un fort ciseau sur lequel on frappait avec un maillet. On arrêtait ensuite l'hémorrhagie avec le cautère actuel. Depuis A. Paré, on arrêta l'hémorhagie par la ligature des vaisseaux. Vers le milieu du siècle dernier, on ne se servait plus des tenailles ni des ciseaux, mais l'on coupait encore d'un seul coup les parties molles jusqu'à l'os, et l'on opérait la section de celui-ci au niveau de l'incision extérieure.

Par ces différentes manières d'amputer, on faisait à la même hauteur la section des muscles à fibres longues et celle des muscles à fibres courtes, d'où résultaient un moignon conique, peu propre à la formation d'une bonne cicatrice, et de nombreux et graves inconvéniens. Toutes les parties molles se rétractaient vers l'origine du membre, tant par l'effet de leur contractilité, que par celui de l'irritation occasionée par l'action des instrumens et de l'inflammation consécutive qui se développe nécessairement ; les os, les muscles adhérens de la couche profonde, et toute la surface de la plaie restaient à découvert : de là, une inflammation plus forte et plus étendue,

des douleurs tres-vives, une suppuration abondante, des accidens sympathiques consécutifs,
une cicatrisation très-longue et très-difficile
à s'opérer, souvent la nécrose et l'exfoliation
de l'os, qui nécessitaient une nouvelle opération, la rupture de la cicatrice incessamment
irritée par l'extrémité de l'os saillant au centre
du moignon. Frappés de ces inconvéniens, les
chirurgiens les plus célèbres ont cherché à les
éviter, et de leurs travaux sont nées les trois
méthodes principales, qui sont aujourd'hui
usitées sous les noms de méthodes *circulaire*,
à lambeaux, *et ovalaire ou oblique*.

J. L. Petit, suivant en quelque sorte les
traces de Cheselden, pratiquait l'amputation
circulaire en faisant d'abord une première
incision qui n'intéressait que la peau et le tissu
cellulaire sous-cutané; il faisait ensuite relever celle-ci par un aide ou il la relevait lui-
même dans l'étendue d'environ deux travers de doigt; puis il coupait les chairs et
enfin l'os au niveau de l'incision de la peau,
ainsi relevée en forme de manchette. Louis,
pensant que la conicité du moignon était due
à la rétraction des muscles bien plus qu'à celle
de la peau, incisait d'un premier coup les té-

gumens et les muscles superficiels, les faisait ensuite retirer aussi fortement que possible, en favorisant de tous ses moyens leur rétraction, d'un second trait coupait les couches profondes, et enfin pratiquait la section de l'os. Alanson commençait par couper circulairement la peau, la disséquait en détachant les brides celluleuses qui l'unissent aux parties sous-jacentes, la retroussait quand il supposait l'avoir détachée dans une étendue assez grande pour pouvoir recouvrir ensuite la totalité du moignon, puis il coupait d'un trait tous les muscles, en ayant soin de diriger obliquement en haut le tranchant du couteau et d'en reporter à la fin la pointe plus obliquement encore tout autour de l'os, son but étant d'obtenir un cône creux, dont la base serait au pourtour de la plaie. Ce procédé fut encore modifié par B. Bell, et de nos jours celui qui est adopté par beaucoup de chirurgiens, présente trois temps : le premier consiste à diviser circulairement les tégumens et le tissu cellulaire sous-cutané au moyen d'une incision dirigée perpendiculairement à l'épaisseur du membre, à les disséquer et à les relever comme faisait Alanson; dans le second temps les muscles non adhérens aux os sont coupés au niveau du repli de la peau, perpendiculairement à leur épaisseur; enfin dans un troisième temps on divise au niveau des muscles superficiels rétractés la couche des muscles profonds. Cette rétraction de la peau et des parties molles est facilitée par un aide qui, embrassant avec les deux mains le membre au-dessus du lieu où il doit être coupé, les attire fortement en haut à mesure qu'elles sont divisées.

De tous ces procédés, les uns n'atteignaient que très imparfaitement le but qu'on s'était proposé ; les autres sont difficiles à exécuter ; et par les modifications nouvelles adoptées de nos jours, on multiplie sans utilité les douleurs des malades. En divisant d'abord la peau, en la disséquant ensuite, puis en coupant successivement la peau, les muscles superficiels et les muscles profonds et enfin les fibres musculaires adhérentes à l'os, il est évident que l'instrument est reporté à trois ou quatre reprises sur les parties. L'opération devient longue et très douloureuse.

Ces motifs ont engagé M. Dupuytren à adopter un procédé qu'il met en usage journellement à l'Hôtel-Dieu avec le plus grand succès. Le professeur incise d'un seul coup la peau et les muscles jusqu'aux os , le plus souvent perpendiculairement à leur épaisseur, quelquefois obliquement , comme le pratiquait Alanson. La rétraction opérée par l'aide qui embrasse le membre au - dessus de la plaie et la contraction des muscles donnent instantanément à la plaie la forme d'un cône saillant. C'est à la base de ce cône, c'est-à-dire au niveau de la peau relevée et des muscles rétractés, qu'il porte de nouveau l'instrument tranchant et sépare tout ce qui fait saillie. En faisant ainsi relever les chairs à mesure qu'il divise et en coupant successivement celles qui restent saillantes, il peut dénuder l'os jusqu'à une hauteur de plus de six pouces. Par cette méthode, l'opération se pratique avec une promptitude étonnante, l'opérateur conserve des chairs autant qu'il en est besoin pour recouvrir l'os, de la peau autant qu'il en faut pour recouvrir le moignon , et il épargne aux malades les vives douleurs résultant de la dissection successive des tégumens et des muscles.

La section des chairs étant opérée, on les relève le plus haut possible afin de faciliter la section de l'os. Aujourd'hui on ne se sert plus

que d'une simple compresse fendue. S'il n'y a
qu'un os, on le place dans l'angle de réunion
des deux chefs de cette compresse ; on ramène
ceux-ci sur la face antérieure du membre en les
croisant un peu, tandis que l'autre extrémité
est appliquée sur la face postérieure de la partie. Elle forme ainsi une sorte de capsule qui
recouvre la plaie et au centre de laquelle passe
l'os qui se trouve d'autant plus à découvert que
l'aide auquel la bande est confiée la tire davantage vers la base du membre. Si celui-ci ci est
composé de deux os, on se sert d'une compresse à trois chefs, dont le moyen, plus étroit,
est passé dans l'espace interosseux, et dont les
deux latéraux passent en dehors et en dedans
et sont ensuite appliqués comme dans le premier cas. Un bistouri promené circulairement
sur le périoste sert ensuite à couper cette membrane au niveau des chairs relevées et à la détacher en haut et en bas. Il suffit pour cela
d'appliquer son talon sur l'os et de le faire agir
à la manière d'une rugine. Cela fait, l'opérateur embrasse le membre de la main gauche
dont il place le pouce immédiatement au-dessus
ou au-dessous du point qui doit supporter l'action de l'instrument. La scie, tenue de la main

droite, est appliquée perpendiculairement. On la conduit d'abord avec lenteur et ensuite d'autant plus vite que la voie qu'elle pratique devient plus profonde et qu'elle risque moins d'en sortir. Mais aussitôt qu'elle approche du terme de la section, il faut la conduire avec la plus grande douceur. C'est alors que les aides qui tiennent les deux parties opposées du membre, doivent redoubler de soins pour les maintenir dans leur direction naturelle. Si l'aide qui soutient la partie malade, l'abaisse, l'os se brise avant d'être entièrement tranché ; s'il la relève, au contraire, la marche de la scie sera arrêtée. Il est nécessaire aussi que l'opérateur se soit habitué à manier cet instrument et qu'en le faisant jouer il se garde de l'incliner soit dans un sens, soit dans un autre.

La *méthode à lambeaux* consiste à tailler aux dépens des parties molles une ou plusieurs plaques dont on puisse recouvrir complétement la plaie. Elle se pratique de deux manières générales, de dehors en dedans, ou de dedans en dehors. Dans l'une, on incise de la peau vers les os, tandis que dans l'autre on commence par enfoncer le couteau à travers le membre pour tailler le lambeau de 'sa racine vers son bord libre. Si le premier mode est plus régulier et plus sûr, le second est sujet à plusieurs inconvéniens. On peut faire un ou plusieurs lambeaux. On accordait à ce procédé appliqué à la continuité des membres plusieurs avantages que l'expérience n'a pas confirmés, le principal qu'il présente est de laisser plus de parties molles pour recouvrir les os, et de prévenir plus sûrement la conicité du moignon. Mais une amputation circulaire bien faite atteint le même but, et il en résulte en outre une plaie beaucoup plus simple et beaucoup moins étendue.

Le caractère essentiel de la *méthode ovalaire* ou *oblique* consiste dans une section suivant un plan oblique ou en bec de flûte, des parties molles des membres. La ligne que l'on décrit en incisant les chairs, représente assez bien un V ou un triangle à sommet supérieur et dont la base inférieure serait arrondie. La pointe ou sommet de cette section en V doit dépasser en haut de quelques lignes le lieu où l'on doit opérer la section ou la disjonction des os. Il est sur-tout nécessaire qu'elle réponde au point du membre le moins abondamment pourvu de chairs, de gros troncs vasculaires et nerveux. Mais on rencontre fréquemment des circonstances qui ne permettent pas de se conformer à ce principe. Dans les cas où M. Dupuytren fait usage de cette méthode, il commence par inciser la peau de dehors en dedans, et finit en coupant les muscles de dedans en dehors, réunissant ainsi la méthode ovalaire à la méthode à lambeaux ordinaire.

Quant aux *désarticulations*, elles étaient parfaitement connues des anciens, qui les préféraient même souvent aux amputations dans la continuité, parce que, pratiquées plus rapidement, elles exposaient moins de tems à l'hémorrhagie pendant l'opération; accident contre lequel ils ne savaient pas comme nous se mettre en garde. Cependant elles étaient presque complétement tombées dans l'oubli, lorsque Heister, J. L. Petit, Hoin de Dijon et Brasdor les remirent en vigueur et appelèrent sur ce point l'attention des chirurgiens. Présentent-elles des avantages sur les amputations dans la continuité? on ne doit pas généraliser une réponse affirmative à cette question ; mais il est vrai que leurs avantages sont incontestables pour quelques parties, douteux pour d'autres, et tout-à-fait nuls, si elles ne sont pas plutôt entourées de graves inconvéniens, pour un troisième ordre d'articulations. Ainsi, depuis long-tems la pratique a démontré les avantages des amputations dans l'articulation des doigts sur celles dans la continuité des phalanges ; les amputations dans l'articulation du poignet guérissent mieux et plus vite que celles qui sont faites au-dessus. Il est incontestable qu'après l'amputation du bras dans l'article, la guérison se fait moins attendre et est accompagnée d'accidens moins graves, quoique la plaie soit plus grande, qu'après l'amputation de ce membre dans sa continuité. Mais il s'en faut de beaucoup qu'il en soit de même pour les autres amputations. Quant à l'amputation coxo-fémorale comparée à celle de la cuisse, l'expérience a prouvé que la guérison est infiniment plus rare à la suite de la première ; ce qui tient sans doute à l'énorme étendue de la plaie que l'on est obligé de faire.

La méthode à lambeaux convient spécialement aux amputations dans les articles ; cependant quelques chirurgiens leur appliquent aussi la méthode dite ovalaire, et même la circulaire. Pour désarticuler *promptement et sûrement*, il faut : 1º se bien rappeler la hauteur et la direction de la ligne articulaire ; 2º mettre les ligamens dans le plus grand état de tension possible, en attirant à soi la portion du membre que l'on doit enlever, et en lui imprimant alternativement des mouvemens à droite, à gauche, en avant, en arrière, suivant que le couteau agit sur les parties gauche, droite, antérieure, postérieure de la jointure ; 3º traverser l'articulation en dirigeant le couteau suivant la ligne de réunion des surfaces.

Ce court exposé sur les amputations en général nous a paru nécessaire pour faciliter l'étude des amputations considérées individuellement. Nous allons donner actuellement la description des procédés du professeur dans chacune d'elles, en nous bornant toutefois à celles qui offrent le plus d'importance.

Nous serons obligé de nous astreindre à la plus grande concision dans cette partie de notre sujet à cause de l'étendue que nous donnons aux points de doctrine, et parce que la plupart de ces procédés opératoires se trouvent déjà décrits dans nombre d'ouvrages.

*Amputations et désarticulations des membres
thoraciques.*

1° Des doigts dans les articulations des deux
dernières phalanges. — Cette amputation, facile
à exécuter, et toujours la même, que l'on
opère dans l'articulation de la première phalange avec la deuxième, ou dans celle de la
deuxième avec la troisième, peut être pratiquée à un seul lambeau pris sur la face palmaire du doigt et assez grand pour couvrir
toute la surface de la plaie, ou à deux lambeaux, l'un plus long à la face palmaire, et
l'autre très court à la face dorsale de l'organe.
Le but de cette disposition des lambeaux est
d'éviter que la cicatrice ne se trouve ni en
dedans près de la face palmaire, ni en avant
au milieu de la surface articulaire, ce qui présenterait des inconvéniens, mais bien en haut
près de la surface dorsale. L'opérateur saisissant la portion du doigt à retrancher, la fléchit à demi, et portant en travers la lame d'un
bistouri étroit sur la saillie que forme l'articulation, comme s'il voulait fendre la tête de la
phalange qui reste, divise la peau et du
même coup la partie postérieure de la cap-

sule. Le bistouri coupe ensuite, à droite et à gauche, les deux ligamens latéraux, et traversant la jointure termine l'opération en taillant aux dépens de la face palmaire du doigt, le lambeau plus long dont nous venons de parler, et qui est destiné à recouvrir la plus grande partie de la plaie.

Comme aucun tendon fléchisseur ne s'attache à la première phalange des doigts, quelques chirurgiens ont craint qu'après l'ablation de la seconde, ces os ne restent étendus, immobiles et moins utiles que gênans. On a donc imaginé de pratiquer, sur la face palmaire de la première phalange, une incision longitudinale profonde, qui pénètre jusqu'aux tendons fléchisseurs du doigt, pour leur faire contracter des adhérences avec l'os au-devant duquel ils sont situés, puis de pratiquer seulement l'amputation lorsque cette cicatrisation est accomplie. Il est facile de voir que ce procédé consiste à faire deux opérations, et qu'on expose les malades aux inflammations de la gaîne fibreuse des tendons fléchisseurs, accident fort commun et fort grave après les divisions accidentelles de ces parties, et qui se manifesterait alors avec d'autant plus de facilité, que le doigt serait déjà irrité et malade ; et d'ailleurs, pourquoi les tendons des muscles fléchisseurs coupés durant l'opération ne contracteraient-ils pas des adhérences avec la première phalange, et ne lui communiqueraient-ils pas du mouvement comme après les incisions préalables dont il s'agit ?

Un homme ayant la main gauche fortement contuse, se présente à la consultation de M. Dupuytren ; le petit doigt et l'annulaire sont écrasés, et leurs deux dernières phalanges emportées. Le professeur, après avoir prévenu le malade du danger qu'il y aurait pour lui à conserver ces portions de doigts contuses, et de la nécessité de l'opération, y procède sur-le-champ : le blessé est assis sur une chaise ; un aide comprime l'artère brachiale ; d'autres soutiennent le membre ; M. Dupuytren coupe avec un bistouri long et étroit les tégumens de la partie interne de la phalange restante du petit doigt ; parvenu vers l'articulation, il relève la lame du bistouri perpendiculairement, la fait pénétrer ainsi dans l'articulation qu'il traverse et vient sortir à la partie externe où il forme un lambeau suffisant ; passant de là au doigt annulaire, il fait sur le dos de ce doigt une incision oblique de dehors en dedans, forme un lambeau interne, coupe les tendons extenseurs ; l'articulation est ouverte ; il ramène alors le bistouri dans le fond du lambeau interne, pénètre dans l'articulation, la traverse de même et finit par un lambeau externe. Cela fait, il procède à la ligature des artères ; trois sont liées ; le blessé est confié aux soins des élèves, et la réunion par première intention ordonnée; une saignée du bras est prescrite pour la journée.

2o Des doigts dans leurs articulations métacarpo-phalangiennes.—Voici d'abord en quoi consiste le procédé généralement suivi : la main étant en pronation, et les doigts voisins de celui sur lequel on opère étant maintenus écartés par un aide, l'opérateur applique le talon du bistouri sur la face dorsale de l'articulation et le tranchant de l'instrument porté sur le côté du doigt, et successivement à la face palmaire de la jointure, forme ainsi un premier lambeau qui doit être immédiatement relevé. Le côté correspondant de la jointure étant découvert, le bistouri y est engagé ; et contournant la partie articulaire de la phalange, on termine l'opération en taillant le lambeau opposé.

On voit que dans ce procédé les tégumens sont coupés obliquement pour former les lambeaux. De là un inconvénient qu'il importe d'éviter et qui a engagé M. Dupuytren à commencer par diviser les parties molles *perpendiculairement à leur épaisseur* au moyen d'une incision demi-circulaire, dirigée de la face dorsale vers la face palmaire du doigt. Mais, en outre, le professeur a observé que quand on retranche le doigt annulaire ou le médius en conservant la tête de l'os correspondant du métacarpe, les doigts voisins restent écartés à leur base, tandis qu'ils sont rapprochés obliquement à leur extrémité libre ; de là résultent une plus grande difformité et beaucoup de difficulté dans leurs fonctions. Pour parer à ces graves inconvéniens, M. Dupuytren, après avoir fait l'incision dont nous venons de parler, au lieu de se borner à la phalange, fait relever les lambeaux au-delà de l'articulation et enlève la tête de l'os du métacarpe avec la scie. Tel est donc l'ensemble de son procédé :

La section perpendiculaire et demi-circulaire étant pratiquée, l'instrument est glissé de bas en haut, jusqu'à l'articulation qu'il ouvre, et parvient, en suivant le côté opposé de la phalange, jusqu'au niveau de la première incision ; son tranchant, tourné directement en dehors, achève le second lambeau, qu'il coupe perpendiculairement à son épaisseur, comme l'a été le premier. Les lambeaux étant relevés au moyen d'une compresse fendue, et la tête du métacarpe dégagée, il coupe obliquement celle-ci avec une scie à main. L'opération terminée, on rapproche les lambeaux et l'on fait le pansement. Il est inutile de lier les artères collatérales divisées. De cette manière, les têtes des os voisins se rapprochent exactement, et nulle difformité, nulle gêne ne succède à l'opération.

Le procédé adopté par M. Dupuytren pour former les lambeaux dans cette amputation, a beaucoup d'analogie avec celui qu'il a imaginé pour l'extirpation du bras. C'est en effet celui-ci qui lui a donné l'idée du précédent.

3° De l'avant-bras.—La loi qui veut qu'on ampute le plus loin du tronc, que l'on conserve autant de parties que possible, applicable à toutes les amputations du membre thoracique, l'est plus spécialement encore à celle de l'avant-bras. Le membre en effet va en di-

minuant graduellement versle poignet, et
par conséquent plus on se rapproche de ce
point, moins le moignon présente de surface e t plus l'opération est simple. Cependant
un des chirurgiens les plus distingués de nos
jours recommande de le couper dans sa partie la plus charnue, pour éviter les tendons
et les aponévroses que l'on ne croit pas capables de fournir une bonne suppuration :
cet avantage ne compense pas la perte d'un
membre fort utile ; et d'ailleurs, puisqu'on
coupe avec succès le poignet dans l'article,
pourquoi n'en serait-il pas de même en
opérant sur les parties qui l'avoisinent ? Aussi
la plupart des praticiens s'écartent-ils entièrement de cette conduite, en amputant le plus
près possible du poignet.

Pour exécuter cette opération par la méthode circulaire (et c'est celle que M. Dupuytren emploie généralement), le malade est
placé sur le bord du lit ou assis sur une chaise;
l'avant-bras est soutenu par deux aides, dont
un tient le coude et l'autre le poignet; l'artère brachiale est comprimée sur la partie
moyenne de la face interne de l'humérus;
l'avant-bras est demi-fléchi et porté en pro-

nation. Le chirurgien placé à son côté interne, fait une incision circulaire à la peau, la détache du tissu cellulaire qui la retient et la fait relever dans une étendue proportionnée à l'épaisseur du membre; dans un second tems, il coupe les parties molles, détache ensuite celles qui sont adhérentes aux os, puis procède à la section des tissus interosseux, qui se fait comme à la jambe. Mais comme les tendons roulent sous le tranchant de l'instrument, la section en est plus difficile. Le meilleur moyen d'y parvenir consiste à glisser le couteau à plat le long de la face antérieure du cubitus et ensuite sur celle du radius, de manière à comprendre au-devant de lui toutes les chairs profondes de la face antérieure de l'avant-bras que l'on divise en relevant le tranchant de l'instrument. La même manœuvre répétée en arrière termine l'isolement complet des deux os.

Le périoste divisé et les parties mises à l'abri de la scie au moyen d'une compresse fendue à trois chefs, la scie est portée d'abord sur le radius comme le plus épais, excepté à sa partie supérieure, et comme celui qui présente le plus de résistance. On la fait agir ensuite en même temps sur le radius et sur le cubitus, ce que l'on obtient en ayant soin d'élever le poignet. Pour pouvoir les scier en même tems, il faut mettre l'avant-bras dans la plus grande pronation. Si on lui donnait une autre position, le cubitus se trouverait presque immédiatement au-dessous du radius. D'ailleurs ces deux os vacilleraient l'un sur l'autre, ce qui nuirait à l'action de la scie et pourrait occasioner des ébranlemens fort nuisibles à leur articulation supérieure.

On voit, par la description de ce procédé, que, dans l'amputation circulaire de l'avant-bras, aussi bien que dans celle de la jambe, M. Dupuytren ne coupe pas d'un seul trait les tégumens et les chairs jusqu'aux os, comme on le suppose dans un écrit que nous avons lu quelque part ; mais qu'il incise d'abord la peau, puis la dissèque et la relève avant de faire la section des parties molles. Ce n'est pas la seule erreur que l'on ait commise à l'égard de ses procédés opératoires.

Si le professeur avait des raisons pour pratiquer de préférence l'amputation de l'avant-bras à lambeaux, il plongerait transversalement le couteau à deux tranchans un peu

au-dessous de l'endroit où les os doivent être
sciés. L'instrument rasant aussi exactement
que possible les faces antérieures du radius se
du cubitus, sera ensuite porté en bas et formera le lambeau antérieur. Le lambeau postérieur doit être taillé de la même manière.
Les parties étant relevées, on procède à la
section des os. Enfin, la réunion facile des
lèvres de la plaie termine l'opération.

Du reste, soit dit en passant, les amputations à lambeaux dans la continuité des membres sont actuellement bannies de la chirurgie. Les amputations circulaires bien faites les
remplacent toujours avec avantage. Elles sont
plus facilement et plus rapidement exécutées ;
elles n'exigent pas que beaucoup de parties
molles soient conservées au-dessous du point
où l'on scie les os ; enfin elles permettent la
réunion non moins exacte et complète des
chairs à la surface des moignons, que si
d'amples lambeaux avaient été conservés.

Nous avons observé à la suite de l'amputation de l'avant-bras, chez un coureur de profession, une particularité que nous croyons
devoir consigner ici : c'est la perte de l'équilibre dans les courses auxquelles il se livrait.

Ce jeune homme de 22 ans avait eu le poignet et la partie inférieure de l'avant-bras gauche broyés par la roue d'une voiture pesamment chargée. L'amputation, pratiquée par M. Dupuytren, eut un plein succès. Mais, lorsque cet homme voulut reprendre son ancien état, il s'aperçut qu'il ne pouvait plus courir avec la même rapidité. De ses deux bras, mus sans cesse pendant les efforts de la course, comme les extrémités d'un balancier, le gauche, trop léger, ne faisait plus contre-poids au membre droit, et celui-ci l'entraînait toujours à tomber de ce côté. Il était donc obligé de se rejeter continuellement et avec force à gauche, et ces mouvemens nuisaient grandement à la légèreté de sa course. M. Dupuytren lui conseilla de porter un avant-bras artificiel. Les habitués des *Tricycles* qui parcourent la ligne de la rue du Bac, ont journellement l'occasion de voir ce jeune homme suivre ces voitures à la course, en s'adressant à la libéralité des voyageurs citadins. Au lieu d'un bras artificiel, il porte à la main qui lui reste un long bâton doré qu'il tient horizontalement devant lui, non pas par le milieu, mais de manière qu'un plus grand bout soit dirigé vers le membre amputé.

4° De l'avant-bras, dans l'articulation du coude. — Cette opération, pratiquée autrefois, a été long-tems négligée par les chirurgiens, et beaucoup d'entre eux préfèrent l'amputation dans la continuité du bras. Pour la pratiquer Brasdor avait imaginé un procédé difficile, qui consistait à ouvrir l'articulation par sa partie postérieure et à terminer par un lambeau taillé aux dépens des chairs de la partie supérieure et antérieure de l'avant-bras. M. Dupuytren, frappé de l'importance qu'il y a pour les malades de conserver au membre supérieur le plus de longueur possible, a substitué avec avantage la désarticulation du coude à l'amputation du bras toutes les fois que l'état de cette articulation et des chairs le lui a permis. Voici comment il procède :

L'avant-bras étant au tiers fléchi, un couteau droit, à double tranchant, est enfoncé transversalement au-devant de l'articulation, de l'une à l'autre des tuberosités de l'humérus, et sert à tailler un lambeau avec les chairs de la partie supérieure et antérieure de l'avant-bras.

Ce lambeau étant relevé, la capsule articulaire et les ligamens latéraux sont coupés d'un
second coup, et il termine l'opération en sciant
l'olécrâne d'avant en arrière.

L'artère brachiale n'est pas coupée dans
cette amputation, mais seulement ses divisions
radiale et cubitale. On en fait promptement
la ligature, ainsi que de quelques branches
musculaires et récurrentes qui fournissent du
sang.

Les vaisseaux ouverts étant liés, le lambeau
doit être replié d'avant en arrière sur l'extre-
mité inférieure de l'humérus et maintenue
dans cette situation par de longs emplâtres
agglutinatifs.

Ainsi pratiquée dix ou douze fois par le professeur, cette opération a été suivie d'un plein
succès. Elle présente l'avantage toujours très
grand de conserver plus de longueur au membre, et alors on gagne beaucoup à couper
l'olécrâne avec la scie, parce que, fixée à la
cicatrice, cette apophyse continue à fournir
une attache solide au muscle triceps brachial.

M. Dupuytren ne néglige de recourir à cette
manière d'amputer que quand il reste trop

peu de parties molles saines pour former un lambeau antérieur qui puisse recouvrir les condyles de l'humérus. Dans ce cas, il exécute le procédé circulaire de la manière suivante :

L'avant-bras doit être à demi-fléchi et le chirurgien placé au côté externe du membre. Une première incision est faite à trois travers de doigt au-dessous des condyles de l'humérus et comprend les tégumens ainsi que l'aponèvrose. Ces parties sont aussitôt relevées par un aide, et d'un second coup le chirurgien divise au niveau de leurs bords les fibres musculaires jusqu'aux os. En remontant un peu le long de ceux-ci et en détachant les parties molles de leur surface, on arrive à la jointure, qui doit être ouverte par la section de ses ligamens latéraux et de la partie antérieure de la capsule. Le couteau pénètre alors sans difficulté entre les os , et l'opération est achevée, comme dans le cas précédent , par la section de l'olécrâne que la scie divise aisément.

5º Du bras et de la cuisse. — Nous réunissons dans le même paragraphe les amputations de ces deux membres, afin d'éviter, par la suite, des répétitions, attendu que 1° la structure

de l'un a beaucoup d'analogie avec celle de
l'autre : ils sont en effet tous les deux formés
d'un seul os, autour duquel sont rangés des
muscles dont les intérieurs lui sont adhérens,
tandis que les extérieurs parcourent sa longueur sans s'y attacher ; et que 2° les procédés
opératoires, soit circulaires, soit à lambeaux,
sont les mêmes dans les deux cas. Les méthodes adoptées par M. Dupuytren pour cette
amputation sont celles que nous avons déjà
décrites précédemment en parlant de ses
procédés en général (*V*. p. 297); nous n'y reviendrons pas, mais nous ajouterons ici quelques considérations particulières.

Il n'est aucun point de la continuité du bras
ou de la cuisse où l'on ne puisse amputer au
besoin, car il n'existe pas ici de lieu d'élection ;
la maladie qui exige l'opération trace seule
par ses limites le point sur lequel il faut porter
l'instrument tranchant. Mais, règle générale,
on doit amputer le plus bas possible, c'est-à-
dire, le plus près possible du coude ou du
genou, parce que plus le moignon reste long,
plus il peut rendre de services. Lors même
que la maladie exige que le bras soit amputé
à sa partie supérieure, il est très facile de le

faire sans pratiquer deux incisions longitudi-
nales pour avoir un lambeau de la forme d'un
trapèze, ainsi qu'on l'a recommandé, mais en
suivant simplement les règles que nous avons
établies pour le procédé circulaire. Les instrumens dont l'appareil doit être fourni sont,
dans les deux cas, un couteau à un seul tranchant et de longueur médiocre, un bistouri
droit, une scie, une compresse fendue à deux
chefs, des ligatures, des pinces et les objets
propres au pansement.

Pour la cuisse, le malade étant couché sur
un plan horizontal et sur le bord d'un lit, ou
sur une table garnie convenablement, un aide
s'empare du membre sain et l'écarte de celui
qui est malade. Un autre aide, placé du côté de
ce dernier, suspend la circulation du sang dans
l'artère crurale, en la comprimant au pli de
l'aîne sur le corps du pubis; un troisième aide
embrasse de ses deux mains le membre au-
dessus du point où il doit être amputé; c'est
celui qui doit relever les chairs et la peau.
Il doit se placer de manière à ce que l'aide,
chargé de la compression de l'artère, puisse
suivre l'opération et s'apercevoir le premier
des défauts de la compression qu'il exerce.

Un quatrième soutient la partie du membre qui doit être séparée, et se chargera d'appliquer les ligatures. Enfin, un cinquième placé derrière l'opérateur et un peu à sa droite, est chargé des appareils d'instrumens et de pansement, et doit donner à celui-ci, au fur et à mesure, les objets dont il a besoin. Tout étant ainsi disposé, l'opérateur tient le membre dans une direction horizontale, et procède à l'opération de la manière décrite. Pour le bras, le malade est assis sur une chaise solide, garnie d'alèzes, ou sur le bord d'un lit.

L'amputation est bien faite lorsque la plaie représentant un cône creux de deux pouces au moins de profondeur, et au sommet duquel on rencontre l'os, il reste assez de peau pour qu'elle puisse facilement recouvrir tout le moignon et se rejoindre de chaque côté, en formant une plaie longitudinale dirigée d'avant en arrière. Elle est mal faite quand l'os fait saillie, que la peau est trop courte pour recouvrir la totalité du moignon, ou que, trop longue, elle s'applique à elle-même en formant une espèce de *moue*, derrière laquelle il reste des vides qui peuvent servir de réceptacle aux liquides qui s'écoulent de la surface des chairs divisées. Lorsqu'après l'opération, on veut réunir les bords de la plaie, il convient de les rapprocher d'un côté à l'autre, et de placer les extrémités des ligatures à l'angle postérieur de la division. Au bras, ce mode est d'une application plus facile encore, et d'un effet plus assuré qu'à la cuisse.

Ainsi, au bras et à la cuisse, comme sur toutes les régions où M. Dupuytren applique sa méthode circulaire, il faut distinguer deux temps dans la division des parties molles, l'un comprenant la section des tégumens et des chairs superficielles, l'autre la section des chairs profondes ou adhérentes aux os, tems par lequel il détache ces adhérences et obtient par le retrait successif des chairs, la dénudation de l'os dans une étendue considérable, qui peut aller jusqu'à cinq et six pouces, comme nous l'avons dit. C'est pour n'avoir pas compris ce procédé qu'un chirurgien de Genève, M. Maunoir, a eu la grosse bonhommie de croire que l'un des premiers chirurgiens de notre époque se bornait simplement à couper d'un seul coup peau et chairs jusqu'à l'os, puis à scier celui-ci au niveau de cette section, ne laissant ainsi aucune partie pour couvrir le moignon !... C'est encore par erreur sans doute qu'un recueil de médecine en rapportant l'histoire d'un malade amputé par M. Dupuytren, ajoute qu'il emploie constamment ce procédé (celui que nous avons décrit) *chez les personnes d'une grande maigreur.* Quelle que soit la corpulence des individus, le procédé ne saurait varier : c'est celui que le professeur applique généralement et dans tous les cas.

6° Du bras, dans l'articulation scapulo-humérale. — Les procédés assez nombreux par lesquels on exécute aujourd'hui la désarticulation de l'épaule, se rattachent tous à quatre méthodes générales : dans la première, on fait un lambeau externe et un interne ; suivant la seconde, on fait un lambeau antérieur et un postérieur. Ces deux méthodes sont suivies par la généralité des praticiens. Cependant des hommes de mérite en ont proposé et appliqué deux autres, dont l'une est l'amputation circulaire (Sanson), et la dernière la méthode ovalaire (Scoutetten). Il est un point important à remarquer ici, c'est qu'il n'est guère possible d'avoir, pour l'ablation du bras, un procédé invariable et déterminé pour tous les cas qui se présentent, parce que la plupart des lésions qui exigent cette mutilation ont altéré ou même détruit, dans une étendue plus ou moins grande, les parties molles entourant l'articulation, de telle sorte que le chirurgien est bien obligé de varier ses procédés suivant l'exigence des cas et de former des lambeaux où il en trouve. Aussi M. Dupuytren en a-t-il imaginé deux principaux donnant à chacun la préférence suivant les indications que la maladie présente. Par le premier, il a appliqué à cette opération le principe par lui établi pour former le lambeau dans le premier tems de la résection de la tête de l'humérus. Voici en quoi il consiste :

Le membre étant écarté du tronc, l'opérateur soulève d'une main le deltoïde et les parties qui recouvrent extérieurement l'humérus, et glissant de l'autre d'avant en arrière un couteau à amputation sous ces parties, en rasant l'os, immédiatement au-dessous de l'acromion, il taille d'un seul coup le lambeau externe, que Lafaye formait à l'aide de trois incisions et d'une dissection non exempte de douleurs. Ce lambeau étant relevé par un aide, et l'articulation ainsi découverte, il

coupe les tendons et la capsule articulaire. Le
plein du tranchant est alors porté au-devant
de la tête de l'humérus, entre elle et les chairs
qu'il détache de haut en bas jusqu'auprès des
insertions inférieures des muscles grand-dor-
sal, grand-rond et grand-pectoral. Arrivé là,
Lafaye s'arrêtait pour lier l'artère ; M. Dupuytren la fait au contraire comprimer par un
aide qui saisit toute l'épaisseur du lambeau,
et, sans désemparer, termine l'opération en
coupant près de leurs attaches les tendons des
muscles qui forment les bords de l'aisselle, et
la peau.

L'opération ainsi exécutée ne dure que quelques secondes, et elle fournit une plaie plus
propre, qui se prête beaucoup mieux à une
réunion exacte et à une guérison rapide, que
celle qui résulte d'autres procédés analogues
admis par quelques chirurgiens. Néanmoins,
on doit remarquer que de cette manière l'un
des lambeaux se trouve placé en dehors, et
l'autre en dedans. Cette circonstance offre
quelques inconvéniens, et malgré les nombreux succès que le professeur a obtenus par
ce procédé, il ne l'emploie que dans les cas
où l'altération des tissus ne lui permet pas d'a-

voir recours à celui que nous allons décrire.

Dans ce second procédé, M. Dupuytren forme les lambeaux aux dépens des parties molles des régions antérieure et postérieure de l'épaule. Le bras étant relevé jusqu'à former un angle droit avec le tronc, le talon d'un couteau interosseux est porté au-dessous et un peu en avant du sommet de l'acromion. De là, l'opérateur coupe d'un seul trait et d'une main assurée, toutes les chairs qui forment la partie postérieure de l'épaule, jusques et en y comprenant le bord postérieur de l'aisselle. Cette première section forme un lambeau qui, étant relevé, laisse à découvert la partie postérieure de l'articulation. Le coude est alors incliné en avant contre le thorax, et sur la tête de l'humérus rendue saillante par ce mouvement, on incise les tendons et la capsule articulaire; l'os est luxé; l'instrument, après en avoir contourné la tête d'arrière en avant, est ramené de haut en bas le long de son côté antérieur pour former le second lambeau, que l'opérateur achève de détacher après qu'un aide, l'ayant saisi à sa base, a suspendu le cours du sang en comprimant avec les doigts l'artère qu'il renferme. Pour exécuter ce procédé, le chirurgien, placé derrière le malade, doit tenir le couteau de la main droite, pour opérer sur l'épaule gauche, *et vice versâ*. S'il n'est pas ambidextre, il se place au devant du malade pour opérer le côté droit, et commence par le lambeau antérieur.

Ce procédé est sans contredit le plus simple, le plus facile et le plus avantageux que l'on connaisse, et il est considéré comme tel par tous les praticiens qui ne se laissent pas éblouir par des intérêts d'amour-propre. Les deux lambeaux, en effet, dont il s'agit sont étendus dans la direction du diamètre le plus long de la plaie, leur mutuelle apposition est aussi exacte que simple et facile. Rassemblées en un faisceau dirigé en bas, les ligatures forment une espèce de conducteur et de gouttière que suit le pus dans son écoulement au dehors. La cicatrice qui résulte de l'opération est linéaire, fort peu étendue et toujours promptement formée. On n'a presque jamais à craindre les abcès axillaires fréquemment observés dans l'autre méthode. Enfin, bien qu'il ait beaucoup d'analogie par ses résultats avec celui de M. Larrey, il a encore sur celui-ci l'avantage de pouvoir être exécuté avec beaucoup plus de promptitude.

Le fait dont nous allons donner l'histoire justifie les considérations émises au sujet des procédés opératoires que nous venons de décrire. Un jeune homme de vingt à vingt-deux ans, cuisinier, éprouva, il y a six ans, une douleur sourde, de la gêne dans l'articulation de l'épaule droite. Le mal persista, les douleurs augmentèrent et il avait beaucoup de peine à élever le bras, à le porter vers la tête, à soulever quelque chose. Mais depuis six ou sept mois la maladie a fait de grands progrès qu'il attribue à une intempérie prolongée à laquelle il a été exposé. A son arrivée à l'hôpital, les mouvemens du bras, volontaires ou imprimés par une main étrangère, quelque légers qu'ils fussent, étaient impossibles à cause des douleurs horribles qu'ils déterminaient. Le malade éprouvait en outre des douleurs permanentes qui ne lui laissaient de repos ni jour ni nuit. Plusieurs foyers purulens s'étaient formés et l'épaule était considérablement tuméfiée. Nous avons fait aussitôt l'ouverture de l'abcès et il s'en écoula une grande quantité de pus qui ne présentait pas néanmoins les caractères du pus provenant d'os cariés. Serait-il seulement répandu autour de l'articulation, et celle-ci serait-elle intacte? nous ne le pensons pas : nous sommes convaincu que les surfaces articulaires sont profondément atteintes par la carie ; mais il nous est impossible de dire si elle a borné ses effets à la tête de l'humérus, ou si elle les a étendus à la cavité glénoïdale, bien que nous soyons très porté à croire à cette dernière supposition. Quoiqu'il en soit, l'amputation de l'article est la seule ressource qui reste à ce malade; et de plus il y a urgence à la pratiquer le plus tôt possible, car il est d'une maigreur très-considérable, la suppuration est fort abondante, il s'affaiblit de jour en jour, il est accablé par une fièvre continue très forte, et il réclame lui-même avec instances l'opération pour être délivré des douleurs atroces qu'il éprouve. Il est à remarquer que l'artère axillaire a été déplacée par le gonflement prodigieux des parties environnantes. L'opération offrira sans doute de grandes difficultés à cause des douleurs affreuses que le moindre mouvement du bras détermine ; il est probable que le malade aura des syncopes, et Dieu veuille qu'il ne suc-

combe pas entre nos mains ou qu'il ne sur-
vienne pas quelque hémorrhagie dont nous ne
puissions nous rendre maître.

Le jour fixé pour l'opération (3 juin 1833),
on dirait le malade ranimé par l'espoir de
toucher au terme de ses souffrances, l'aspect
de sa physionomie est plus satisfaisant, il est
bien décidé à la supporter, et, sous le rapport
moral au moins, il paraît dans des conditions
favorables. Avant d'y procéder M. Dupuytren
examine les trois questions de savoir : 1° lequel
de ses deux procédés il choisira; 2° Si, dans
le cas où la tête seule de l'humérus serait atteinte par la carie, il devra se borner à en faire
la résection; 3° quelle position il conviendra
de donner au malade. Quant au procédé, il
ne pouvait y avoir d'incertitude. Les tégumens
étaient intacts et rien ne s'opposait à ce qu'il
procédât par sa méthode de prédilection, celle
qu'il a constamment employée avec succès
après les journées de juillet et de juin, qui
lui a toujours le mieux réussi et qui consiste,
comme on le sait, à former deux lambeaux
dont l'un antérieur et l'autre postérieur. Nous
avons déjà donné les motifs de sa supériorité
sur toutes celles proposées jusqu'à ce jour;

mais nous devons ajouter qu'elle n'entraîne pas
la nécessité de relever le premier lambeau,
ce qui en simplifie encore l'exécution, et en
outre, circonstance fort importante, qu'elle
peut être appliquée dans les cas mêmes où l'on
ne pourrait imprimer aucune espèce de mouvement au bras. Relativement à la deuxième
question, le professeur ne pense pas que la
simple résection de la tête de l'humérus, dans
le cas où elle serait seule affectée de carie,
puisse remédier aux lésions existantes. Cependant, comme il lui sera facultatif de modifier
l'opération suivant l'occurrence, il se réserve
de le faire, s'il y a lieu, et c'est encore là un des
avantages du procédé par lui adopté. Enfin
il conviendrait assurément beaucoup mieux,
pour l'opération, que le malade fût assis sur
une chaise ; mais son état de faiblesse et de
souffrance exige qu'il soit couché sur un lit.

Après ces considérations, le malade apporté
à l'amphithéâtre est soumis à l'opération et
montre beaucoup plus de résignation et de
courage qu'on ne s'y attendait ; à peine a-t-il
fait entendre quelques gémissemens pendant
tout le tems de l'opération qui, du reste,
malgré les difficultés, a étonné les specta-

teurs par sa grande simplicité et son extrême rapidité. Aucune ligature n'a été faite avant qu'elle ne fût terminée; un aide instruit, M. Brun, comprimait l'artère brachiale avec les doigts sur la clavicule; on avait acquis la certitude de l'efficacité de cette compression en s'assurant de la suppression totale des battemens de ce vaisseau, avant de commencer l'opération, battemens que la maigreur du sujet permettait de distinguer parfaitement. Un autre aide se tenait prêt à saisir et a saisi en effet à pleine main le dernier lambeau au moment où il fut détaché pour comprimer aussi le bout de l'artère avec le pouce. Il ne s'en est pas écoulé une seule goutte de sang. La ligature en étant faite, on supprime la compression, et il n'y a pas la moindre hémorrhagie par l'artère axillaire ; mais un jet de sang très volumineux s'échappe par une artère de second ordre, dont le calibre avait été singulièrement augmenté par la maladie. On la lie aussitôt, ainsi que plusieurs autres artérioles, et le malade est reporté dans son lit.

La plaie n'a pas été pansée immédiatement. On sait que M. Dupuytren a pour habitude de

laisser écouler plus d'une heure avant de procéder à ce pansement, afin d'être en mesure
de s'opposer immédiatement aux hémorrhagies consécutives, s'il en survient, et de n'être
pas obligé pour cela de lever l'appareil. Le
pansement a été fait ensuite par deuxième
intention : nous verrons plus loin, en traitant
du pansement en général après les amputations, quels sont les principes du professeur
sur ce sujet.

Le malade repose une partie de la nuit suivante ; le lendemain, il est calme et demande
à prendre quelque nourriture : on lui accorde
du bouillon coupé. Les douleurs sont fort peu
intenses et n'ont rien de comparable à celles
qu'il éprouvait auparavant. Il n'était survenu
aucun accident. Le cinquième jour, état satisfaisant ; mais il avait été pris pendant la
nuit d'un léger dévoiement ; on ne sait si on
doit l'attribuer aux suites de l'opération ou à
des alimens qu'on lui aurait apportés du dehors
la veille, jour d'entrée publique.

Le malade continua à bien aller pendant
plusieurs jours encore, mais ensuite une série
de maux est venue l'accabler à la fois. Le
moignon de l'épaule n'a pas été pris d'une in-

flammation réactionnaire violente ; mais le dévoiement a persisté et augmenté ; des douleurs fortes se sont fait sentir aux testicules et le long des cordons spermatiques et ont été suivies de signes manifestes de catarrhe de la vessie, puis d'une rétention d'urine et de besoins très fréquens d'uriner, occasionant de très vives douleurs ; nous l'avons sondé et le liquide évacué était surchargé de matière purulente ; enfin le malade éprouva une oppression, une difficulté de respirer considérables. Nous avons vainement combattu l'engorgement des cordons spermatiques par les antiphlogistiques, les sangsues, les cataplasmes, etc.; des foyers purulens se sont formés, il a fallu les ouvrir et la suppuration y est abondante. Cette multitude de maux qui se sont adjoints à la maladie principale nous fait désespérer de la guérison de ce malheureux.

Voyez en effet que de causes de destruction agissent sur lui, que de nombreuses pertes il a à supporter ! pertes par la suppuration de la vaste plaie qui résulte de l'amputation ; par le dévoiement qui persiste et que nous ne pouvons arrêter ; par la suppuration des foyers situés dans l'épaisseur des cordons spermatiques; enfin par la sécrétion purulente de la vessie! et ce n'est pas tout, il est encore survenu une affection de la poitrine. Il est impossible qu'un homme, déjà si affaibli moralement et physiquement par de longues et cruelles souffrances, dont la constitution a reçu de profondes atteintes de la maladie elle-même, puisse résister à tant de maux. — Il est tombé en effet tout-à-coup comme dans une sorte d'anéantissement, et il est mort le 27 juin, après deux jours d'agonie.

Amputations et désarticulations des membres abdominaux.

1° Du gros et du petit orteils, dans la continuité du premier et du cinquième métatarsiens. L'amputation du gros orteil se pratiquait généralement dans son articulation métatarsophalangienne. Ce procédé était suivi de plusieurs inconvéniens graves : la tête du premier métatarsien forme, après l'opération, à la partie interne du pied, un angle très-saillant qui rend fort difficile le recollement des lambeaux, et par conséquent la cicatrisation très-

longue à se faire. Mais, en outre, après la guérison, la chaussure n'étant plus soutenue par
la continuité de l'orteil, presse plus fortement
sur cette tête de l'os ; ou bien celle-ci heurte
à chaque instant contre tous les objets que le
pied rencontre ; de là une irritation sans cesse
renouvelée, et souvent des excoriations très
incommodes, permanentes, qui peuvent aller
jusqu'à la désorganisation des parties molles
et à la carie de l'os. Par ces motifs, M. Dupuytren, au lieu de désarticuler l'orteil, pratique
l'amputation dans la continuité du premier
métatarsien. On oppose à ce procédé, dit le
professeur, et non sans raison, j'en conviens,
l'utilité de la tête de cet os qui, après l'enlèvement de l'orteil, offre au métatarse et à tout
le pied un large point d'appui en dedans et en
avant, et l'on a même avancé que son ablation entraîne toujours le renversement du pied
en dedans. Certes, ce renversement est en
effet un inconvénient ; et s'il était constant,
comme on le dit, nous n'hésiterions pas à rejeter notre manière d'opérer. Mais cela n'est
point ; car, pour nous, nous ne l'avons jamais
observé après les opérations de ce genre que
nous avons faites. Dans tous les cas, s'il a lieu

quelquefois, on doit se rappeler qu'il serait
facile d'y remédier en faisant porter au malade une chaussure dont la semelle serait beaucoup plus épaisse en dedans qu'en dehors.
Voici comment M. Dupuytren procède à
cette opération.

Le malade étant couché sur un lit et assujéti
par des aides, un lambeau interne est taillé
aux dépens des chairs placées en dedans du
premier métatarsien, par une incision supérieure et interne commençant derrière la tête
du métatarsien et finissant près de l'articulation du gros orteil, par une seconde incision
tout-à-fait semblable, pratiquée à la face plantaire, et enfin par une troisième incision perpendiculaire aux deux premières, qui est faite
à leur extrémité antérieure et qui les réunit.
Le lambeau externe est formé par deux autres
incisions, également dorsales et plantaires,
faites entre le premier et le second métatarsien. Les lambeaux sont relevés, l'os est isolé
et dénudé de ses chairs à sa partie antérieure
jusqu'à une certaine distance derrière sa tête.
Une attelle en bois étant glissée dans l'espace
interosseux, afin de préserver les chairs de
l'action de la scie, le premier métatarsien est

divisé très-obliquement de dedans en dehors
et d'arrière en avant.

Le même procédé est applicable au cinquième os du métatarse, si sa partie antérieure était cariée, ou s'il existait une maladie
qui exigeât l'extirpation de la totalité de l'orteil.

L'affection qui nécessite le plus fréquemment l'amputation du gros orteil est une tumeur blanche avec carie de son articulation
métatarso-phalangienne. Tantôt le mal est
borné à la phalange de l'orteil ou à sa surface
articulaire, tantôt il se prolonge sur la surface articulaire et même au corps du métatarsien, dont les cartilages sont quelquefois
détruits. On conçoit donc que le mode opératoire que M. Dupuytren a adopté par élection
et par des considérations physiologiques, peut
être quelquefois rendu indispensable par la
nature des lésions. L'histoire du fait suivant,
qui a offert quelques particularités intéres-
santes sous le rapport des phénomènes pathologiques et sous le rapport de l'opération, mérite d'être rapporté.

Une jeune fille de vingt ans environ, assez
forte et assez bien constituée, était atteinte

depuis plusieurs années d'une tumeur blanche à l'articulation du premier métatarsien avec la phalange du gros orteil. Plusieurs fistules existaient autour de cette articulation qui était extrêmement tuméfiée, et fournissaient une grande quantité de pus de mauvaise nature. La peau qui la recouvrait était enflammée ; les orifices fistuleux conduisaient jusque dans l'intérieur de l'article et dans ses environs ; on sentait l'os à nu, rugueux, inégal et évidemment carié. La malade entra à l'Hôtel-Dieu dans les premiers jours de novembre 1829. M. Dupuytren lui proposa aussitôt l'amputation comme seul moyen de guérison ; mais elle s'y refusa long-tems.

Sur ces entrefaites, un érysipèle phlegmoneux se déclara au pied, gagna la jambe, puis la cuisse, et se termina dans plusieurs points par une suppuration à laquelle on dut ouvrir plusieurs issues. Malgré l'amélioration obtenue par ces ouvertures et un traitement convenablement dirigé, il subsistait toujours une inflammation chronique, accompagnée d'un empâtement général du membre inférieur. Ces accidens avaient eu sans doute pour cause, du moins occasionelle, la tumeur blanche de l'articulation. La malade se décida enfin à l'opération, et M. Dupuytren procéda, le 24 novembre, à l'enlèvement du gros orteil et à la résection du premier métatarsien par le procédé que nous venons de décrire.

L'opération fut faite en très peu de tems. Suivant l'usage général introduit à l'Hôtel-Dieu par le professeur pour toutes les opérations, la plaie ne fut pansée qu'une heure après. On lia quelques vaisseaux qui fournissaient du sang; on rapprocha les lambeaux avec des bandelettes agglutinatives. Il est à remarquer que les chairs dont ils étaient formés, n'étaient pas toutes exemptes d'altération, d'inflammation chronique et même d'un certain degré de dégénérescence lardacée. Cependant M. Dupuytren ne jugea pas à propos de les retrancher. Aucun accident nerveux, hémorrhagique ou inflammatoire ne vint entraver la guérison. Le surlendemain, les restes de l'inflammation et de l'empâtement qui existaient à la cuisse et à la jambe, étaient presque entièrement dissipés. La guérison était complète trente-quatre jours après l'opération.

Ainsi, vous remarquez dans ce fait, dit le professeur, un foyer de suppuration autour de

la principale articulation de l'orteil, une carie de la première phalange, un commencement de dégénération carcinomateuse des
parties molles environnant l'article et l'extrémité du premier métatarsien, enfin une inflammation phlegmoneuse consécutive que l'on
ne saurait attribuer qu'aux progrès de la lésion
primitive. Vous remarquerez encore que, loin
d'exaspérer cette inflammation phlegmoneuse
qui s'était emparée de tout le pied, de la jambe
et même de la cuisse, la destruction du foyer
de suppuration et de la carie l'a fait disparaître rapidement, et il est permis de croire
qu'elle ne serait pas survenue si la malade eût
consenti plus tôt à l'amputation. Quant à la
conservation d'une certaine quantité de chairs
malades que l'on a fait entrer dans la composition des lambeaux, la conduite de M. Dupuytren, dans cette circonstance, pourrait
paraître de prime abord en opposition avec le
principe généralement admis et par lui si
hautement proclamé dans les opérations en
général, d'enlever tout ce qui paraît participer au mal. Mais d'abord il ne faut pas oublier
qu'il n'y avait ici qu'un commencement de dégénérescence, et que si la transformation lar

dacée avait été complète, ces parties auraient dû nécessairement être enlevées ; en second lieu, les principes les plus vrais, les mieux établis par les faits, ont leurs exceptions, et le chirurgien doit s'incliner devant l'expérience. Déjà Moreau de Bar, M. Champion et d'autres chirurgiens qui se-sont beaucoup occupés de résection, avaient reconnu que les chairs malades qui entourent les os cariés, peuvent, par le seul effet de l'opération ou par le secours d'une médication appropriée, revenir à leur état naturel. M. Dupuytren a eu plusieurs fois l'occasion de constater lui-même ce fait important, et c'est ce qui l'a décidé à agir ainsi dans cette circonstance.

2° Des quatre orteils du milieu. Nous rappellerons seulement, à l'égard de ces parties, que lorsque ces orteils sont affectés de maladie qui s'étend jusqu'à leur articulation méta-tarso-phalangienne, M. Dupuytren leur applique le procédé suivant lequel il emporte les doigts médius et annulaire, lorsqu'il veut retrancher en même tems les têtes des os du métacarpe qui les supportent. Mais on avait établi en principe que, pour ces orteils, il est constamment préférable de les amputer à leur articulation métatarso-phalangienne, que dans les articulations de leurs phalanges. Cette opinion n'est pas admise par le professeur, du moins pour la généralité des cas ; il a observé que cette opération est suivie d'accidens souvent fort graves, qui peuvent même quelquefois devenir mortels : on peut en citer plusieurs exemples. Aussi, y a-t-il renoncé, et, suivant la nature des lésions qui réclament l'amputation, ou il transporte celle-ci sur l'extrémité antérieure des métatarsiens, comme nous venons de le dire, ou il pratique la simple ablation de l'une des deux dernières phalanges. De cette manière, dit-il, on rend l'opération infiniment moins dangereuse ; et les deux dernières phalanges étant ordinairement seules le siége du mal, elle suffit pour atteindre le but que l'on se propose.

C'est ainsi qu'il a modifié le traitement de la courbure ou rétraction permanente du second orteil, dont nous avons décrit les caractères ailleurs (page 272), lorsqu'elle dépend de la mauvaise direction de ses deux dernières phalanges et nullement d'une affection de l'aponévrose plantaire. Tous les efforts des gens de l'art pour obtenir le redressement de l'orteil ainsi dévié, avaient été jusqu'à présent sans résultat, et ils n'avaient pas cru trouver un meilleur moyen de mettre un terme aux incommodités et aux souffrances des malades, que d'avoir recours à l'amputation de l'orteil en totalité, c'est-à-dire dans son articulation méta-tarso-phalangienne. Nous avions omis de dire que cette maladie, lorsqu'elle n'est pas congéniale, paraît dépendre principalement de l'usage des chaussures trop courtes et trop étroites, sur-tout chez les individus qui ont le second orteil d'une longueur démesurée, comme on en rencontre assez fréquemment.

Depuis le commencement de cette année (1833), M. Dupuytren a fait à l'Hôtel-Dieu plusieurs opérations de ce genre pour cette espèce de déformation du second orteil, qui rendait la marche presque impossible aux malades. Le succès a été complet. Au bout de quelques jours la plaie était tout-à-fait guérie et les malades marchaient sans difficulté et sans douleur.

Le procédé opératoire est le même que pour l'amputation des doigts dans leurs articulations phalangiennes, c'est-à-dire qu'au lieu de faire des lambeaux latéraux, comme pour l'amputation métatarso ou métacarpo-phalangienne, on pratique un lambeau inférieur à la face plantaire de l'orteil , et un lambeau supérieur pris sur sa face dorsale; mais de manière que le lambeau inférieur soit plus long et puisse s'appliquer sur la plus grande partie de la plaie. On conçoit que cette disposition a pour but d'éviter que la cicatrice soit foulée sur la semelle de la chaussure ou sur le sol , dans la marche ou dans la station.

3° Des cinq métatarses , dans leur articulation tarso-métatarsienne (*amputation* dite *partielle du pied*).—Chopart avait imaginé de pratiquer l'amputation partielle du pied dans la seconde rangée du tarse , c'est-à-dire dans la ligne articulaire qui unit le calcanéum et l'astragale au cuboïde et au scaphoïde. Mais ni lui , ni ses imitateurs n'avaient calculé les graves inconvéniens et les dangers que cette opération entraîne. Chacun sent combien il importe de ménager le plus qu'il est possible un organe aussi utile , aussi nécessaire que le pied. On sait que sa partie postérieure, formée par le talon et les os du tarse , présente une surface sur laquelle repose principalement le poids du corps. Or, par la méthode de Chopart, c'est-à-dire par l'ablation d'une partie du tarse, on enlève au malade le point d'appui dont il a besoin pour la marche et pour la station ; de sorte que tout le membre abdominal lui devient fort incommode et presque complétement inutile. Mais, en outre, les attaches des muscles jambiers antérieur et postérieur, antagonistes des jumeaux et du soléaire , se trouvant divisés, il en résulte un renversement considérable du pied en arrière. Enfin , M. Dupuytren a souvent observé des accidens inflammatoires et nerveux très fâcheux, survenus à l a suite de cette amputation pratiquée sur des articulations d'un mécanisme fort compliqué et à surfaces très inégales. Telles sont les considérations principales pour lesquelles le professeur a complétement rejeté cette méthode et admis pour règle générale, 1° que l'amputation partielle du pied dans les articulations tarso-métatarsiennes est infiniment préférable ; 2° que l'on ne doit porter l'instrument tranchant plus en arrière que lorsque la nature des lésions l'exige impérieusement.

Du reste, l'importance qu'il y a à conserver au pied le plus d'étendue possible, et les inconvéniens d'une conduite contraire, paraissent avoir été compris très anciennement par les chirurgiens ; car déjà ceux du moyen âge avaient imaginé d'emporter isolément sa partie antérieure ; mais on rejeta avec raison les moyens barbares qu'ils employaient pour cette opération. Quant à l'amputation dans l'articulation tarso-métatarsienne, on en fait remonter l'origine jusqu'en 1720. Ce qu'il y a de certain, c'est qu'elle a été exécutée par Percy, en 1789, par Hey, en 1799, et que M. Sanson, chirurgien en second de l'Hôtel-Dieu de Paris, l'a vu pratiquer, en 1813, par un chirurgien militaire, qui voulait et croyait opérer d'après la méthode de Chopart. Mais ce n'est que depuis 1815, qu'elle a été méthodiquement décrite et établie sur des règles fixes, qui sont généralement connues.

4° De la jambe.—Pour l'amputation de la jambe, comme pour celle du bras, M. Dupuytren emploie de préférence et presque exclusivement la méthode circulaire. Le lieu où il convient de la pratiquer n'est point abandonné au choix arbitraire de l'opérateur : la forme, la structure et les usages de cette partie l'indiquent impérieusement. C'est toujours au point de jonction du tiers supérieur de la jambe avec ses deux tiers inférieurs, qu'elle doit être pratiquée, si l'on veut conserver au moignon la mobilité que lui procurent les tendons des muscles fléchisseurs qui descendent jusques-là. Mais il faut bien remarquer qu'il s'agit ici du lieu où l'on doit faire la section des os, et nullement de celui où il convient de porter l'instrument tranchant pour diviser les parties molles ; cette distinction est applicable, du reste, à toutes les amputations. A la jambe comme au bras, à l'avant-bras et à la cuisse, le point où l'on devra pratiquer l'incision circulaire des tégumens sera calculé d'après l'épaisseur des parties chez chaque malade. En général, c'est à deux pouces au-dessous du lieu où les os doivent être sciés, que la section des tégumens doit être faite. Mais, toutes choses égales d'ailleurs, on doit conserver plus de peau dans l'amputation de la jambe que dans celle de la cuisse, parce que les muscles sont moins rétractiles, et que les chairs soutenues par deux os sont moins faciles à affaisser vers le centre du moignon.

La règle que nous venons d'établir est basée sur divers motifs : nous avons déjà parlé de la

nécessité de conserver la mobilité du moignon.
Mais, en outre, si l'on amputait au-dessus du
lieu indiqué, on tomberait sur les vaisseaux
poplités et sur l'articulation péronéo-tibiale
supérieure ; plus bas, on laisserait au moignon
une longueur inutile et fort gênante pour la
marche. Tout le monde est d'accord aujour-
d'hui sur les défauts et les inconvéniens du procédé de Ravaton, consistant à amputer le plus
bas possible et enfermer ensuite le moignon
dans une bottine creuse et conique. Elle l'ulcère facilement et réduit les malades à garder
le lit ; ou, s'ils portent une jambe de bois, ils
éprouvent des ébranlemens douloureux et se
heurtent contre tous les corps qu'ils rencontrent. Cependant les lésions de la jambe remontent quelquefois très haut, et alors, ou il
faut l'amputer au-dessus du point d'élection,
ou amputer la cuisse à sa partie inférieure. Ce
dernier parti a beaucoup d'inconvéniens: pour
les éviter, on porte aujourd'hui la scie, suivant
le procédé de M. Larrey, jusque dans l'épaisseur des condyles du tibia, et on emporte ensuite la portion restante du péroné. On doit
avoir soin de respecter l'attache inférieure du
ligament rotulien, afin que le malade puisse

fléchir le genou et marcher sur une jambe de bois, qui est d'un usage beaucoup plus facile et plus sûr que le cuissard.

Le procédé opératoire tel que le pratique M. Dupuytren, se compose des tems suivans : 1º incision circulaire des tégumens; 2º section circulaire des muscles et autres parties jusqu'aux os; 3º division des muscles et organes fibreux adhérens et interosseux; 4º placement de la compresse à trois chefs; 5º incision circulaire du périoste; 6º enfin division des os par la scie.

Les chirurgiens se sont beaucoup occupés de trouver une *méthode à lambeaux* qui pût être appliquée à la jambe. Depuis qu'elle avait été imaginée par un opérateur anglais nommé Lowdham, en 1679, et décrite par Verduin, qui l'a fait connaître, elle a été successivement corrigée et modifiée par Garengeot, Lafaye et O. Halloran. Depuis long-tems les chirurgiens les plus habiles l'avaient proscrite de la pratique, lorsqu'un professeur à la faculté de Paris a cherché, mais en vain, il y a quelques années, à la faire revivre. M. Dupuytren n'en fait jamais usage, que nous sachions; mais il a pensé qu'on pourrait exécuter un procédé qui consisterait à pratiquer, 1° une incision verticale sur le bord du tibia, commençant un peu au-dessous du point où l'os doit être scié, et longue de trois pouces ; 2° une autre incision parallèle à celle-ci et divisant profondément toute l'épaisseur du mollet; 3° enfin une troisième incision circulaire qui réunirait les deux précédentes par leur extrémité inférieure ; les lambeaux seraient ensuite relevés, et après la section des os, ramenés et réunis sur le moignon. C'est le procédé que le professeur enseignait autrefois à exécuter dans ses cours de manœuvres opératoires.

Nous avons vu, en parlant de l'amputation circulaire en général, que M. Dupuytren, différant sur ce point de beaucoup de chirurgiens distingués, coupe, en un seul tems et du même trait, les tégumens et toutes les parties molles jusqu'à l'os. Nous avons dit que cette manière de procéder avait pour but d'éviter une dissection souvent longue et difficile de la peau, d'épargner des douleurs aux malades et d'abréger l'opération. A tous ces avantages il faut en ajouter un autre bien plus grand encore, peut-être : celui de ne pas détruire les adhérences

naturelles de la peau avec les parties sous-
jacentes, et par conséquent de conserver intact
son tissu cellulaire nourricier. Telle est en
effet sa conduite dans toutes les amputations
circulaires pratiquées sur des parties de membres qui sont pourvus d'un seul os, comme au
bras et à la cuisse. Mais cette règle ne saurait
être appliquée aux régions où il existe deux
os parallèles. Aussi a-t-on dû remarquer dans
la description que nous avons donnée de son
procédé pour l'avant-bras et pour la jambe
qu'il existe un tems de plus, c'est-à-dire que
le professeur commence par faire isolément
la section circulaire des tégumens, qu'il les
dissèque ensuite et les fait relever dans une
étendue plus ou moins grande. De plus, il a
soin de diriger très obliquement de bas en haut
la lame de l'instrument dans le second tems
de l'opération, circonstance qu'il n'observe
pas toujours dans l'amputation du bras et de
la cuisse. C'est que, comme nous l'avons déjà
dit, les muscles, à l'avant-bras et à la jambe,
sont fort peu rétractiles, difficiles à isoler
d'abord, et ensuite à affaisser au centre de la
plaie; c'est qu'enfin, il est ici de la plus grande
importance de ménager les tégumens dans

une étendue suffisante pour recouvrir exactement toute la plaie, sous peine de voir surgir des accidens consécutifs fort graves, ainsi que nous le verrons plus loin.

Pour atteindre ce but, c'est-à-dire pour avoir un cône de tégumens et de chairs assez grand pour couvrir exactement la plaie, il faut ici, comme dans l'amputation de l'avant-bras, tenir la jambe dans une position demi-fléchie sur la cuisse, et celle-ci sur le bassin. Nous verrons ailleurs à quels inconvéniens on s'expose par l'infraction de ces règles.

Voici un cas d'amputation de la jambe, nécessitée par une série remarquable de lésions :

Une femme âgée de 66 ans, entra à l'Hôtel-Dieu pour une fracture oblique de la jambe droite, vers le tiers inférieur, compliquée de plaie qui communiquait avec le foyer de la fracture. Le désordre était peu considérable, et il n'existait d'autre complication que la plaie. On pansa la malade suivant la méthode adoptée depuis longues années à l'Hôtel-Dieu. La fracture réduite, plusieurs emplâtres de diachylum furent superposés l'un sur l'autre, et fermèrent la plaie en mettant ainsi le foyer de la fracture à l'abri de l'air extérieur ; le

membre fut placé en demi-flexion dans l'appareil ordinaire des fractures de la jambe. Ce
traitement semblait devoir réussir dans ce cas;
cependant, quelques jours après, de vives
douleurs se firent sentir dans le membre, une
inflammation phlegmoneuse survint, la peau
fut frappée de gangrène dans plusieurs points.
Il fallut renoncer à ce traitement. On com-
battit l'inflammation, mais on ne put enlever
sa cause principale, bien qu'elle parût être en
partie sous la dépendance de la volonté de la
malade. Cette femme contractait continuellement et presque sans en avoir la conscience,
les muscles extenseurs et fléchisseurs de la
jambe fracturée. Cette contraction soulevait
le fragment inférieur, d'où il résultait un chevauchement des fragmens, une irritation continuelle des parties molles par leurs aspérités.
On parvenait bien, avec des reproches, à faire
cesser les contractions, mais aussitôt que l'attention de la malade était distraite, elle tendait de nouveau le jarret, et le déplacement
se reproduisait. Des compresses épaisses, des
atelles furent vainement mises en usage
pour prévenir ce déplacement; la fracture fut
vingt fois réduite et vingt fois le déplacement

se reproduisit. La malade fut prise d'insomnie, d'inappétence, de dévoiement ; elle a
résisté à tout cela ; son état général est moins
fâcheux , la fièvre et le dévoiement sont diminués ; mais la suppuration est fort abondante ;
le fragment supérieur du tibia soulève et tend
la peau ; entre le côté externe du bec que
forme ce fragment et la peau , on sent la pulsation de l'artère tibiale antérieure, le vaisseau
et la peau soulevée vont être déchirés et une
hémorrhagie mortelle terminerait peut-être
les jours de cette malheureuse, si cet accident
n'était prévenu par l'amputation du membre.
D'ailleurs cette femme arrivée à un âge avancé,
déjà affaiblie , ne pourrait supporter une suppuration excessive. La consolidation de cette
fracture serait impossible : l'opération offre
peu de chances de succès , mais elle est bien
indiquée. Après quelque hésitation , la malade
y consent. M. Dupuytren la pratique à l'instant; la peau est incisée circulairement en un
seul tems, disséquée dans une étendue de deux
travers de doigt environ et relevée. Les muscles
sont incisés jusqu'aux os; le couteau est plongé
dans l'espace interosseux; son double tranchant
divise les chairs de cet espace et les os sont

sciés. Le moignon est très régulier ; on a conservé une quantité de peau et de parties molles bien suffisante pour recouvrir les os ; les artères qui donnent du sang sont liées ; la malade est reportée dans son lit ; on ne la pansera que dans trois quarts d'heure ou une heure ; si quelque artère inaperçue donne du sang avant le pansement, on en fera la ligature. A l'examen du membre, on a trouvé des foyers étendus d'inflammation et de suppuration ; les extrémités correspondantes des fragmens, dépourvues de périoste, baignent dans le pus ; l'artère tibiale antérieure avait été divisée par le bec du fragment supérieur, mais cette division s'était faite par ulcération et non par déchirure, et l'inflammation qui l'avait précédée et accompagnée avait sans doute déterminé l'oblitération du vaisseau en ce point, avant sa division, car il n'y avait pas eu d'hémorrhagie. Les pulsations que l'on sentait sur l'extrémité du fragment supérieur, avaient leur siége dans le bout supérieur ; ainsi, ce fragment aurait pu perforer la peau, mais n'aurait point occasioné d'hémorrhagie.

5° De la jambe, dans l'articulation du genou.

— L'éloignement que l'on professait pour les amputations dans les articles du coude et du genou, semble devenir moins prononcé. La première, ainsi que nous l'avons dit, a été pratiquée depuis long-temps avec un grand succès par M. Dupuytren, et est aujourd'hui généralement admise. Quant à la seconde, elle ne compte encore aucun partisan parmi les célébrités chirurgicales. M. Larrey, s'appuyant sur des faits comparatifs qui lui sont propres, la rejette formellement. M. Dupuytren, par des considérations tirées de la structure de cette articulation et de l'organisation des parties molles qui l'enveloppent, partage la même opinion, et préfère, dans les cas où il serait impossible de faire l'amputation de la jambe au lieu d'élection, porter l'instrument plus haut, dans l'épaisseur des condyles du tibia, ou mieux au-dessus du genou, sur la partie inférieure de la cuisse. Aussi il ne l'a jamais pratiquée, que nous sachions, et nous n'en parlons ici que pour faire connaître l'opinion du professeur et celle du public médical. Sur treize faits que l'on a réunis en faveur de cette désarticulation, douze auraient eu un plein succès; mais leur histoire est trop peu cir-

constanciée pour qu'ils aient une grande autorité. De plus, elle a été pratiquée plusieurs
fois, ces dernières années, dans l'un des hôpitaux de Paris, et les résultats en auraient été satisfaisans ; mais ils sont encore en trop petit
nombre pour réhabiliter cette méthode et
justifier une révolution dans cette partie importante de la chirurgie. Il faut donc attendre
qu'une expérience plus étendue et plus complète ait prononcé.

6° De la cuisse, dans l'articulation coxo-fémorale.—Il est des circonstances où il n'existe
plus pour un malade que la ressource vraiment
effrayante et toujours bien incertaine de l'extirpation de la cuisse. Ce n'est jamais qu'avec
répugnance et après avoir perdu tout espoir
de guérison par d'autres moyens, que les chirurgiens se décident à pratiquer cette mutilation , la plus considérable que l'espèce humaine puisse supporter. On ne l'avait encore
tentée qu'un petit nombre de fois et dans les
cas seulement où une cause vulnérante, la
gangrène ou la suppuration avaient déjà détruit la presque totalité des chairs voisines de
l'articulation , lorsque M. Larrey osa l'employer immédiatement après l'accident chez

des militaires dont la cuisse avait été désorganisée par des coups de feu jusqu'auprès
de son articulation supérieure. Sa méthode
consiste actuellement dans la formation de
deux lambeaux, l'un externe et l'autre interne, et dans la ligature de l'artère fémorale
au pli de l'aîne, avant de commencer l'opération. M. Larrey a fait un précepte de cette
précaution qui permet, dit-il, au chirurgien
d'agir avec plus de sécurité, et qui fait courir
beaucoup moins de risques au malade. Voici
comment il l'exécute.

Le malade étant couché sur le dos, le bassin appuyé tout-à-fait sur le bord du lit ou de
la table, l'opérateur placé en dehors du membre, fait avec un bistouri une incision parallèle à l'artère fémorale, et qui commence
sous l'arcade crurale, découvre cette artère,
et en fait la ligature suivant les préceptes établis. Armé d'un long couteau, il le plonge
perpendiculairement à la partie inférieure de
l'incision qu'il a pratiquée pour la ligature préalable de l'artère ; il rase la partie interne du
fémur, au niveau du petit trochanter, et fait sortir la pointe de l'instrument vers un point diamétralement opposé à celui de son entrée. Diri-

geant ensuite son tranchant en bas et en dedans,
il taille dans les chairs internes et supérieures
de la cuisse un lambeau d'une longueur de six
travers de doigt environ ; qui, au reste, varie
suivant la masse du membre. Un aide tire en
dedans ce lambeau. Alors les parties antérieures de la capsule fibreuse sont coupées, l'articulation luxée ; puis le couteau passé entre
les surfaces articulaires, sert à diviser la partie externe de la capsule, et, en terminant, à
tailler, aux dépens des chairs de la fesse,
un lambeau long comme le premier, pour la
formation duquel il faut avoir soin de raser
le grand trochanter, mais en tournant un peu
le couteau pour lui faire éviter le sommet
de cette éminence. Toutes les artères, autres
que la crurale, étant liées, on rapproche les
deux lambeaux l'un de l'autre, en ayant soin
de placer les chefs des ligatures dans l'angle postérieur de la plaie pour servir de fil-
treaux liquides.

M. Guthrie a pratiqué cette opération, mais
suivant un autre procédé qui a été couronné
de succès et qui consiste, après avoir fait comprimer l'artère crurale, à diviser d'abord la
peau par deux incisions demi-circulaires, qui

partent à quatre pouces au-dessous de l'épine
antérieure et supérieure de l'os des îles, passent obliquement, l'une en dehors, l'autre en
dedans du membre, et viennent se réunir à sa
partie postérieure. Les chairs sont ensuite coupées de chaque côté dans la même direction,
et l'opération est terminée par la désarticulation du fémur. On lie les vaisseaux en commençant par l'artère crurale, et en terminant
par la ligature successive de celles dont le volume est le plus considérable.

Béclard, après avoir fait comprimer l'artère
sur la branche horizontale du pubis, commençait par tailler un lambeau externe et
postérieur, en enfonçant son couteau obliquement de dehors en dedans et d'avant en arrière, depuis les environs du tubercule iliaque
jusqu'à l'extrémité interne de la rainure ischiatique et en rasant la face postérieure du col
du fémur. Un second lambeau était formé de
la même manière en avant, afin de terminer
par la section de la capsule et la désarticulation.

Les méthodes qui comprennent deux lambeaux sont en quelque sorte de nécessité toutes
les fois qu'il est possible de faire deux lam-

beaux semblables. Mais il est bien difficile
d'atteindre ce but par les procédés à lambeaux interne et externe, car celui-ci n'est
formé dans une partie de son étendue que par
la peau qui recouvre le grand trochanter, tandis que le premier contient dans son épaisseur
presque toutes les chairs qui forment la partie
supérieure de la cuisse. D'un autre côté, par ces
procédés, il reste au niveau de la cavité cotyloïde un vide considérable, qui ne permet
pas d'obtenir une prompte réunion de la
plaie. Ces inconvéniens joints à l'étendue de
la plaie qui doit s'enflammer et fournir une
abondante suppuration, expliquent pourquoi
les sujets qui ont subi cette opération ont
presque tous succombé à des accidens sympathiques primitifs, occasionés par la violence
de l'irritation locale. Par ces considérations,
le procédé opératoire conçu et exécuté par
M. Dupuytren doit l'emporter sur les autres,
d'abord par la sûreté du manuel, ensuite
parce qu'il permet de conserver plus de peau
que de muscles, et enfin parce que les lambeaux étant placés obliquement et non pas
de chaque côté, comme dans les procédés
d'autres chirurgiens, font disparaître plus fa-

cilement et plus complètement l'excavation que remplissent la tète et le col du fémur unis au grand trochanter.

C'est aussi pour les mêmes motifs que MM. Sanson et Bégin ont proposé d'exécuter cette opération par un procédé qui se rappro- che autant que possible de la méthode circu- laire, que le premier de ces chirurgiens avait déjà appliquée à l'articulation scapulo-humé- rale et dont on trouvera la description dans les *Nouveaux élémens de pathologie médico-chirur- gicale.*

Telle est donc la manière de procéder de M. Dupuytren dans la désarticulation de la cuisse : le chirurgien se place en dedans du membre et se sert, s'il est ambi-dextre, de la main droite pour le membre droit, de la main gauche pour le membre gauche. L'ar- tère crurale est fortement comprimée sur la branche horizontale du pubis par un aide. L'opérateur soutient lui-même la cuisse et l'in- cline plus ou moins dans la flexion, l'extension ou l'abduction. Il fait en dedans une incision semi-lunaire, à convexité dirigée inférieure- ment, qui commence auprès de l'épine iliaque antéro-supérieure et finit auprès de la tubérosité de l'ischion, ne divise d'abord que la peau qu'un aide retire aussitôt, coupe sur-le-champ les muscles dans le même sens, taille ainsi un lambeau interne, long de quatre à cinq pouces, le fait relever, attaque la capsule, traverse l'articulation, et termine en formant le lambeau externe.

Depuis le milieu du siècle dernier, cette formidable opération a déjà été pratiquée un grand nombre de fois par une foule de chirurgiens de tous les pays. On compterait jusqu'à présent une vingtaine de succès, c'est-à-dire une vingtaine d'amputés qui ont complètement guéri ou qui ont succombé à une époque plus ou moins éloignée de l'opération, non à ses suites, mais aux progrès de leur affection primitive. Il serait important de connaître le chiffre exact du nombre d'extirpations de la cuisse pratiquées jusqu'à ce jour, et d'avoir pour chaque fait des notions circonstanciées sur les causes probables des succès et des insuccès. On arriverait ainsi à déterminer quelle est la proportion des chances favorables ou défavorables qu'elles présentent, et si ces chances sont intimément liées à l'opéraiton elle-même, c'est-à-dire à l'étendue et à la gravité de cette mutilation, ou aux circonstances diverses d'où dépendent les résultats des amputations en général. Du reste, peu d'opérations ont plus exercé le génie des chirurgiens sous le rapport du manuel opératoire : elle ne compte pas moins de *trois* procédés par la méthode circulaire, *onze* par la méthode à lambeaux, et *deux* par la méthode ovalaire, sans compter plusieurs sous-modifications, bonnes ou mauvaises, que l'on a proposées pour chacun d'eux.

Après avoir donné la description des procédés imaginés par M. Dupuytren, et des modifications qu'il a introduites dans des procédés déjà usités, nous croyons devoir signaler les inconvéniens plus ou moins graves attachés à quelques procédés suivis par d'autres chirurgiens.

1° On sait que dans l'amputation partielle du pied par la méthode de Chopart, modifiée, on pratique une incision suivant la ligne qui va de l'articulation astragalo-scaphoïdienne à celle du calcanéum avec le cuboïde, mais à un demi-pouce environ au-devant de cette ligne, afin d'avoir un lambeau dorsal. Pour rendre cette opération plus prompte et plus brillante, on a proposé d'entrer du même coup qui divise la peau, dans l'articulation astragalo - scaphoïdienne. — Rien assurément n'est plus facile ; mais les tégumens se rétractant ensuite sur la face dorsale du pied, les os restent à nu, et de-là des accidens qui peuvent se développer.

2° On a vu comment M. Dupuytren procède à la désarticulation des deux dernières phalanges des doigts. Des chirurgiens ont pensé que dans certains cas il pouvait être utile d'attaquer le doigt par sa face palmaire, et pour cela ils traversent les tégumens placés devant l'articulation avec le *bistouri porté à plat*, pour tailler un lambeau antérieur. — Ce procédé, qui consiste à *piquer* les chairs au lieu de les couper, expose l'opérateur à heurter contre les saillies osseuses, à y laisser la pointe de l'instrument et à multiplier les douleurs de l'opération. Nous avons déjà dit (pag. 506) ce qu'il faut penser de l'incision préalable qu'on propose de pratiquer sur la première phalange quelque tems avant de désarticuler la deuxième, afin d'obtenir l'adhérence des tendons fléchisseurs.

3° Pour l'amputation isolée des doigts dans

leurs articulations métacarpo-phalangiennes, il est des chirurgiens qui plongent perpendiculairement la pointe du bistouri de la face dorsale à la face palmaire de la main , à deux reprises, à droite et à gauche de l'articulation, pour former les deux lambeaux. — Indépendamment des inconvéniens que nous avons dit résulter (pag. 509) de l'amputation dans l'articulation même , quel qu'en soit le procédé, celui-ci présente en outre l'inconvénient d'une double *piqûre* faite aux parties , d'être long et d'occasioner beaucoup de douleurs comparativement au procédé de M. Dupuytren que nous avons décrit.

4° L'extirpation de la main , ou désarticulation du poignet , dont nous n'avons pas donné précédemment la description , se pratique généralement aujourd'hui, ou par la méthode circulaire, ou par la méthode à lambeaux. Parmi les chirurgiens qui ont adopté cette dernière , les uns ne forment qu'un seul lambeau, d'autres en forment deux. Enfin, le procédé à deux lambeaux est encore exécuté de deux manières différentes. Par le procédé à un seul lambeau , on attaque l'articulation par sa face dorsale ou postérieure,

en coupant sur son niveau et d'un seul trait
tégumens et tendons, et en finissant, après
avoir passé l'instrument à travers la jointure,
par un lambeau antérieur, unique, long de
trois travers de doigt et arrondi de dedans
en dehors. Dans le premier mode opératoire
du procédé à deux lambeaux, on attaque
aussi l'articulation par sa face postérieure ou
dorsale, mais en ayant soin de faire un lambeau convexe qui doit être plus long, et de
finir par un lambeau antérieur qui doit
être plus court; ou bien encore on fait les
deux lambeaux approximativement de la
même longueur. Enfin, un dernier mode opératoire, qui appartient à l'un des chirurgiens
des hôpitaux de Paris, consiste à mettre la
main en supination, à attaquer l'article par
sa face antérieure, en enfonçant transversalement, d'une apophyse à l'autre, un couteau interosseux, dont le tranchant est tourné
vers la paume de la main, à tailler un
lambeau aux dépens des chairs de cette région, puis à ouvrir l'articulation et à terminer
par le lambeau postérieur.

Dans ces trois procédés, il est toujours difficile de former un lambeau antérieur et de lui

donner la configuration et la longueur voulues,
à cause de la densité des tissus et des saillies
du scaphoïde, du trapèze, de l'os pisiforme
et de l'os crochu. Cependant le procédé à un
seul lambeau et le premier de ceux à deux
lambeaux sont moins défectueux parce que
l'instrument, ayant une fois traversé l'articulation, peut aisément couper les tendons près
de celle-ci avant de descendre pour couper
les tégumens et former le lambeau antérieur.
Le dernier que nous avons indiqué, est sans
contredit le moins simple, le moins facile à exécuter et le moins avantageux par ses résultats.
D'abord, il présente encore l'inconvénient déjà
signalé plusieurs fois de piquer au lieu de diviser
les chairs; en second lieu, ce n'est qu'avec beaucoup de peine que la pointe du couteau traverse
les parties denses, serrées et fibreuses qui recouvrent la face palmaire du poignet; enfin le
lambeau que l'on forme ainsi ne contient que
des tendons et des parties aponévrotiques,
toutes peu propres à contracter le degré d'inflammation nécessaire à la cicatrisation de la
plaie. Aussi M. Dupuytren, ainsi que beaucoup de chirurgiens distingués, préfère-t-il
l'amputation circulaire, telle qu'elle est dé-

crite dans Sabatier, comme le procédé le plus sûr, le plus rapide, et dont rien n'égale la simplicité et la facilité avec laquelle on peut réunir ensuite les parties opposées de la plaie.

5° La plupart des procédés opératoires relatifs à l'extirpation du bras ou désarticulation scapulo-humérale, se rapportent à deux méthodes générales, dont l'une consiste à tailler supérieurement et en dehors un lambeau unique, et l'autre à former deux lambeaux. La première, qui appartient à Ledran, n'est plus usitée aujourd'hui. La deuxième se pratique de deux manières principales : les uns font un lambeau supérieur et externe et un lambeau interne et inférieur. Nous avons déjà dit que ce procédé a été grandement simplifié par M. Dupuytren, qui taille en un seul tems le lambeau supérieur pour lequel on pratiquait auparavant trois incisions; mais de quelque manière qu'il soit exécuté, il présente toujours des inconvéniens, et le professeur ne l'emploie, ainsi que nous l'avons exposé, que dans des circonstances particulières. Le procédé qui réunit aujourd'hui les suffrages de tous les chirurgiens les plus habiles, est celui qui consiste à tailler des lambeaux antérieur et pos-

térieur, sur-tout suivant les règles établies à
l'Hôtel-Dieu. C'était celui que Desault avait
adopté ; mais il commençait par le lambeau
antérieur, et l'on conçoit tout le danger qu'il
y avait à isoler d'abord les parties dans lesquelles se trouvent les vaisseaux les plus importans.

L'un de nos chirurgiens les plus distingués
exécute ce procédé de la manière suivante :
le bras étant à peu près pendant sur le côté
du tronc, il soulève d'une main le bord postérieur de l'aisselle, sur lequel il enfonce le
couteau perpendiculairement de bas en haut.
Bientôt la pointe de l'instrument touche la face
inférieure de l'acromion. Alors, en même tems
qu'il soulève davantage les chairs, il imprime
à l'instrument une direction oblique de bas en
haut et d'arrière en avant, de manière que
sa pointe vient percer la peau dans l'espace qui sépare l'acromion de l'apophyse
coracoïde, et l'articulation se trouve traversée ; il taille alors le premier lambeau, le
lambeau postérieur. Le reste de l'opération
est achevé comme dans le procédé de M. Dupuytren. — Cette modification, qui a été sans
doute imaginée pour donner plus de relief et

plus de rapidité à l'opération, n'a en réalité, sous ce rapport, qu'un avantage presque insensible sur le procédé du chirurgien en chef de l'Hôtel-Dieu ; et , loin d'être utile, elle offre des inconvéniens fort graves. En effet, elle expose à des tâtonnemens, à des hésitations dont les hommes les plus exercés ne sont pas à l'abri, et qui obligent à multiplier les piqûres lorsqu'il s'agit de s'ouvrir un passage entre des parties osseuses resserrées et soustraites à la vue. Sur le cadavre, alors que toutes les parties sont insensibles et relâchées, on a vu des élèves et même des chirurgiens habiles heurter de la pointe du couteau contre l'apophyse acromion et ne parvenir à la faire passer au-devant de cette éminence qu'à la deuxième ou troisième tentative. Quelquefois même la pointe de l'instrument restait dans les os. Combien les difficultés ne doivent-elles pas être plus grandes sur le vivant où tous les muscles contractés par la douleur rapprochent avec force les unes des autres les surfaces osseuses! Nous pensons donc qu'il est fort peu de personnes qui puissent assez se familiariser avec ce mode d'extirpation du bras pour l'exécuter avec le seul avantage qu'il possède, une grande célérité, et sans accidens.

6° Abernethy et Græfe ont proposé la méthode circulaire pour la désarticulation coxo-fémorale ou extirpation de la cuisse; mais celle à deux lambeaux est généralement préférée. Nous avons vu que le procédé de M. Larrey consiste essentiellement à pratiquer une incision parallèle à l'artère crurale pour faire la ligature préalable de ce vaisseau, et à former ensuite, en partant de cette incision, deux lambeaux, l'un externe et l'autre interne. Ce chirurgien célèbre a fait un précepte de cette précaution de lier l'artère avant de commencer l'opération, laquelle permet, dit-il, au chirurgien d'agir avec plus de sécurité et moins de danger pour le malade. — Ce motif est sans contredit excellent et mérite considération; mais l'expérience ayant démontré qu'une compression bien faite de l'artère sur la branche horizontale du pubis atteint parfaitement le but et prévient toute espèce de danger, il nous paraît tout-à-fait superflu de compliquer une opération déjà si grave, par une opération secondaire qui ajoute nécessairement à sa durée. Cependant si des circonstances particulières ne permettaient pas d'avoir une entière confiance à la compression, si l'opération devait être très longue, il serait imprudent de ne pas y avoir recours.

Un autre chirurgien pratique cette opération par un procédé en tout semblable, quant à ses résultats, à celui de M. Larrey ; mais il l'exécute d'une autre manière. Sans faire de ligature préalable, l'opérateur, placé au côté externe du membre, plonge la pointe du couteau sur le point correspondant à la partie antérieure et externe de l'articulation. L'instrument pénètre jusqu'à la tête du fémur, en contourne la face externe et doit aller ressortir à quelques lignes au-dessous de la tubérosité sciatique. La lame passe ensuite au-dessus du grand-trochanter, et forme le lambeau externe qu'un aide relève en appliquant les doigts sur les vaisseaux ouverts. Le couteau est reporté dans l'angle antérieur de la plaie et l'opération continuée. Mais avant de détacher le lambeau interne, un aide introduit profondément les quatre doigts d'une main dans la solution de continuité, entre les parties molles et le fémur, et, avec le pouce appliqué sur la peau, comprime les artères

fémorale et profonde, de manière à prévenir
l'hémorrhagie. — Ce procédé est encore carac-
térisé par la manière générale de faire de ce
chirurgien, c'est-à-dire d'agir en piquant et
non en divisant, et par conséquent par les
mêmes difficultés que nous avons déjà signalées plusieurs fois; car ici, comme à l'épaule
et ailleurs, il existe plusieurs éminences osseuses contre lesquelles on peut heurter, et
il faut conduire l'instrument sans être trop
certain des points qu'il parcourt. Mais de plus,
et cet inconvénient est commun à tous les procédés à lambeaux *externe* et *interne*, ces lambeaux sont inégaux et disposés d'un côté à
l'autre, ce qui donne une plaie dont la partie
interne, charnue et épaisse, s'applique difficilement contre la partie externe, qui est
mince, formée presque exclusivement par la
peau et creusée par une excavation profonde,
résultant de la section des muscles qui s'im-
plantent au grand trochanter. Ces circonstances suffisent pour faire prévoir avec quelle difficulté on obtiendra une prompte réunion de
la plaie. Tels sont aussi les motifs qui ont fait
préférer à M. Dupuytren de former des lambeaux en avant et en arrière, disposition qui,

indépendamment de plusieurs autres avantages déjà exposés, rend ces lambeaux plus égaux et plus symétriques.

Nous avons à nous occuper actuellement d'une partie essentielle des amputations, savoir : *des moyens de suspendre provisoirement le cours du sang, pendant l'opération dans le membre que l'on veut diviser ; et ensuite des moyens de s'opposer à toute hémorrhagie, après l'amputation.*

1° Il est facile de concevoir la crainte qu'une amputation inspirait aux anciens chirurgiens, quand on pense qu'ils ne possédaient aucun moyen de suspendre le cours du sang pendant l'opération. Archigène d'Apamée passe pour avoir le premier tenté de suppléer à cette imperfection de l'art à son époque, et proposé de placer une *ligature circulaire* autour *du membre*, d'asperger celui-ci d'eau froide ; et même, suivant Peyrilhe, il aurait eu l'idée hardie, pour son temps, de lier préalablement les vaisseaux. Parée revint plus tard à la ligature complète du membre, moyen douloureux, souvent infidèle, et auquel ce père de la chirurgie française attribuait l'avantage non-seulement de suspendre le cours du sang, mais encore de diminuer les douleurs en engourdissant le membre. A une époque bien plus rapprochée de nous, pendant le siége de Besançon, Morel imagina le *garot*, en ajoutant au lien circulaire d'Archigène et de Parée, une plaque et deux bâtonnets destinés à sa torsion et à sa constriction Plus tard, on ajouta au garot de Morel une pelotte et une plaque d'ivoire, de chaque côté, sous les bâtonnets, pour empêcher le froissement de la peau par eux. Enfin, J. L. Petit fit faire un grand pas à cette partie des amputations, en créant le *tourniquet*, qui ne comprime que deux points diamétralement opposés du membre, et la chirurgie en était là pour les moyens mécaniques, lorsque M. Dupuytren imagina le *compresseur*, instrument supérieur au précédent par les nouveaux avantages qu'il présente.

Aujourd'hui les moyens de suspension provisoire du cours du sang se réduisent à deux, et tous les chirurgiens emploient ou la *compression*, ou la *ligature préalable*. La compression se pratique ou à l'aide d'instrumens mécaniques, ou avec la main. Il est rare que M. Dupuytren se serve d'autre chose que de la main d'un aide intelligent, quelle que soit la région qu'il doive amputer ; ce n'est que dans les cas spéciaux, qui présentent les indications particulières dont nous parlero. bientôt, qu'il a recours à la ligature ou à la compression mécanique. Mais deux conditions sont indispensables pour que cette compression, qu'on la fasse avec un instrument ou avec la main, soit efficace et offre toute garantie : la situation superficielle de l'artère, et sa superposition sur un os ou sur toute autre partie assez résistante pour lui fournir un point d'appui solide. Il en est qui, quoique très superficielles, reposent sur des parties tellement molles et flexibles que la compression ne saurait y être exercée. Cette mauvaise condition ne se rencontre pas dans les artères des membres. Mais parmi celles-ci, les unes sont situées si profondément et de telle manière que la compression ne pourrait les atteindre qu'avec une extrême difficulté : telles sont, entre autres, l'artère axillaire, à la partie la plus élevée de l'aisselle, où elle n'a d'appui que sur la tête arrondie de l'humérus ; la fin de l'aorte ventrale, qui repose il est vrai sur la colonne vertébrale, mais sur laquelle on ne peut agir qu'à travers les parois épaisses, mobiles et contractiles de l'abdomen ; l'artère po-

plitée, profondément placée entre deux lignes
de tendons et de muscles saillans, et plongée
au milieu d'une si grande quantité de tissu
graisseux, que la compression la plus forte ne
saurait guère arriver jusqu'à elle; les artères
tibiales, antérieure, postérieure, et la péron-
nière, à la partie supérieure de la jambe et
pendant qu'elles sont engagées dans l'intervalle des muscles épais et nombreux de cette
région.

D'autres se prêtent, à la vérité, à la compression, mais d'une manière peu sûre et qui n'inspire pas toute confiance. Telle est l'artère axillaire, derrière la clavicule sur la première
côte, et au-devant de la clavicule, entre le deltoïde et le grand-pectoral, sur la seconde et la
troisième côte; l'artère fémorale, à ses parties
moyenne et inférieure, sur les tendons des
adducteurs et sur le côté interne du fémur;
l'artère plantaire, interne et externe, sur les
os des bords correspondans du pied; les collatérales externe et interne, nées de la brachiale, sur les côtés de l'humérus; la radiale,
à sa partie supérieure, sur le radius dont elle
est séparée par plusieurs muscles; la cubitale
dans presque toute sa longueur, sur le cubitus

25.

et les muscles qui l'en séparent, ainsi que sur
le ligament annulaire; enfin les crosses pal-
maires, superficielle et profonde, sur les tendons, les muscles et les os du métacarpe.
Toutes ces artères, quoique pouvant être
comprimées, sont encore trop profondes et
manquent d'un point d'appui assez solide et
assez immédiat pour pouvoir l'être avec toute
l'efficacité qu'une amputation exige. On conçoit combien il est important de se rappeler
ces détails d'anatomie des régions, avant
l'opération, et sur-tout pendant l'opération au
moment du danger, afin d'être à même de
prendre à l'instant la seule mesure convenable,
s'il se manifestait quelque hémorrhagie par
une artère de second ordre.

Voici maintenant quels sont les vaisseaux
sur lesquels la compression peut être exercée
avec toute sûreté; nous ne faisons mention,
bien entendu, dans toutes ces nomenclatures,
que des artères qui peuvent être ouvertes par
l'amputation d'un membre ou d'une partie de
membre : Les distributions des artères acro-
miales, sur l'acromion et l'extrémité de la clavicule; la brachiale, dans toute sa longueur, sur
l'humérus; la radiale, sur l'extrémité infé-

rieure du radius et sur le côté externe du corps de cet os ; les artères collatérales des doigts dans toute leur longueur , sur les phalanges; l'artère fémorale , à son origine, c'est-à-dire dans le point où elle correspond à la branche horizontale du pubis; les artères articulaires , sur les condyles du fémur; l'artère tibiale postérieure , à sa terminaison sur l'extrémité inférieure du tibia et sur le côté interne de l'astragale ou du calcanéum ; l'artère pédieuse dans toute sa longueur , sur la face dorsale du pied , jusqu'au lieu où elle s'enfonce entre le premier et le second os du métatarse; enfin les artères collatérales des orteils.

Cela posé, quelle est le genre de compression mécanique ou manuelle , qui convient le mieux ? Pour résoudre cette question , c'est l'expérience , ce sont les faits qu'il faut interroger. Quel que soit le lieu où M. Dupuytren pratique une amputation, quel que soit le procédé qu'il choisisse , il fait partout et toujours comprimer le tronc artériel du membre par un aide, et jamais nous n'avons vu ou entendu dire qu'il ait eu à regretter,dans quelques cas, cette conduite ; jamais il n'est survenu d'hémorrhagie par le vaisseau principal. On a dû voir par une observation que nous avons rapportée, qu'il a désarticulé dernièrement l'épaule sans qu'il se soit écoulé une seule goutte de sang par l'artère brachiale. Ce moyen est tellement sûr, qu'aujourd'hui tous les praticiens les plus habiles l'ont adopté. M. Larrey lui-même n'y déroge que pour la désarticulation de la cuisse, à raison de l'énorme volume de l'artère crurale et de la longueur de cette opération, pour y substituer la ligature préalable, que plusieurs chirurgiens approuvent et conseillent aussi de pratiquer.

Mais cette compression doit toujours être confiée à un aide intelligent et sur-tout instruit et d'un grand sang froid. Quant à la force, on né devra pas choisir sans doute une personne dépourvue de toute vigueur, mais il n'est pas nécessaire d'en employer une très forte dose pour oblitérer le vaisseau même le plus volumineux. Ce qui est essentiel pour atteindre facilement ce but, c'est de comprimer avec justesse et suivant une direction perpendiculaire à la surface qui sert de point d'appui. Aussi doit-on connaître exactement l'inclinaison des plans osseux sur lesquels reposent les vaisseaux. Par exemple, celui de la face supérieure de la branche horizontale du pubis regarde en haut et en avant, et celui de la première côte, en haut et légèrement en dehors : par conséquent, au pli de l'aîne les efforts compressifs devront agir de haut en bas et d'avant en arrière, et dans le creux sus-claviculaire, de haut en bas et de dehors en dedans. Si la compression manque quelquefois ses effets, c'est faute d'être pratiquée suivant ces principes qui sont également de rigueur pour l'application des instrumens mécaniques. En s'y conformant au contraire, l'aide ne s'épuisera pas en efforts inutiles, ses doigts ne seront pas vaincus par la force qu'il déploie. Si l'opération doit être longue ou si l'artère est volumineuse et quelque peu profonde, il devra placer les doigts de la main qui est libre au-dessus de ceux qui pressent sur le vaisseau, afin de seconder leur action et de prévenir leur lassitude ou leur engourdissement. D'un autre côté il aura soin, ainsi que nous l'avons déjà dit, de se placer de manière à pouvoir suivre les tems de l'opération et s'apercevoir le premier du défaut de compression, afin d'y remédier par lui-même avant que l'opérateur ait besoin de l'avertir. Mais celui-ci ne devra jamais oublier de s'assurer, avant de commencer l'opération, de l'exactitude de la compression, à l'aide du toucher et de la vue. Dans certaines régions et chez les sujets maigres, les mouvemens d'expansion et de retrait du vaisseau sont parfaitement visibles, et leur défaut absolu indiquera qu'elle est bien faite ; l'absence totale des battemens de l'artère, constatée par le toucher, ne laissera aucun doute à cet égard.

Il est des amputations [pour lesquelles on peut se passer de toute espèce de compression, lors même que l'on doit ouvrir des vaisseaux d'un grand calibre ; ce sont celles où ces vaisseaux ne doivent être divisés que dans le dernier tems de la section des parties, et que des aides sûrs et intelligens, se saisissant à pleine main, au-devant du couteau, du lambeau qui les contient, peuvent les comprimer et s'opposer à l'effusion du sang avant que l'opérateur ne détache ce lambeau. Tel est le cas de l'amputation du bras dans son articulation scapulo-humérale suivant le procédé de M. Dupuytren, et même de la désarticulation de la cuisse suivant la manière de faire, peut-être téméraire, de quelques autres chirurgiens. Mais, règle générale et applicable à toutes les opérations, on ne doit entreprendre, sans avoir préalablement interrompu la circulation dans les parties, que les amputations dans lesquelles on ne doit ouvrir que des artères d'un médiocre volume, sur lesquelles il est facile d'agir à l'instant même de leur division.

Cependant dans plusieurs circonstances, on sera obligé d'avoir recours à la ligature préalable et à la compression au moyen d'instrumens mécaniques. Nous ne connaissons qu'un cas où la ligature préalable soit de nécessité absolue : c'est celui où la désorganisation des parties et de l'artère en particulier, serait telle, qu'on aurait à craindre de ne pouvoir établir, après l'amputation, une ligature définitive à la surface du moignon. On devrait alors commencer par faire la ligature du tronc artériel au-dessus du lieu où l'on se propose d'amputer, et à la hauteur qu'on jugerait nécessaire. Quant aux moyens mécaniques de compression, si l'on a le choix, le tourniquet perfectionné de J. L. Petit, ou mieux encore le compresseur de M. Dupuytren est infiniment préférable à tous les autres, tel que le garot et la ligature circulaire du membre. Mais ces derniers sont des moyens expéditifs que l'on peut se procurer partout où l'on se trouve et toutes les fois qu'on n'a pas les premiers à sa disposition. Il est à remarquer que le garot, qui, tel qu'il est construit aujourd'hui, réunit la ligature circulaire à la compression locale sur l'artère principale du membre, 1º ne peut être employé que dans les amputations de la longueur du membre, et n'est point applicable dans celles qui se font vers l'union de ceux-ci avec le tronc; 2º que lorsque les artères sont situées profondément, il exige une pression si forte que la peau, le tissu cellulaire et les muscles en sont quelquefois violemment contus; 3º mais qu'il conviendra parfaitement toutes les fois qu'on voudra épargner aux malades la moindre perte de sang, ce qui est souvent indiqué chez ceux qui déjà sont très affaiblis par des pertes antérieures considérables. Le compresseur de M. Dupuytren est d'une application facile, qui se fait d'après les mêmes règles que celles du tourniquet; imaginé dans le même but que celui-ci, il remplit mieux l'indication de ne comprimer le membre que sur deux points opposés; mais il serait insuffisant, aussi bien que le tourniquet, s'il fallait arrêter le sang dans toutes les artères d'un membre, comme on doit le faire dans quelques amputations. Nous renvoyons le lecteur, pour la description de cet instrument, au premier volume de la dernière édition de Sabatier, par MM. Sanson et Bégin.

De quelque manière que l'on ait exercé la compression, on doit la continuer jusqu'à ce que toutes les extrémités artérielles aient été liées. Alors, au lieu de la supprimer brusquement, on la diminue par degrés pour être en position de l'exercer de nouveau tout entière s'il survenait quelque jet de sang.

Dans toutes les amputations des membres thoraciques et abdominaux, la compression avec la main se pratique sur deux points principaux : sur l'artère axillaire et sur l'artère brachiale pour les premiers; sur l'origine de l'artère crurale et sur sa partie moyenne pour les seconds. La compression de l'artère axillaire que l'on doit faire derrière la clavicule, sur la première côte, ou au-devant de la clavicule, entre le deltoïde et le grand pectoral, sur la seconde et la troisième côte, n'offre pas toujours toutes les garanties désirables : c'est pour ce motif que M. Dupuytren charge constamment un aide, dans la désarticulation scapulo-humérale , de saisir avec la main le lambeau antérieur au moment où il va le détacher, et de comprimer l'artère avec le pouce dans l'épaisseur du lambeau. Exercée derrière la clavicule, sur la première côte, la compression est plus douloureuse pour le malade , plus difficile et plus fatigante pour l'aide qui en est chargé. Il vaut mieux , à moins de quelques motifs particuliers, la pratiquer au-devant de la clavicule. Garengeot et Ledran liaient l'artère principale avant de procéder à l'extirpation du bras. Cette pratique n'est plus admise aujourd'hui. Pour l'amputation du bras dans sa continuité et même de l'avant-bras ou de la main , on peut à volonté, comprimer l'artère axillaire ou l'artère brachiale. Mais la compression de cette dernière étant des plus faciles, dans toute la longueur de l'humérus, on la choisit toujours de préférence. Dans la désarticulation du coude, suivant le procédé de M. Dupuytren , bien que l'artère brachiale ne soit pas divisée, comme on coupe ses deux branches radiale et cubitale, la compression sur le tronc principal n'est pas moins indispensable. En comprimant l'artère crurale sur la branche horizontale du pubis, on aura soin de ne pas faire porter les doigts sur quelque ganglion inguinal, ce qui la rendrait douloureuse et intolérable au malade. L'artère fémorale, à sa partie moyenne, se trouvant assez profondément enfoncée sous les tendons des muscles adducteurs, il est quelquefois assez difficile, chez les personnes grasses sur-tout, de l'aplatir complétement. Dans une telle circonstance, il est plus sûr de faire usage d'un instrument mécanique. Pour l'amputation de la jambe et du pied, quelques chirurgiens ont conseillé de comprimer l'artère au creux du jarret. Ce lieu n'est point commode, et l'aide qui serait chargé de la compression nuirait nécessairement, par sa proximité, aux mouvemens de celui qui doit soutenir le membre et relever les chairs. Enfin, quelle que soit l'artère sur laquelle on agit, les doigts, au lieu d'être placés longitudinalement ou parallèlement à son diamètre, doivent former avec lui un angle droit ou au moins un angle plus ou moins ouvert. On est certain, de cette manière, de presser sur toute la largeur de l'artère et de l'oblitérer dans une plus grande étendue suivant sa longueur.

Nous ne parlerons pas ici des hémorrhagies artérielles qui peuvent survenir pendant une opération ; elles ne sauraient avoir lieu dans les amputations des membres, qu'autant que la compression serait mal faite, et par conséquent l'accident indique lui-même le remède. On sait, du reste, que depuis longues années, les chirurgiens ont généralement adopte le principe de faire la ligature des vaisseaux qui donnent du sang au fur et à mesure qu'ils les ont divisés. Mais les auteurs, en s'occupant beaucoup des hémorrhagies artérielles qui viennent entraver une opération, ont entièrement omis de traiter de celles qui sont fournies par les veines. Ils n'en ont, par conséquent, indiqué ni le mécanisme, ni la méthode curative la plus simple et la plus efficace. C'est à M. Dupuytren que nous devons d'avoir éclairé ce point important des opérations chirurgicales ; et bien qu'il n'ait que peu de rapport avec le sujet qui nous occupe, nous ne voulons pas manquer d'exposer ici les considérations précieuses du professeur, que nous n'aurons probablement plus l'occasion de reproduire ailleurs.

Il arrive quelquefois qu'à l'instant où l'on

divise les parties dans lesquelles le cours du sang
a été suspendu par la compression, un flot considérable de ce liquide s'élance de la plaie. Les
chirurgiens peu expérimentés s'effraient à la
vue de ce sang, interrompent l'opération, se
jettent sur les instrumens de compression ou
dérangent les aides chargés de comprimer
les artères, et augmentent souvent ainsi l'accident qu'ils redoutent et qu'ils voudraient faire
cesser. La couleur du sang doit ici guider l'o-
pérateur : s'il est noir, il vient de la partie inférieure du membre que l'on ampute, et l'on
ne doit pas y attacher d'importance, car il
cessera bientôt de couler. Mais quand on opère
sur des parties abondamment pourvues de
veines et dans lesquelles la circulation n'a pu
être interrompue, le sang noir continue quelquefois de s'échapper ; il recouvre toute la
surface de la plaie et empêche l'opérateur
de continuer. C'est ce qui arrive souvent dans
une opération de laryngotomie ou de trachéotomie. D'autres fois de grosses veines étant
divisées, le sang s'écoule par flots, le malade
pâlit et il semble qu'il doive expirer à l'instant
même entre les mains du chirurgien. C'est ce
que l'on observe assez fréquemment dans les

amputations de la partie supérieure des membres, pendant l'arrachement des tumeurs
fongueuses du sinus maxillaire, pendant l'extirpation des cancers du cou, des mamelles,
etc.

Or, c'est dans les malades eux-mêmes qu'il
faut chercher la cause de ces hémorrhagies
veineuses ; l'écoulement du sang noir dépend
beaucoup plus des efforts qu'ils font, que du
volume des veines divisées. En effet, pendant
la plupart des opérations, les malades sus-
pendent les mouvemens respiratoires ; ils se
raidissent contre la douleur, et le sang ne pouvant alors traverser les poumons, s'arrête dans
les veines caves, distend ces vaisseaux, ainsi
que ceux qui s'y dégorgent ; il reflue et ne
trouve plus pour s'échapper, que les veines
ouvertes par l'instrument tranchant. Il serait
peu convenable de faire la ligature de celles-
ci, car à mesure qu'on les lie, le sang se fait
jour par un plus grand nombre d'autres moins
considérables. Le moyen le plus rationnel,
celui qui réussit le plus sûrement, consiste à
faire respirer le malade, afin de rétablir la
circulation veineuse. A peine les poumons se
sont-ils dilatés une ou deux fois, l'hémorrha-

gie s'arrête, prête à se renouveler avec violence si le malade recommence ses efforts.
C'est donc un précepte fort important de faire
respirer, la bouche largement ouverte, les
sujets qu'on opère ; de les engager à dilater
amplement leurs poumons et à laisser entrer
et sortir l'air de leur poitrine, sans exercer
aucun effort qui puisse entraver sa marche.
M. Dupuytren ne manque jamais de se conformer à ces préceptes toutes les fois qu'il
divise quelques veines considérables, soit du
tronc, soit de la face, du cou ou de la partie
supérieure des membres.

2° Des moyens hémostatiques définitifs.—Le
premier soin du chirurgien après l'amputation
est d'oblitérer les vaisseaux qui ont été divisés
par l'instrument tranchant, et qui fourniraient
des hémorrhagies redoutables. Une multitude
de moyens hémostatiques ont été proposés aux
diverses époques de la chirurgie. Tels sont les
réfrigérans, les absorbans, les astringens, les
escarrotiques, le cautère actuel, la compression, la ligature, la torsion des artères, etc.

Hippocrate ne proposait rien autre chose
qu'un régime adoucissant, substantiel, et la
position élevée du moignon. Celse ne connais-

sait rien de plus convenable qu'une éponge imbibée de vinaigre, moyen qui pouvait bien déterminer la striction des petits vaisseaux, mais qui est d'une inefficacité absolue pour fermer les troncs artériels. On dit qu'Archigène d'Apamée faisait la ligature préalable des vaisseaux ; le fait est fort douteux, car il supposerait des connaissances anatomiques sur la circulation, tout-à-fait étrangères à son époque. Du tems de Paul d'Egine, on appliquait le fer rouge sur le moignon ; portée très loin, cette cautérisation pouvait bien arrêter l'hémorrhagie même des grosses artères, mais elle devait reparaître à la chute de l'escarre. Botal, sans doute pour éviter que le sang eût le tems de s'écouler en grande quantité pendant l'opération, proposa, au seizième siècle, de couper les membres au moyen de deux larges couperets, assujettis entre deux jumelles, de manière à ce qu'il fût emporté d'un seul coup. Il est probable que ce moyen n'a jamais été employé. Les chirurgiens arabes avaient la barbare coutume de couper les membres avec des couteaux rougis au feu. Théodoric de Cervia appliquait sur le moignon des préparations opiacées. Guy de Chauliac voulait qu'on fît

tomber le membre par gangrène ; à cet effet,
il enveloppait toute l'extrémité avec des emplâtres de poix, et serrait si fortement à l'endroit où il voulait que le membre se séparât,
qu'il l'étranglait complétement à ce niveau.
Croirait-on qu'il s'est encore trouvé, vers la
fin du dix-huitième siècle, des chirurgiens
capables de préconiser ce mode opératoire
inoui !

Enfin, survint notre célèbre compatriote
Ambroise Paré, qui fit une révolution complète dans cette partie importante de l'art.
Quoique, de son tems, la circulation fût à
peine connue, il imagina la ligature des vaisseaux à la surface du moignon, procédé, qui,
avec les modifications que lui ont fait subir
les progrès de la science, est considéré aujourd'hui comme le plus simple et le plus sûr
que l'on puisse opposer aux hémorrhagies.
Chacun connaît la manière dont il est pratiqué. On saisit les vaisseaux avec une pince à
disséquer, autrement dite pince à ligature, et
après en avoir tiré l'extrémité hors du niveau
des chairs, on les lie avec un fil que l'on passe
autour. Il faut un aide pour faire la ligature de
cette manière. Le chirurgien doit lui confier

le soin de placer et de serrer les fils pendant qu'il se charge de tirer et de contenir les vaisseaux et d'enfoncer les fils à une profondeur suffisante au moyen d'un stylet qu'il tient de la main gauche. C'est à Bromfield, chirurgien anglais, que l'on doit d'avoir rappelé ce mode de ligature, qui est, à quelque chose près, le premier des deux procédés employés par A. Paré, et presque le seul en usage de nos jours. Les chirurgiens anglais emploient beaucoup une sorte de crochet très aigu et très délié, nommé *ténaculum*, avec lequel ils accrochent et attirent les artères. Cet instrument convient peu pour celles qui sont volumineuses, parce qu'il en déchire facilement les tuniques ; appliqué aux artérielles , il permet de les attirer avec beaucoup de facilité. M. Dupuytren en fait fréquemment usage. Il offre du reste l'avantage de ne point lâcher prise , comme la pince ; et lorsqu'il est placé sur le vaisseau on peut le confier à qui que ce soit , même à un enfant. Cet avantage est immense pour le chirurgien qui opère dans les campagnes ou même souvent à la ville , sans être assisté de personnes intelligentes ou de gens de l'art ; mais une *pince fixe*, telle que celle

que l'on a imaginée pour la torsion des artères, peut le remplacer avantageusement.

Des fils de diverses matières et de volume
très variable servent généralement à embrasser et à étreindre les vaisseaux. On a
pensé, dans ces derniers tems, que les fils
composés de substances animales, à cause de
leur analogie avec nos tissus, pourraient être
plus facilement absorbés, et qu'en les coupant
très près des artères, ils ne mettraient aucun
obstacle à la réunion immédiate des plaies.
L'expérience la plus étendue et l'observation
la plus sévère n'ont pas confirmé cette induc-
tion. M. Dupuytren a toujours vu que les fils
de soie, de corde à boyau, les lanières de
cuir ou d'intestin sont expulsés aussi inévitablement que les liens de chanvre ou de lin.
Ceux-ci doivent donc être préférés à raison de
la sûreté qu'ils offrent dans leur application,
et de la facilité avec laquelle on peut se les
procurer dans tous les lieux et dans toutes les
circonstances.

On a attaché beaucoup d'importance à la
forme des ligatures ; la plupart des praticiens
veulent que les fils qui les composent soient
disposés parallèlement sur un même plan en

forme de ruban, afin qu'elles soient plates et qu'elles n'opèrent pas trop promptement la section du vaisseau; d'autres prétendent qu'elles doivent être rondes, pour diviser plus sûrement les tuniques moyenne et interne de l'artère et pour hâter leur chute. L'expérience a encore décidé cette question; il est prouvé d'après les observations de M. Dupuytren, que l'efficacité de l'action des ligatures est indépendante de leur aplatissement, puisque quelque larges qu'elles soient, la constriction les ramène toujours à une forme arrondie.

Il arrive quelquefois qu'on cherche vainement à saisir avec les pinces ou le ténaculum, une artère peu volumineuse, rétractée un peu haut dans sa gaîne celluleuse ou collée contre un os. On est obligé alors d'en faire la ligature par un autre procédé, qu'on appelle la ligature médiate. Le chirurgien porte au-dessus de l'extrémité du vaisseau et à une certaine distance de ses côtés une aiguille courbe à suture, dans le chas de laquelle on a passé un fil, et dont la convexité est embrassée par le doigt indicateur qui fournit un point d'appui à son talon. Cette aiguille est enfoncée dans les chairs à quelque distance

du vaisseau, et sa pointe dirigée de telle manière que, décrivant un demi-cercle et conservant toujours la même distance, elle vient
sortir au point opposé de la circonférence de
l'artère, où on la retire pour l'enfoncer de
nouveau et continuer en un second temps le
cercle qu'elle doit décrire. Une masse plus
ou moins considérable des tissus environnans
doit être embrassée suivant que l'artère est
plus ou moins volumineuse. Les deux extrémités du fil étant rapprochées, l'opérateur
saisit le vaisseau et les tissus qui l'entourent,
et les attire au-dehors, tandis qu'un aide procède à la constriction et fait un nœud double,
comme dans le premier procédé.

Mais le chirurgien doit mettre le plus
grand soin à ne point comprendre dans la
ligature de gros nerfs ou de fortes veines :
des douleurs intolérables et souvent des accidens fort graves résulteraient immédiatement de la constriction d'un tronc nerveux ;
celle de grosses veines ne produit pas d'accidens instantanés; mais consécutivement elle
a souvent été le principe de phlébites, suivies
d'accidens trop souvent mortels. Enfin, il
faut se garder de saisir une artère en accro-

chant seulement un de ses côtés, l'un des mors de la pince étant placé dans son canal. Il est en effet arrivé quelquefois qu'une partie de la circonférence de l'artère ayant été de la sorte seule comprise dans l'anse du fil, une hémorrhagie s'est manifestée immédiatement après le pansement de la plaie.

Si le cas se présentait où, après avoir fait la ligature des artères principales, on ne pût atteindre quelque petite branche artérielle qui fournirait du sang, ni par l'un ni par l'autre procédé, il faudrait recourir à la cautérisation par le fer incandescent, le seul moyen, parmi tous ceux que les anciens ont préconisés, véritablement efficace pour arrêter l'hémorrhagie des vaisseaux d'un très petit volume. Il est des circonstances dans lesquelles la ligature est très difficile après les amputations, par suite de conditions inhérentes aux artères. Quelquefois une aponévrose tendue, à côté d'un vaisseau, s'oppose à ce qu'on puisse enfoncer profondément l'anse du fil. La section de cette aponévrose suffit alors pour dégager le vaisseau et pour rendre facile la ligature. C'est ainsi que M. Dupuytren pratique l'incision des ligamens interosseux de la jambe et de l'avant-bras, afin d'isoler les artères tibiales antérieure et postérieure, et même les artères interosseuses qui sont appliquées sur eux.

Revenons sur un point important des ligatures, les parties qu'elles doivent comprendre et le degré de constriction qu'on doit leur donner. On sait que l'oblitération du vaisseau lié a lieu par la formation d'un caillot qui s'étend du côté du cœur jusqu'à l'endroit d'où naît la première branche collatérale. Lorsque l'artère est trop serrée, ou si elle a été trop exactement dépouillée du tissu cellulaire élastique qui l'entoure, sa tunique celluleuse se divise trop promptement, le caillot, encore fluide, est chassé au dehors et l'hémorrhagie se renouvelle. Si, au contraire l'artère n'est point assez comprimée, sa tunique celluleuse et le tissu cellulaire que l'on a compris avec elle dans l'anse du fil, diminuent de volume, se condensent, et le sang rétablit, au centre du vaisseau et de la ligature, un canal à travers lequel il s'écoule en plus ou moins grande quantité. L'imminence des hémorrhagies consécutives est bien plus grande après les ligatures médiates qu'après celles dans lesquelles le vaisseau seul, à l'exception d'une petite quantité de tissu cellulaire, a été compris. Les parties étrangères à l'artère perdent, soit par le refoulement, soit par l'absorption, une partie des liquides qui leur donnaient leur volume naturel : la ligature devient relativement trop large, le vaisseau se trouve libre en quelque sorte au milieu d'elles, le sang s'y fraye un nouveau chemin et l'hémorrhagie s'y manifeste. Si l'on comprend dans la ligature des fibres musculaires, elles se coupent trop facilement. Le tissu cellulaire graisseux se divise également sous la ligature avec une extrême facilité ou perd rapidement son volume. Si on comprend dans l'anse du fil des portions de lames fibreuses, ce tissu ne nuit pas à la sûreté de l'opération, mais il se coupe trop lentement et retient presque toujours les ligatures pendant des semaines ou des mois entiers dans les parties.

Telles sont les considérations importantes développées par M. Dupuytren dans ses leçons cliniques sur la ligature des vaisseaux artériels, et dont plusieurs avaient déjà été reproduites dans les ouvrages de MM. Sanson et Bégin. Nous sommes bien loin de les avoir épuisées ; mais nous avons dû nous restreindre à celles qui se rapportent plus directement au sujet qui nous occupe.

Nous ne ferons pas ici le dénombrement des artères qu'il faut lier dans chaque amputation. Chacun y suppléera par les connaissances anatomiques qu'il doit avoir acquises. Du reste, il est reconnu en principe et en pratique qu'on doit lier toutes celles qui donnent du sang même en nappe, précaution nécessaire pour éviter une hémorrhagie consécutive, car telle artériolle qui, immédiatement après l'opération, saigne, comme on dit, en bavant, fournit souvent un jet même très fort quelque tems après le pansement. Il est à remarquer que quelquefois des artères d'un très petit calibre ont acquis un volume assez considérable, par l'effet de la maladie qui a réclamé l'amputation. Nous en avons cité un exemple. D'autres fois cette même maladie paraît avoir beaucoup accru le nombre des vaisseaux dont la ligature est nécessaire, circonstance probablement due à la suppression de la circulation dans l'artère principale. C'est ainsi qu'un de nos chirurgiens les plus distingués (2ᵉ vol. du Dict. de méd. et de chir. pratiques) fut obligé d'appliquer une vingtaine de ligatures après avoir amputé la jambe d'un vieillard affecté de gangrène sénile. Du reste on observe fréquemment ce fait dans les cas de fongus hématodes, de dégénérescences érectiles, etc.

Il nous reste à dire quelques mots du moyen hémostatique le plus nouvellement imaginé, la *torsion* des artères.

On a observé qu'en général les plaies par arrachement ne donnent pas d'hémorrhagie; ce qui dépend sans doute des tiraillemens supportés par les vaisseaux et de dispositions nouvelles imprimées à leurs tuniques. Partant de ce fait, un chirurgien de nos jours a cherché à savoir si, en agissant d'une manière analogue sur ces organes, on obtiendrait les mêmes résultats. Des artères furent arrachées, déchirées, écrasées, cautérisées sur des animaux, mais jamais il n'obtint qu'une suspension momentanée de l'hémorrhagie. C'est dans le cours de nombreux essais de ce genre qu'il conçut l'idée de tordre méthodiquement les vaisseaux : une première tentative lui réussit et dès lors ses expériences furent dirigées dans ce sens et répétées un très grand nombre de fois sur les animaux. Voici en quoi consiste ce procédé :

L'extrémité libre de l'artère étant saisie avec une *pince fixe*, c'est-à-dire dont les deux branches sont maintenues fortement serrées par une espèce de verrou, on exerce sur elle une légère traction pour la faire saillir hors de la plaie de cinq ou six lignes, plus ou moins. Avec une pince ordinaire on la dégage des tissus environnans, en les refoulant de bas en haut ; puis fixant l'artère près de la plaie avec cette dernière pince, ou la saisissant avec le pouce et l'indicateur de la main gauche, on fait faire, de la main droite, à la pince fixe, six, dix, quinze ou vingt tours sur son axe, plus ou moins, suivant le calibre de l'artère, c'est-à-dire jusqu'à ce qu'il s'ensuive la rupture de la portion du vaisseau comprise entre les instrumens ; et l'opération est terminée. Il n'est pas rigoureusement nécessaire de porter la torsion jusqu'à la rupture pour les petits vaisseaux ; mais cette méthode est plus sûre pour ceux d'un certain calibre.

En pratiquant ainsi la torsion, on doit éviter avec soin d'introduire dans la cavité de l'extrémité libre de l'artère, l'un des bouts de la pince, avec laquelle on doit la tordre ; un seul côté étant comprimé, il s'y ferait une crevasse des trois membranes et l'hémorrhagie ne serait point arrêtée. On doit avoir soin également de ne pas laisser du sang dans la portion d'artère comprise entre les deux pinces : ce liquide, à raison de son incompressibilité, résisterait à la force de pression et romprait sur le côté toutes les membranes. Il faut donc vider la portion d'artère, qui va être tordue, du sang qu'elle contient. Des chirurgiens qui ont fait usage de ce procédé, l'ont pratiqué sans fixer le vaisseau, à la surface de la plaie, avec des pinces ordinaires ou avec les doigts. Ce mode entraîne de graves inconvéniens ; la torsion s'étend au loin, au-delà de la surface de la plaie, les filets nerveux et le tissu cellulaire en contact avec le vaisseau sont tiraillés et déchirés, l'opération est plus douloureuse et peut être suivie d'inflammation. S'il se trouve une artère collatérale trop voisine, elle peut être rompue, ainsi qu'on l'a vu arriver plusieurs fois dans les expériences sur les animaux. Dans tous les cas, il vaut mieux, pour fixer l'artère, se servir des pinces que des doigts, parce que ceux-ci résistent difficilement à l'effort de la torsion. Ces pinces doivent être à mors arrondis et très lisses. En les pressant, elles rompent, à raison de leur forme, les tuniques interne et moyenne de l'artère, ce que fait connaître un ressaut très distinct que les doigts éprouvent. On peut aussi rendre la torsion plus sûre et l'artère plus solidement fermée, en passant préalablement à la filière, entre les branches arrondies de la pince, le bout de l'artère que l'on veut tordre. On obtient ainsi un refoulement considérable des membranes interne et moyenne.

Maintenant, on se demande quelle est la valeur de ce procédé pour s'opposer à l'hémorrhagie artérielle. Lorsque M. Amussat proposa, en 1829, la torsion comme moyen hémostatique, il avait fait de très nombreuses expériences sur les animaux de toute espèce, des chiens, des chevaux, des lapins, etc., expériences qu'il a continuées depuis cette époque, et ce procédé lui avait constamment réussi pour arrêter l'hémorrhagie fournie même par les plus grosses artères, telles que la crurale, la brachiale, les carotides, etc. Plus tard il en fit usage sur l'homme après un certain nombre d'amputations pratiquées en présence de plusieurs chirurgiens, et, entre autres, l'extirpation d'un testicule, quatre amputations de cuisse, une amputation du bras dans l'articulation scapulo - humérale, plusieurs amputations de seins, etc. Des quatre malades qui avaient subi l'amputation de la cuisse, trois étaient des enfans de sept, neuf et douze ans, affectés de tumeur blanche au genou avec carie des os, et le quatrième un homme de cinquante ans, dont l'humérus droit avait été fracturé comminutivement par une balle dans les journées de juillet et qui ne se décida à l'opération que vingt-six jours après l'accident. Dans aucune de ces opérations, il n'y a eu d'hémorrhagie consécutive ; la réunion par première intention n'a été obtenue (en sept jours) que chez le plus jeune des enfans. Tous les quatre sont parfaitement guéris et ont été présentés à l'Institut National le 21 janvier 1831.

Dès que ce procédé fut connu à l'étranger, plusieurs chirurgiens distingués se sont empressés de l'expérimenter. M. Lieber, chirurgien en chef du Nouvel Hôpital de Berlin, répéta les expériences de l'auteur sur les animaux vivans, vers la fin de 1829, et obtint les mêmes résultats. A la même époque, M. Fricke, à Hambourg, MM. Waust et Ansieaux à Liége, MM. Rüst et Dieffenbach à Berlin en faisaient l'application sur l'homme et ils ont eu plusieurs succès. En octobre de la même année, M. Schrader, à Dresde, a tordu les branches de l'artère temporale, les thoraciques divisées dans des opérations, et en novembre la brachiale. Dans aucun cas, il n'y a eu d'hémorrhagie secondaire. Dans un écrit de ce chirurgien, on trouve l'histoire de douze ou quinze faits qui lui sont propres ou qu'il a tirés de la clinique de MM. Rüst et Dieffenbach, et qui sont tous plus ou moins favorables à la torsion.

En France, M. Delpech, professeur à la faculté de montpellier, n'a point été heureux dans deux amputations qu'il a pratiquées avec torsion des artères. Mais nous devons à la vérité de dire que pour tout homme impartial, il est évident que la torsion n'est pour rien dans ces insuccès; car l'un des malades, épuisé par la misère et par un vaste ulcère cancéreux, parsemé de masses mélaniques, qui occupaient toute la surface externe du membre fracturé, n'est mort que le quarante-quatrième jour de l'opération; l'autre qui avait été amputé pour un écrasement très considérable de la jambe, n'a péri qu'au bout de dix - huit jours : ni l'un ni l'autre n'avaient été atteints consécutivement d'hémorrhagie. Mais les désordres que l'autopsie a révélés, l'accumulation du pus à la surface de la plaie, le décollement des tissus dans une grande étendue par des fusées de ce liquide, l'inflammation des ganglions inguinaux, et des lésions internes paraissent devoir être attribués avec bien plus de raison à la suture que ce chirurgien, si distingué d'ailleurs, a l'habitude de pratiquer pour obtenir à tout prix une réunion immédiate. A la fin de 1831, dans six amputations de membres faites à l'hôpital Saint - Louis, la torsion n'a réussi qu'une seule fois, et n'a pu être faite ou a échoué dans les cinq autres. Ces résultats sont-ils dus au procédé lui-même, ou à quelque autre cause? c'est ce que nous ignorons. M. le professeur Dupuytren, chargé par l'Institut de lui faire un rapport sur ce procédé, l'a expérimenté un assez grand nombre de fois à l'Hôtel-Dieu et paraît être arrivé à cette seule conséquence, que chez l'homme la torsion peut être appliquée avec sécurité aux artères d'un petit calibre, mais qu'on ne saurait s'y confier sans imprudence pour les artères un peu volumineuses. Dans trois ou quatre am-

putations où elle fut employée à l'hôpital
Saint-Antoine, il ne survint aucune hémorrha-
gie; beaucoup d'autres chirurgiens en ont en-
core fait l'essai, tels que MM. Guerrin à Paris,
Bedor et Fourcade à Troyes, Lallemand à
Montpellier, Key à l'hôpital de Guy, etc.

Il résulte de toutes ces expériences que des
revers assez nombreux se sont placés à côté des
succès invoqués en faveur de ce procédé.
D'après les observations de plusieurs praticiens
d'un savoir et d'une habileté incontestables,
tantôt des inflammations étendues et des suppurations abondantes le long de la gaîne des
vaisseaux, auraient été la suite de son emploi ;
tantôt il se serait trouvé insuffisant pour arrêter l'hémorrhagie, tantôt enfin plusieurs circonstances l'auraient rendu impraticable, de
telle sorte qu'après diverses tentatives on aurait dû recourir à la ligature. Sous le rapport
de la réunion immédiate, bien que de prime
abord il paraisse devoir singulièrement la favoriser, il n'a pas eu jusqu'ici des avantages
marqués sur la ligature. Tels sont les faits,
pour et contre, qui nous sont connus : nous
avons dû les exposer ; c'est à une plus ample
expérience à prononcer définitivement sur la
valeur réelle de ce procédé.

Il y a peu d'années encore, lorsque l'amputation était terminée et l'hémorrhagie prévenue ou arrêtée par la ligature des vaisseaux, on procédait immédiatement au pansement de la plaie. M. Dupuytren a introduit à cet égard une réforme très importante, qui déjà a été adoptée par beaucoup de praticiens, en prenant pour règle générale de laisser écouler une ou plusieurs heures avant de faire le pansement. Le malade est reporté dans son lit aussitôt après la ligature des vaisseaux; une simple compresse, soutenue par un bandage très peu serré, compose d'abord tout l'appareil. Cette pratique qu'il ne suivait, dans le principe, qu'à la suite de certaines circonstances observées pendant une amputation, a été par lui généralisée depuis quelques années, et aujourd'hui elle est observée dans toutes les opérations sanglantes. Voici quels sont les motifs de cette conduite.

Il arrive souvent que, malgré tous les soins que prend un opérateur pour lier avec la plus grande exactitude les vaisseaux qui donnent du sang en jet et en nappe, quel qu'en soit le volume, il survient, peu de tems après l'opération, des hémorrhagies consécutives toujours funestes aux malades et qui obligent à lever l'appareil pour y remédier. Dans aucun cas on ne peut être certain d'avance que cet accident n'arrivera pas. Or, l'appareil étant appliqué , on ne pourrait s'en apercevoir que lorsque déjà toutes les pièces qui le composent seraient imbibées de sang , c'est-à-dire lorsque cette hémorrhagie aurait déjà produit de funestes effets sur le malade. Voici comment le professeur explique cet accident consécutif. Quelquefois il est des artères qui n'ont pas été liées et qui cependant ne donnent pas de sang ; le chirurgien n'en découvre point l'extrémité à la surface du moignon ; rétractées sur elles-mêmes et enfoncées dans les chairs, elles ne permettent plus au sang de s'échapper. C'est en vain qu'on attend alors plusieurs minutes, aucun écoulement nouveau n'a lieu ; mais laissez passer une ou deux heures et souvent beaucoup moins de temps, l'irritation attire les liquides vers la plaie et l'hémorrhagie se manifeste. Ce défaut d'écoulement du sang par une artère ouverte dépend souvent de l'impression morale profonde, que l'idée de l'opération produit sur le malade, ou d'accidens spasmodiques plus ou moins violens qu'il éprouve pendant sa durée. Il en est qui tombent en syncope de frayeur, ou à la vue du sang qui coule sous l'instrument tranchant. Dans ces circonstances, il faut s'attendre à ce que deux ou trois heures après que le panse-

ment aura été fait, l'hémorrhagie se renou-
vellera. Elle sera produite par l'afflux plus
considérable du sang dans la partie et par la
dilatation des vaisseaux qui d'abord ne paraissaient pas. Elle peut provenir encore, dans ce
court espace de temps, de ce que la ligature
n'aura pas été bien faite, etc. Depuis que
M. Dupuytren prend la précaution dont il
s'agit, il a remarqué qu'à l'Hôtel-Dieu aucune hémorrhagie consécutive ne succède
plus aux pansemens. Mais pendant l'intervalle qui s'écoule entre l'opération et le pansement, il a soin, tant à l'hôpital qu'en
ville, de faire garder le malade à vue par un
aide instruit et muni de tout ce qui est nécessaire pour suspendre provisoirement l'hémorrhagie, en attendant que le professeur soit
prévenu.

Venons au *pansement*. Autrefois dans la
double intention d'arrêter plus sûrement l'hémorrhagie et de provoquer une suppuration
abondante que l'on croyait utile, sur-tout à la
suite des amputations nécessitées par des affections anciennes, on remplissait la plaie de
boulettes de charpie soutenues par un bandage
compressif plus ou moins serré. Des douleurs
vives, des inflammations violentes accompagnées d'accidens sympathiques graves, la dénu-

dation de l'os et la conicité du moignon,
étaient la suite très fréquente de ce mode de
pansement. Depuis un certain nombre d'années,
quelques chirurgiens sont tombés directement
dans l'excès contraire en préconisant, jusqu'à
l'exagération, une méthode qui aurait pour
but d'éviter toute espèce de suppuration et
d'obtenir le recollement immédiat des parties
divisées. Beaucoup de praticiens des plus re-
commandables s'étaient laissés prendre à de
si séduisantes espérances; mais l'illusion est
bientôt tombée devant l'expérience, et aujour-
d'hui la méthode de pansement adoptée par le
chirurgien en chef de l'Hôtel-Dieu dans le
plus grand nombre des cas, consiste dans un
sage milieu, dont les avantages positifs sont
démontrés par des résultats de chaque jour.
M. Dupuytren a pensé en effet que, sans abandonner ce qu'il y avait d'utile dans la réunion
immédiate, il fallait laisser aux liquides qui
peuvent s'échapper de la plaie, un libre écoulement. Pour cela on rassemble les ligatures
en un seul faisceau, que l'on place dans l'angle
le plus déclive de la plaie ; et si même ce faisceau ne paraît pas assez fort, on y ajoute,
mais bien rarement, un petit cylindre de charpie, puis l'on ramène les tégumens et les chairs
sur le moignon et on les fixe à l'aide de ban-

delettes agglutinatives. Les fluides trouvent ainsi dans le faisceau des ligatures un conducteur qui les dirige au-dehors à travers l'angle entrouvert de la solution de continuité, et jamais on n'observe ni épanchement, ni infiltration, ni abcès produits par ces causes dans l'épaisseur du moignon. La réunion immédiate se fait dans une grande étendue de la plaie ; la suppuration ne s'établit que dans le trajet des ligatures, et elle ne tarde pas à cesser en général quand celles-ci sont tombées. Du resté, la règle générale pour rapprocher les chairs à la surface du moignon, consiste à les pousser les unes vers les autres dans le sens du plus petit diamètre du membre, si l'on a fait une amputation circulaire ; de manière à appliquer les lambeaux l'un contre l'autre par leur face saignante, si l'on a pratiqué une amputation à lambeaux, et enfin de manière à réunir la plaie suivant le grand diamètre de l'ovale qu'elle représente, si l'on a procédé par la méthode oblique. Ainsi, au bras et à la cuisse il convient, après l'amputation circulaire, de réunir les bords de la plaie d'un côté à l'autre, et de placer les extrémités des ligatures à l'angle postérieur de la division. A l'avant-bras et à la jambe on réunit d'avant en arrière les lèvres de la plaie dont il est assez

facile d'obtenir l'agglutination presque immédiate. On place le moignon de manière qu'il
soit, ainsi que la cuisse, médiocrement fléchi.

Reproduisons actuellement les considérations du professeur sur la *réunion immédiate*
et *médiate* ou par première et deuxième intention, développées par lui dans ses leçons cliniques des 4 et 9 février 1830. Les anciens chirurgiens, a dit M. Dupuytren, ne connaissaient
point les difficultés qui font hésiter les opéra-
teurs de notre époque entre une réunion
médiate et une réunion immédiate des plaies
après les amputations. Leurs procédés opératoires ne pouvaient comporter en rien cette
dernière méthode, puisque le plus souvent ils
ne conservaient pas assez de chairs pour recouvrir les os. Leurs procédés ne leur permettaient que l'espoir de la cicatrice après
suppuration, cicatrice faible d'ailleurs et
facile à rompre. Plus tard cette cicatrice fut
obtenue d'une manière plus méthodique, mais
toujours après une suppuration plus ou moins
abondante et par l'interposition, entre les lèvres
de la plaie, de corps étrangers de diverses espèces. La méthode d'affronter immédiatement les
chairs afin d'obtenir une cicatrisation également
immédiate, est due à B. Bell qui la proposa en
1772, et elle fut convertie en principe général

par Alanson en 1779. Depuis elle a été employée en Angleterre d'une manière exclusive. Préconisée en Allemagne par Græfe, elle y fut accueillie avec beaucoup d'enthousiasme. En France, on fut d'abord plus réservé. Mais employée dans plusieurs cas avec succès par notre célèbre Desault, puis sur-tout par nos chirurgiens militaires, elle compta bientôt de nombreux partisans. L'idée d'épargner beaucoup de douleurs dans des pansemens longs et multipliés, d'éviter une longue et abondante suppuration, de faire disparaître en quelques jours une vaste plaie, séduisit beaucoup de praticiens et il n'y eut bientôt plus qu'une voix pour en célébrer les avantages. De toutes parts abondèrent des observations de succès prompts et brillans. J'ai moi-même enseigné, je l'avoue, cette doctrine séduisante, et long-temps elle a dirigé ma conduite; mais l'expérience, l'observation d'une masse considérable de faits et leur examen comparatif m'ont démontré combien sont peu fondés les avantages accordés à cette méthode; j'ai acquis la conviction qu'on perd bien plus de malades en en faisant un usage exclusif, qu'en suivant le procédé que nous nous sommes imposé. J'ai établi un parallèle entre un nombre de faits assez considérable : de trente malades traités suivant notre méthode, il n'en est mort que six , tandis que neuf ont succombé sur vingt-neuf chez lesquels on avait pratiqué la réunion immédiate. J'ai répété plusieurs fois cet examen et les résultats ont toujours été les mêmes. Cette disproportion est grande.

Cependant la réunion immédiate peut être avantageuse après les amputations pratiquées pour une lésion traumatique, après les amputations dites primitives, sur le champ de bataille, par exemple, parce que dans ces cas on se trouve dans des conditions bien différentes ; on a affaire à des individus qu'un accident ou le projectile trouve en bonne santé, qui sont sains, vigoureux, dont la constitution n'a point été délabrée par une maladie antérieure, par une suppuration plus ou moins ancienne, dont l'économie se soit pour ainsi dire fait une habitude nécessaire. Dans nos hôpitaux civils, au contraire, presque tous les malheureux qui s'y présentent portent des lésions organiques; presque tous sont plus ou moins affaiblis par une suppuration de longue durée et par les douleurs qu'ils ont éprouvées pendant des mois entiers. En amputant le membre malade on supprime brusquement une cause d'irritation qui avait modifié tout l'organisme : rarement l'économie peut s'accomoder d'un changement aussi prompt, et il se manifeste presque aussitôt quelque inflammation viscérale. C'est ainsi qu'ont péri les neuf amputés chez lesquels on avait fait la réunion, tandis qu'on n'a trouvé des traces de ces inflammations internes que chez quatre de ceux qui ont succombé durant le cours de la suppuration. Il est bon de remarquer que souvent ces inflammations sont difficiles à reconnaître et ne conservent de leur caractère particulier que les phénomènes suppuratoires et sur-tout des frissons intermittens. On peut, il est vrai, pratiquer des émonctoires artificiels, établir un cautère quelques jours avant l'opération ; mais ces moyens dérivatifs sont trop faibles et ne sauraient remplacer l'influence puissante d'un mal qui exige le sacrifice d'un membre.

Croit-on d'ailleurs que, parce qu'on aura si bien affronté les lèvres d'une plaie soit par un simple pansement, soit par une suture, qu'aucun liquide ne puisse s'échapper, croit-on, dis-je, qu'aucune sécrétion n'ait lieu ? ce serait une erreur. Il est démontré que les lèvres de la plaie se réunissant plus vite que l'intérieur, la matière d'un suintement inévitable qui se fait par les vaisseaux capillaires des muscles, s'accumule au-dessous de la peau, pénètre dans les interstices des tissus profonds, et, agissant à la manière de corps étrangers, détermine souvent la formation de vastes abcès qui compromettent le succès de l'opération ; ou bien l'irritation qui en résulte donne lieu à une foule de petites ulcérations disséminées sur la surface interne des chairs; ou bien encore, une artériole vient à fournir du sang, qui ne trouvant point d'issue, s'infiltre dans l'épaisseur du membre, s'accumule en plus ou moins grande quantité au-dessous de la peau. Dans tous ces cas, ou le liquide finit par rompre l'adhésion des bords de la plaie, ou il faut la détruire avec l'instrument tranchant. J'ai interrogé, dit le professeur, plusieurs des partisans les plus prononcés de cette réunion sur les résultats de leur pratique, et ils ont tous fini par avouer que jamais ils ne l'avaient obtenue sans suppuration, qu'ils avaient toujours été obligés de laisser ouvert un point de la plaie pour donner issue aux liquides. S'il est des circonstances favorables à ce procédé, ce sont assurément celles des plaies où l'on a pratiqué la torsion, et dans lesquelles il ne reste aucun corps étranger : eh bien, dans les nombreuses tentatives que des chirurgiens de divers pays ont faites, il n'a eu du succès que dans un très petit nombre de cas.

On a beaucoup fait valoir, en faveur de ce procédé, les résultats qu'on aurait obtenus sur vingt-huit individus amputés à la Maison Royale de Santé. Sur ce nombre, trois seulement seraient morts, l'un le lendemain de l'opération, un autre d'hémorrhagie le neuvième jour, et le troisième à une époque que nous ne connaissons pas. Ce résultat est assurément fort beau; seulement il est permis d'être surpris qu'un aussi grand nombre de maladies exigeant l'amputation, se soit présenté à cette maison en un espace de tems aussi court que celui qu'indiquent les dates des observations. Mais voyons si ces succès doivent être attribués à la réunion immédiate.

« Chez vingt de ces amputés, dit-on (article clinique sur le service chirurgical de la Maison Royale de Santé, *Clinique universelle*, t. 2, n. 35.), chez vingt de ces amputés, les bords de la plaie ont adhéré ensemble primitivement dans *presque* toute leur longueur; chez huit, ils ont adhéré dans *toute* leur longueur, *de sorte qu'il a fallu les désunir à l'angle inférieur de la plaie, afin de laisser écouler le pus qui s'était accumulé derrière.* » On ne pourrait jamais croire, après avoir lu ces lignes, qu'on a invoqué ces faits en faveur de la réunion immédiate. En effet, n'en résulte-t-il pas clairement que chez les vingt premiers malades cette réunion n'a pas eu lieu, et que la cicatrisation s'est opérée comme à la suite de la méthode de pansement adoptée à l'Hôtel-Dieu? N'est-il pas évident que chez les huit autres, l'adhésion ne s'est faite qu'entre les bords de la peau, mais que toute la surface des chairs a suppuré et que cette suppuration a été assez abondante pour obliger le chirurgien à détruire les adhésions de la peau, afin de donner une issue aux liquides? Ne peut-on pas en conclure encore que si chez les vingt premiers malades on n'a pas été dans la nécessité de rouvrir la plaie, c'est parce qu'elle était restée ouverte sur un point et que les produits de la suppuration trouvaient un libre cours au-dehors? Est-il enfin des faits qui, loin de parler en faveur de la réunion primitive telle qu'on l'entend, puissent mieux justifier les doctrines de M. Dupuytren?

On a prétendu qu'on obtiendrait bien plus de succès de cette méthode, si l'on avait soin de pratiquer la *suture* comme l'enseigne et le pratique un de nos chirurgiens d'ailleurs des plus habiles. Nous croyons, nous, qu'on arriverait à un résultat tout opposé, et que plus on prendra de soins, de précautions pour fermer plus exactement la plaie, moins on aura de succès. Les cas où une adhésion primitive, immédiate, peut avoir lieu sans suintement quelconque, sans aucune espèce de suppuration, sont infiniment rares, et cela pour les raisons que nous avons déjà déduites : parce que dans les maladies chroniques il s'est établi vers le membre malade une habitude de fluxion permanente, et que cette fluxion ne cesse pas tout-à-coup après l'amputation ; parce que, dans ces cas là, comme dans ceux qui ont exigé l'amputation primitive, il s'établit, par le fait même de l'opération, une nouvelle cause d'irritation et par conséquent de fluxion, attendu que la surface du moignon n'est [pas toujours parfaitement égale, que les parties molles sont souvent et inévitablement froissées par l'action des instrumens, irritées par le contact des mains, des éponges, de l'air, par le séjour des ligatures, par les fortes pulsations des artères liées à la surface du moignon ; parce qu'enfin, quelque léger que soit le suintement séreux, séro-sanguinolent ou purulent, s'il ne peut s'écouler, il devient lui-même une autre cause d'irritation qui appelle un suintement, une suppuration plus considérable.

Ainsi, nous croyons pouvoir formuler l'opinion de M. Dupuytren sur la réunion immédiate après les amputations, par cette proposition : Ce procédé peut être tenté sans incon-

véniens après les amputations primitives ; il
ne convient jamais et il est dangereux de l'appliquer après les amputations réclamées par la
marche d'une maladie chronique. Cette opinion sera bientôt celle du plus grand nombre
des praticiens. M. Larrey la partage entièrement et suit le même mode de pansement qu'on
emploie à l'Hôtel-Dieu, malgré les avantages
que la réunion immédiate paraît offrir à la
chirurgie militaire ; et les chirurgiens en
chef de divers hôpitaux de Paris commencent
à en restreindre beaucoup plus l'usage qu'ils
ne le faisaient il y a peu d'années.

Une foule d'affections peuvent se développer à la suite des amputations, et constituer ce qu'on appelle des *accidens consécutifs*.
Telles sont l'hémorrhagie, une inflammation
excessive du moignon, des fusées purulentes,
des abcès dans l'extrémité du membre amputé,
la nécrose, l'exfoliation, la saillie de l'os, la
phlébite, l'inflammation des organes internes,
des collections purulentes sur différens points
du corps, la pourriture d'hôpital, etc. De toutes ces complications qui viennent entraver la
marche de la cicatrisation de la plaie et constituer trop souvent des causes de mort,
les unes, comme on le voit, sont communes à
une foule d'opérations, d'autres sont parti-

culières aux amputations ; les unes sont occasionées par des causes extérieures, d'autres
par des causes internes, inhérentes à l'idiosyn-
crasie, à la constitution des malades ; les unes
sont physiques, les autres morales. Sur plusieurs points, nous ne pourrions pas ajouter
ici beaucoup de choses à ce que nous avons
dit en traitant des brûlures, des blessures
par armes à feu, etc. ; sur d'autres, il nous
faudrait entrer dans des développemens dont
l'étendue ne convient point à la forme de notre
travail. Nous terminerons donc cet article,
par de courtes remarques sur l'hémorrhagie
secondaire, et sur quelques accidens particuliers à certaines amputations.

L'hémorrhagie consécutive est un des accidens les plus fâcheux qui puissent s'opposer à l'heureuse issue des opérations. Elle
survient presque toujours à l'instant où l'on
y est le moins préparé, et lorsque l'opérateur et le malade, pleins de sécurité, s'a-
bandonnent à l'espoir d'une guérison pro-
chaine. Elle se manifeste à des époques diverses, que l'on ne saurait prévoir, tantôt peu
d'instants, peu d'heures après l'opération,
ainsi que nous l'avons déjà remarqué, tantôt
au bout de plusieurs jours, de plusieurs semaines et même de plusieurs mois. J. L. Petit

l'observa vingt jours après une amputation de cuisse qui avait été faite très haut. Il y a quelques années elle se déclara, chez un malade à l'hôpital de la Charité de Paris, deux mois après une amputation de jambe, au fond d'un trajet fistuleuxqui ne s'était pas encore totalement fermé et qui avait ulcéré l'artère poplitée sur un de ses côtés. C'est assez dire avec quels soins on doit surveiller les malades à la suite de ces opérations pendant toute la durée du traitement.

Outre les causes dont nous avons déjà parlé ailleurs, l'hémorrhagie consécutive en reconnaît plusieurs autres, telles que des affections morales trop vives, l'usage de boissons excitantes ; l'irritation de la plaie, suite d'une trop forte compression. M. Dupuytren a donné à cette dernière variété le nom d'*hémorrhagie activé par lésions de tissus*. Elle se déclare assez communément pendant les premières heures qui suivent l'opération, d'autres fois plus tard, mais sur-tout à l'époque et pendant le cours de la fièvre traumatique. Cet accident peut provenir encore de l'insuffisance des moyens hémostatiques primitivement employés : c'est ainsi qu'après la cautérisation d'un vaisseau, elle se manifeste souvent à l'époque de la chute de l'escarre. L'inflammation et la suppuration de l'intérieur des artères du moignon disposent particulièrement à l'expulsion du caillot qu'elles renferment et par conséquent à une hémorrhagie secondaire. Une inflammation qui persiste et entretient de la suppuration dans le voisinage d'une artère, suffit pour l'ulcérer et ouvrir un passage au sang : c'était le cas du malade de la Charité cité précédemment. L'époque de la chute des ligatures est toujours redoutable et exige qu'on redouble de surveillance : souvent le caillot n'a pas encore acquis assez de consistance, le bout de l'artère n'est pas assez solidement obturé, ou bien le lien a déterminé autour de ce bout une inflammation qui a ramolli ses parois ; il cède à l'impulsion du sang et l'hémorrhagie paraît.

Ces hémorrhagies consécutives sont bien plus difficiles à arrêter que celles qui surviennent immédiatement ou peu d'instans après l'amputation, parce que les tissus qui commencent à s'enflammer ou qui le sont déjà, ont acquis des qualités nouvelles. Le tissu cellulaire a perdu sa souplesse, sa flexibilité naturelle ; il est devenu épais, dense, quelquefois lardacé par suite d'inflammation, et par conséquent éminemment *sécable*, suivant l'expression de M. Dupuytren, c'est-à-dire très susceptible d'être divisé par de nouvelles ligatures. Aussi l'hémorrhagie se renouvelle - t - elle souvent autant de fois qu'on a répété l'emploi de ce moyen. D'ailleurs la ligature immédiate est la plupart du temps impraticable, parce que les tuniques du vaisseau adhérant aux parties voisines, on ne peut les saisir ni les attirer au-dehors, ou bien elles se déchirent sous le moindre effort d'attraction exercé par les pinces. D'un autre côté, la ligature médiate présente trop d'inconvéniens et la compression permanente est souvent inefficace et trop douloureuse. Il convient donc mieux, dans ces circonstances, découvrir et lier l'artère principale du membre à quelque distance au-dessus du moignon. C'est ainsi que s'est conduit plusieurs fois M. Dupuytren, et entre autres dans un cas d'hémorrhagie survenue après une amputation de la jambe; plusieurs ligatures avaient été successivement et infructueusement portées sur les vaisseaux; le cautère actuel avait même été appliqué à plusieurs reprises; l'hémorrhagie se renouvelait toujours et avec plus de rapidité après les dernières ligatures qu'après les premières, à raison de l'altération croissante que la phlogose imprimait aux tuniques artérielles. Alors M. Dupuytren ne vit d'autre parti à prendre que de découvrir et lier l'artère crurale au tiers moyen de la cuisse, et le plus heureux succès en fut le résultat. Cet antécédent a trouvé, depuis cette époque, des imitateurs qui ont été aussi heureux. Dans un cas d'hémorrhagie après la chute de la ligature au quinzième jour d'une amputation de la cuisse, M. le docteur Sanson, étant seul auprès du malade, cerna avec la pointe d'un bistouri droit les parties qui environnaient l'artère, l'isola et porta sur elle, à un demi-pouce derrière la surface enflammée, une ligature qui réussit à arrêter l'effusion du sang provenant de l'artère fémorale. Mais ce procédé, qu'il n'a employé qu'à raison de l'impossibilité où il était d'agir autrement, est bien moins sûr que celui qui consiste à lier l'artère beaucoup plus loin, au-dessus de la plaie. Du reste, il ne faut pas oublier que ces hémorrhagies consécutives tiennent à des causes nombreuses et très variées et qu'il importe de bien apprécier celles-ci pour appliquer avec succès aux premières les moyens les plus efficaces.

Nous avons parlé, en décrivant le procédé opératoire pour l'amputation de la jambe, de la nécessité d'y conserver plus de tégumens qu'ailleurs, de tenir, pendant l'opération, le membre demi-fléchi. Nous croyons devoir indiquer ici les suites de l'infraction de cette règle. Si la peau ne s'étend pas assez loin sur les chairs (et ceci est applicable à beaucoup d'autres amputations), ces chairs s'enflamment, se gonflent, la débordent, s'épanouissent audehors, tandis que les tégumens enflammés perdent leur élasticité et se resserrent sur eux-mêmes. Il résulte de là que les chairs se trouvent serrées, comprimées à leur passage à travers la plaie, et que bientôt on observe dans le moignon tous les effets d'une inflammation compliquée d'étranglement. Lorsque l'amputation a été pratiquée pendant que la jambe était étendue et qu'après l'opération on met le membre dans la position demi-fléchie, les chairs de la partie postérieure du moignon, qui sont fort peu rétractiles, glissent de haut en bas le long des os, deviennent relativement trop longues et, épassant la peau au moment où l'inflammation s'en empare, se trouvent dans les conditions les plus favorables au développement des accidens que nous venons de signaler. On y remédie en appliquant un nombre suffisant de sangsues autour du moignon et en débridant sur les côtés la peau et l'aponévrose d'enveloppe.

Un autre accident assez fréquent à la suite

de l'amputation de la jambe, est une inflammation vive, et quelquefois la gangrène et la perforation de la peau dans le point où elle s'ap-
puie sur l'angle aigu que forme antérieurement
le tibia. C'est pour obvier à cet inconvénient
que l'on conseille de réunir la plaie du tibia
vers le péroné ; mais cette pratique ne réussit
pas toujours. C'est aussi là un des motifs pour
lesquels M. Larrey fait la section des os aussi
haut que possible, afin de diminuer la saillie
osseuse et parfois la ncrose du tibia, beaucoup plus commune, dit M. Dupuytren, que
celle du péroné. Quelques praticiens, dans le
même but, emploient un autre moyen qui
consiste à abattre d'un trait de scie l'angle
antérieur de l'os au moment de l'opération.
M. Dupuytren a quelquefois recours à cette
pratique, mais rarement, et sans en faire un
précepte. Dans tous les cas, lorsque l'accident
dont il s'agit se développe, il faut, sans hésiter, inciser la peau vis-à-vis de la saillie formée par le tibia, afin d'éviter qu'elle soit frappée de gangrène par l'effet de la pression
qu'elle éprouve.

ARTICLE VIII.

DE L'HYDROCÈLE ET DE SES PRINCIPALES VARIÉTÉS.

Rien n'est plus facile que le iagnostic de l'hydrocèle simple, rien n'est plus sûr que son traitement; aussi nous occuperions-nous peu de cette maladie, si les variétés et les complications qu'elle nous a souvent présentées ne nous paraissaient mériter votre attention. Vous savez tous qu'on donne le nom d'hydrocèle aux tumeurs aqueuses des bourses, et que ces tumeurs sont de deux espèces : dans l'une, l'eau est répandue dans les cellules du tissu cellulaire, c'est l'hydrocèle par infiltration ; dans l'autre, elle est amassée dans une poche, c'est l'hydrocèle par épanchement. L'on rencontre, en outre, dans la pratique, une troisième espèce d'hydrocèle qui se distingue des autres par l'accumulation de la sérosité dans des cavités séreuses accidentelles, développées soit au milieu du cordon testiculaire, soit au sein du testicule, soit dans l'épididyme. En donnant cette classification, je dois vous faire observer que chacune des espèces de la maladie dont il s'agit, peut offrir un grand nombre de variétés, dont nous exposerons les caractères.

Ces divisions posées, disons quelques mots de l'hydrocèle par infiltration, mais auparavant, faisons connaître les caractères des principales variétés que nous avons établies dans le tissu cellulaire qui joue un grand rôle dans cette hydrocèle.

J'ai reconnu dans le tissu cellulaire général quatre variétés, qui sont : 1° le tissu cellulaire graisseux, existant presque seul chez certains animaux, comme le mouton, développé dans l'épiploon, très marqué chez certaines personnes. Lorsqu'une inflammation apparaît dans ce tissu, presque toujours elle se termine par une sorte de flétrissure et une fonte putride des parties enflammées. C'est ce qu'on observe dans la hernie étranglée où l'épiploon est laissé en dehors, et chez les moutons auxquels on inocule la variole ou la vaccine pour les préserver de certaines maladies.

2° Le tissu cellulaire fibreux qui ne contient ni graisse ni sérosité. — Ce tissu, chez l'homme, existe sur-tout autour des articulations. L'inflammation qui s'y développe est presque toujours compliquée d'étranglement. Chez le chien et quelques animaux carnassiers, le tissu cellulaire est presque tout fibreux.

3° Le tissu cellulaire élastique qui ne renferme aucun des élémens dont il vient d'être question. — On l'observe autour des tendons qui sont dépourvus de bourses synoviales. Les inflammations qui l'affectent ont une grande tendance à se propager au loin, ainsi qu'on le remarque à la paume de la main, où les phlegmasies tendineuses se communiquent si facilement à l'avant-bras, etc.

4° Le tissu cellulaire séreux, qui ne contient jamais de graisse, n'est pas élastique et est toujours humecté par une certaine quantité de sérosité. — On le rencontre sur-tout aux paupières, aux parties génitales, aux bourses, etc. Les inflammations qui s'y forment se terminent souvent par suppuration. C'est ce tissu qui est le siége de l'hydrocèle par infiltration idiopathique ou symptomatique.

Considérée sous le rapport de son siége, cette hydrocèle occupe le cordon testiculaire, ou la division moyenne du tissu celluleux, ou enfin les aréoles séreuses sous-cutanées. Dans le premier cas, la tumeur est circonscrite, flottante, et bornée à l'un des cordons; dans le second, elle est alongée, étendue depuis l'anneau jusqu'au fond du scrotum, conservant l'impression du doigt, et n'occupant que l'une des bourses; dans le troisième enfin, la tumeur est volumineuse, empâtée, s'étend rapidement à tout le scrotum sans être arrêtée par la ligne médiane. La connaissance de ces différens cas importe pour le traitement, car je suppose qu'on veuille donner issue au liquide infiltré, il faudrait, dans les deux premières variétés, faire des incisions plus ou moins étendues, tandis que dans la troisième, une simple piqûre faite à la peau suffirait souvent pour évacuer tout le liquide contenu dans les aréoles du tissu cellulaire sous-cutané, à cause des larges communications qui existent entre elle. L'hydrocèle, par infiltration idiopathique, n'a guère lieu que chez les enfans nouveau-nés et chez les vieillards. Cette maladie peut être bornée à l'un des côtés ou envahir la totalité du scrotum.

L'hydrocèle par épanchement, dont nous

devons sur-tout vous entretenir, est fluctuante;
elle s'élève du fond des bourses vers le canal
inguinal, se développe presque toujours au-
devant du testicule, et n'offre une résistance
très marquée que lorsque la poche séreuse et
les autres tuniques distendues et amincies,
résistent à l'effort du liquide et réagissent sur
lui. Ces dispositions peuvent cependant varier,
ainsi que le démontre le fait suivant :

Ire OBSERVATION. — Un homme vint à l'Hôtel-Dieu après avoir été traité, dans un autre
hôpital, d'une hydrocèle, par la méthode de
la ponction. L'opération avait été, disait-il,
fort douloureuse. Il n'était sorti par la canule
que du sang et point de sérosité; la bourse,
au lieu de diminuer, avait immédiatement
augmenté de volume. Elle était devenue
chaude, douloureuse et tendue, et ce n'était
qu'après un traitement anti-phlogistique sévère qu'elle avait été ramenée à l'état où elle
était avant l'opération.

M. Dupuytren ayant placé la tumeur entre son œil et une bougie, reconnut qu'elle
était transparente dans toute sa partie postérieure et qu'elle présentait en devant, et vers
le point sur lequel on avait opéré d'abord,

une opacité qu'il annonça être formée par le testicule. Il saisit alors entre deux doigts ce corps dans la substance duquel s'était arrêtée la pointe de l'instrument lors de la première tentative d'opération, et il vida la tunique vaginale par une ponction faite plus en arrière.

Nous avons dit au commencement de cette leçon, que la maladie qui nous occupe présentait des complications et des variétés qu'il importe d'étudier; c'est ainsi, par exemple, que l'hydrocèle par épanchement de la tunique vaginale peut être compliquée de l'hydrocèle enkystée du cordon testiculaire. Cette espèce a été la cause de fréquentes erreurs de diagnostic : ayant très souvent son siége vis-à-vis l'anneau inguinal, se prolongeant même quelquefois dans l'intérieur du canal; elle présente une très grande ressemblance avec la hernie inguinale, et a souvent été prise pour elle. Tant que ces deux maladies sont éloignées, il est facile de les distinguer; la tumeur du cordon est en haut, et celle de la tunique séreuse du testicule est inférieure. Lorsqu'elles se rapprochent et se confondent, l'hydrocèle de la tunique vaginale passe au-devant de l'autre. Dans certaines circonstances, il faut une attention extrême pour reconnaître la maladie. En faisant coucher l'individu sur le dos, on s'aperçoit que la tumeur ordinairement arrondie, circonscrite, est isolée et distincte de l'intestin ou de l'épiploon ; ajoutons à ces signes, la transparence et la fluctuation que ces sortes de tumeurs présentent. Tels sont les caractères principaux qui peuvent faire distinguer la nature de la maladie. Néanmoins le diagnostic en est quelquefois de la plus grande difficulté et nous verrons dans l'observation que nous allons rapporter, que malgré la réunion de tous les signes différentiels, M. Dupuytren agit avec une prudence qui prouvait qu'il lui était permis de conserver encore quelques doutes sur la nature relle de la maladie.

IIᵉ Observation. — *Hydrocèle enkystée du cordon des vaisseaux spermatiques.*

Un enfant âgé de douze ans, couché au n° 20 de la salle Sainte-Agnès, fut opéré en 1828 à l'Hôtel-Dieu, d'une hydrocèle de la tunique vaginale du côté gauche. Il fut traité par la méthode de l'injection, et sortit parfaitement guéri. Quelques mois après, il se développa à l'aine vis-à-vis de l'anneau inguinal, une petite tumeur molle, indolente et fluctuante, et sans changement de couleur à la peau. Cette maladie fut prise, à ce qu'il paraît, pour une hernie, car un bandage lui fut conseillé. Malgré son emploi, la tumeur continua à s'accroître, et le malade entra à l'Hôtel-Dieu, au mois d'octobre 1829, pour réclamer les conseils de M. Dupuytren, voici dans quel état il se trouvait :

Une tumeur arrondie et cependant un peu alongée, du volume d'un gros œuf de pigeon, existait vis-à-vis l'anneau inguinal; elle commençait à un demi-pouce de cette région et venait se terminer près de l'épidydime. Malgré sa tension, elle était fluctuante et sans changement de couleur à la peau. Les efforts du malade pour tousser ne faisaient éprouver à la main appliquée sur cette tumeur aucune sensation de retentissement. On pouvait la faire rentrer dans l'intérieur du canal inguinal; mais on reconnaissait qu'elle était isolée; enfin elle présentait une transparence très manifeste. Ces caractères ne laissant aucun doute à M. Dupuytren sur l'existence d'une hydrocèle enkistée, il résolut de la traiter par la méthode de l'incision.

Cette opération fut en effet pratiquée le 13 octobre 1829. Le malade étant couché sur le dos on fit une incision sur la peau qui recouvrait la tumeur. Cette incision fut faite avec beaucoup de précaution, et comme si l'on avait eu affaire à une hernie. On ne ne pouvait agir autrement, car on avait à éviter deux écueils : une erreur de diagnostic et la lésion d'une des parties constituantes du cordon, parties dont il était impossible d'assigner le rapport avec le sac. Les couches sous-jacentes furent successivement coupées, et l'on arriva enfin au kyste. Un jet de sérosité citrine indiqua qu'on avait pénétré dans son intérieur. L'ouverture fut agrandie avec un bistouri et des ciseaux; le doigt introduit dans le kyste ne fit reconnaître aucune communication. La sérosité qu'il contenait étant entièrement évacuée, on le remplit de charpie, afin de provoquer l'inflammation et par suite l'adhérence de ses parois.

Aucun accident ne se manifesta chez ce jeune malade. La charpie fut renouvelée. Au bout de quelques jours une inflammation modérée s'empara du kyste; une suppuration abondante eut lieu. Douze jours après, la plaie était cicatrisée. (Communiqué par M. le docteur Paillard.)

J'ai vu, continue M. Dupuytren, des centaines de cas d'hydrocèles enkystées du cordon, prises pour des hernies, et pour lesquelles on faisait porter des bandages. Chez un individu que j'ai traité de cette maladie et auquel on avait placé un bandage, convaincu qu'on était de l'existence d'une hernie, la tumeur continuellement refoulée était remontée dans le canal inguinal, elle prenait une extension continuelle et avait acquis un très grand volume.

L'incertitude où l'on est sur la nature de la tumeur, quels que soient les signes que nous possédions pour nous en assurer, cette incertitude, disons-nous, doit en quelque sorte indiquer le traitement à employer : la méthode de l'injection, en effet, est une des meilleures, des plus promptes et des plus simples contre l'hydrocèle enkystée. Mais si on avait commis une erreur de diagnostic et qu'on injectât un liquide irritant dans un sac herniaire, on aurait à redouter de graves accidens : cet accident n'est point une supposition; plusieurs fois cette injection dans le ventre d'un liquide irritant, a été faite dans l'opération de l'hydrocèle vaginale, qui avait conservé sa communication avec le péritoine. Dans un cas, l'injection ne fut point suivie d'une inflammation mortelle; mais dans un autre, elle détermina une péritonite qui amena rapidement la mort. Il faut, par conséquent, une prudence extrême pour ne pas compromettre la vie du malade : si l'on est obligé d'injecter, on doit le faire avec précaution et en appliquant les doigts sur l'anneau inguinal, pour interrompre la communication contre nature.

Lors donc que l'on conserve le moindre doute, la moindre incertitude sur la nature de la maladie, il faut avoir recours à une autre méthode que l'injection. L'incision du kyste lève toutes les inquiétudes à cet égard et paraît devoir alors mériter la préférence, dans le plus grand nombre de cas.

Il est encore utile de faire remarquer la difficulté, pour ne pas dire l'impossibilité de déterminer d'une manière précise les rapports du cordon des vaisseaux spermatiques avec l'hydrocèle enkystée du cordon. Aussi, par ce motif, doit-on, dans la méthode par incision,

ne couper les parties qu'avec lenteur et prudence.

Sous le rapport de la forme, l'hydrocèle
présente plusieurs variétés importantes. Ainsi
la tumeur, ordinairement unique et régulière,
est quelquefois étranglée à son milieu; c'est
l'hydrocèle *en bissac*, dont les deux parties
communiquent entre elles.

IIIe OBSERVATION. — On reçut, en 1824, à
l'Hôtel-Dieu, un homme qui présentait un
exemple remarquable de cette disposition; une
portion de la tumeur occupait le scrotum tandis que l'autre était située dans l'abdomen et
se dilatait au-dessus de l'anneau. Ce dernier
était le siège du rétrécissement mitoyen.
Lorsque le malade était debout, la partie apparente de la tumeur se remplissait davantage; s'il
toussait, elle se tendait; elle se vidait, au contraire, lorsque le sujet se couchait horizontalement ou lorsqu'on le comprimait. Alors la
partie abdominale de la tumeur et la région
iliaque droite qu'elle occupait, s'élevaient et
devenaient plus volumineuses. La transparence
de la tumeur externe, la manière dont elle
s'était développée, caractérisaient assez une
hydrocèle dans laquelle la tunique vaginale en

s'étendant avait remonté vers l'anneau, et, l'ayant dépassé, s'était dilatée de nouveau dans l'abdomen.

On trouve quelquefois dans l'intérieur des hydrocèles simples des loges plus ou moins nombreuses, et une espèce de cellulosité qui retient le liquide, de telle sorte que quand on veut pratiquer la ponction, il ne s'écoule d'abord qu'une partie de la matière épanchée, et que l'on serait forcé de percer successivement toutes les cloisons, si l'on voulait vider entièrement la tumeur. Dans les cas de ce genre qui présentent une disposition analogue à celle que j'ai signalée dans les sacs herniaires que j'ai appelés multiloculaires, l'incision, comme dans le cas précédent, doit être préférée à toute les méthodes. Cette règle n'est pas cependant sans exception, ainsi que le montre le fait suivant.

IVᵉ OBSERVATION. — Un homme vint à l'Hôtel-Dieu, dans les premiers jours de mai 1833, pour une tumeur qu'il portait au scrotum du côté gauche. Cet individu avait reçu, dix-huit mois auparavant, un coup sur le testicule. A partir de ce moment, l'organe se tuméfia inégalement. Lorsque M. Dupuytren l'examina, il existait dans cet endroit une tumeur inégale, liquide, fluctuante, transparente. Attribuant cette inégalité à la résistance de la tunique vaginale, M. Dupuytren plongea le trocart dans la partie la plus volumineuse de la tumeur; il en sortit de la sérosité jaunâtre, mais elle ne s'affaissa point et ne parut qu'à demi-vidée. En touchant la partie qui était saillante, M. Dupuytren trouva une fluctuation marquée : il aurait pu introduire le trocart en travers, mais il fallait pour cela labourer; il préféra faire une seconde ponction. Il sortit un liquide trouble abondant; la bourse du côté gauche se trouva ramenée à son volume ordinaire. Le premier liquide se concréta facilement par la chaleur; le second ne changea point de nature. Cependant l'examen qui en fut fait à la pharmacie centrale démontra que ce second liquide n'était autre chose que de l'albumine. Le cordon testiculaire était dans le même état que celui du côté opposé et ne présentait aucun symptôme d'épanchement.

Cette observation me paraît mériter beaucoup d'importance, car il est arrivé quelquefois que des hydrocèles regardées comme multiloculaires n'étaient autre chose que des hydrocèles de la tunique vaginale, compliquées d'une hydrocèle enkystée du cordon. M. le Docteur Loir a présenté à la clinique du 19 février 1830 un place anatomique qui ne laisse aucun doute à cet égard. En effet le cordon des vaisseaux spermatiques distendu par un liquide, en d'autres termes l'hydrocèle du cordon nageait elle-même dans la sérosité citrine qui remplissait la cavité vaginale et faisait la base de la tumeur, ainsi formée de deux hydrocèles distinctes, mais qu'il était extrêmement difficile de diagnostiquer l'une de l'autre. Si l'observation prouve que la complication de ces deux hydrocèles peut quelquefois en imposer pour une hydrocèle multiloculaire, l'observation m'a également démontré qu'il existait des hydrocèles dont la poche ne pouvait se vider exactement après une simple ponction, et que cette disposition tenait à la multiplicité des loges et à une espèce de cellulosité qui retenait le liquide.

L'hydrocèle de la tunique vaginale présente de notables différences suivant qu'elle survient chez des adultes, ou qu'elle est congéniale. On sait que chez les fœtus qui ne sont point à terme, le testicule est contenu dans l'abdomen, et qu'il ne sort souvent qu'après la

naissance. Le prolongement péritonéal dont
il est accompagné et qui formera plus tard la
tunique vaginale, se ferme le plus ordinairement quelque tems après la sortie. Mais il peut
arriver qu'avant cette époque il s'y glisse de
l'eau provenant du bas-ventre. Il survient
alors une hydrocèle, qu'on a nommée congéniale et que la pression fait disparaître parce
que l'eau remonte dans le ventre.

J'ai constaté, dit M. Dupuytren, que cette
espèce d'hydrocèle peut se montrer lorsque
le testicule est encore renfermé dans l'abdomen, et se trouve placé derrière l'orifice supérieur du canal inguinal. Le mécanisme de
sa formation est assez facile à comprendre. La
portion péritonéale qui sert d'enveloppe vaginale au testicule, et qui correspond à l'ouverture abdominale du canal inguinal, se trouvant pressée, soit par le liquide contenu dans
le ventre, soit par les intestins ou l'épiploon,
cède insensiblement à cette pression, s'alonge,
s'engage dans le conduit que devait parcourir
le testicule, et se porte enfin jusqu'au fond du
scrotum. On observe alors dans cette bourse
une tumeur fluctuante, translucide, molle,
pyriforme, qui disparaît presque entièrement

par la pression exercée sur elle ou par le dé-
cubitus horizontal, mais qui, abandonnée à
elle-même, reprend, peu d'instans après que
le sujet est debout, son volume et sa forme
ordinaires.

J'ai encore reconnu, continue M. Dupuytren ; une seconde variété de l'hydrocèle congéniale qui a pour caractère le même alongement de la portion péritonéale qui devait
constituer la tunique vaginale, pendant que
le testicule engagé dans le canal inguinal,
est plus ou moins près de sortir entièrement.

Le corps de la tumeur, dans ces deux variétés d'hydrocèle, n'est recouvert que par les
tégumens du scrotum, par le tissu cellulaire
sous-jacent et par la lame cellulo-fibreuse du
fascia superficialis. La partie supérieure s'engage dans l'anneau du muscle grand oblique,
et le testicule se trouve adhérent à la paroi
postérieure de son col, comme il le serait au
fond de la tunique vaginale. Enfin, l'orifice
abdominal de l'hydrocèle communique avec
la cavité du péritoine par une petite ouverture.

Ces deux variétés doivent être examinées
avec beaucoup de soin, parce qu'on pourrait

les confondre avec des hernies qui se développent également de haut en bas.

Parmi les accidens qui viennent souvent
compliquer l'hydrocèle, nous ne devons pas
oublier la hernie ; c'est sur-tout chez les vieillards que cette disposition se rencontre. Le
plus ordinairement l'hydrocèle passe en avant
de la hernie; d'autres fois, mais très rarement,
elle se glisse derrière. Quelques chirurgiens
proposent de laisser alors la tunique vaginale
intacte et de n'ouvrir que le sac herniaire.
J'ai constaté, continue M. Dupuytren, que
l'on n'épargne l'hydrocèle qu'aux dépens de
l'étendue de l'incision du sac, au fond duquel
les liquides séjournent ensuite. Il en résulte
des inflammations rebelles et divers accidens
que l'on aurait évités en ouvrant en même
tems la tunique séreuse du testicule. En se
conduisant ainsi, l'on obtient la destruction
de l'étranglement et la guérison radicale de
l'hydrocèle.

Il arrive quelquefois, continue M. Dupuytren, quand l'hydrocèle est située devant la
hernie, qu'une partie de l'épiploon ou de l'intestin passent à travers les éraillemens du
tissu qui enveloppe la tunique vaginale et font

saillie au milieu de l'eau qui constitue l'hydrocèle. Ces tumeurs secondaires sont recouvertes
par le sac herniaire et par le feuillet séreux de
la tunique du testicule. Dans six cas de ce
genre, qui ont été soumis à mon observation,
j'ai vu deux fois des symptômes d'étranglement dépendre de la constriction des organes
à l'endroit où ils s'engageaient dans la poche
séreuse du testicule. Chez les sujets qui présentaient cette disposition, la hernie molle et
indolente, à sa partie supérieure, acquérait
en bas et au niveau de l'hydrocèle, de la sensibilité, de la rénittence, et tous les symptômes d'étranglement se manifestaient. Il fut
alors nécessaire de diviser la tunique vaginale
remplie de sérosité, ce qu'on reconnut à
l'écoulement de ce liquide, à la présence immédiate du testicule et au défaut d'ouverture
supérieure dirigée vers l'anneau. L'on put
ensuite apercevoir la saillie que faisait la hernie secondaire; et après avoir pénétré dans le
sac herniaire, à côté d'elle, on débrida l'ouverture par laquelle les viscères s'engageaient
dans la cavité de la tunique vaginale, et sans
toucher à l'anneau on réduisit facilement les
parties. Dans aucun cas, dit M. Dupuytren, je

30.

n'ai vu la tunique vaginale faire saillie et s'engager dans le sac herniaire.

L'hydrocèle pouvant être recouverte en partie ou en totalité par un sac herniaire plus ou moins rempli d'une portion de l'épiploon, lorsqu'on veut pratiquer la ponction, il faut avoir bien soin de ne piquer ni le sac herniaire, ni le testicule. Les rapports des deux sacs sont, dans ce cas, très importans à connaître. En effet, ces rapports sont loin d'être toujours les mêmes; ainsi dans quelques cas, quoique l'hydrocèle forme la partie la plus postérieure et la plus inférieure de la tumeur totale, souvent la tumeur aqueuse se trouve placée au-devant et au-dehors de la hernie. Dans d'autres circonstances la tunique vaginale pénètre dans l'hydrocèle et constitue une véritable hernie aqueuse dans sa cavité. Le contraire peut avoir lieu, et l'on voit alors la tunique vaginale céder dans quelqu'un de ses points qui correspondent à la hernie, et il s'y forme une déchirure à travers laquelle une partie de celles-ci fait irruption. Souvent alors la dureté et l'élasticité des bords de cette déchirure, ainsi que son étroitesse, sont telles, que les parties qui forment cette espèce de hernie par prolongement, se trouvent irritées, contuses serrées à leur passage, et qu'il ne tarde pas à s'y développer les accidens de l'étranglement, qu'on attribue, mais à tort, à la constriction exercée par l'anneau.

Ces derniers cas, dit M. Dupuytren, se sont présentés plusieurs fois à moi. Il importe beaucoup de les connaître et de se les rappeler lorsqu'on pratique le opérations de l'hydrocèle et de la hernie étranglée ; on évite par là de plonger les trois-quarts dans un sac herniaire, d'inciser les enveloppes d'une hydrocèle pour celles d'une hernie, et de débrider l'anneau quand l'étranglement est produit par le resserrement de la déchirure de la tunique vaginale sur les parties qui ont pénétré dans sa cavité.

Parmi les complications de l'hydrocèle, nous ne ferons que mentionner le sarcocèle, dont nous en avons consigné un exemple remarquable dans le premier volume de nos leçons orales. Mais nous devons arrêter quelques instans votre attention sur plusieurs cas moins fréquens et moins connus. Des kystes séreux peuvent se développer dans l'une des bourses à laquelle ils donnent un volume considérable.

Souvent dans ce cas on a cru à une dégénérescence squirrheuse et l'on a fait l'extirpation du
testicule. D'autres fois ces kystes se montrent
au milieu de l'organe lui-même. Ici se rapporte ce que Morgagni appelle les hydatides
du testicule. C'est à la rupture de ces kystes
qu'il attribue la formation des hydrocèles: ayant
observé, dit-il, dans tous les cas de cette maladie, des hydatides des testicules entièresou
déchirées, ou bien des vestiges d'hydatides anciennes des tubercules blanchâtres, il se crut
fondé à conclure que la rupture de ces hydatides, était la cause la plus générale des hydrocèles, si elle n'était pas l'unique. Nous n'avons
pas à discuter dans l'état actuel de la science
la valeur de cette explication, nous ferons
seulement observer qu'un kyste hydatique développé dans l'épaisseur du cordon ou dans
celle de l'une des bourses, peut, par sa mollesse,
sa rénittence, sa transparence plus ou moins
marquée, les bosselures et les autres caractères
qu'il présente, faire croire à l'existence d'une
hydrocèle du cordon ou de la tunique vaginale.
C'est sur-tout avec les hydrocèles dont la cavité
est divisée par des cloisons en plusieurs cellules, qu'il est facile de les confondre. J'ai vu

plusieurs individus d'une même famille affectés de cette singulière maladie : je les traitai par
l'incision du kyste, et ils furent tous guéris.

Les kystes purulens ou mélicériques, les
testicules scrofuleux, et d'autres produits de
l'inflammation chronique du testicule, que l'on
a quelquefois appelés hydrocèles enkystées de
cet organe, constituent des altérations entièrement différentes de celle dont nous nous occu-
pons. Ces foyers purulens ou autres exigent,
soit l'incision de leurs parois, soit l'extirpation
de l'organe qui les renferme.

L'état de la tunique vaginale, ajoute M. Dupuytren, présente des degrés de désorganisation qu'il n'est pas sans intérêt d'étudier. Au début de la maladie, elle est mince, transparente
et facile à traverser. Plus tard, lorsque l'affection est ancienne, cette enveloppe ou plutôt
le tissu cellulaire de la face externe acquiert
fréquemment une grande épaisseur et une
densité voisine de celle du cartilage. Presque
toujours alors il n'y a plus de transparence,
et après la ponction, la tunique au lieu de s'a-
baisser, reste comme une véritable coque autour de l'organe. Quelquefois j'ai vu, continue
M. Dupuytren, ce feuillet séreux être le siége

d'exhalations sanguines plus ou moins abondantes, ou présenter des plaques osseuses d'une
étendue variable. Les trois observations suivantes vont nous donner un idée de ces altérations de la tunique vaginale et des difficultés
que ces cas offrent pour la pratique.

Vᵉ Observation. — Un vieillard vint en
1815 à l'Hôtel-Dieu portant dans les bourses
une tumeur plus volumineuse que les deux
poings réunis. Cette tumeur offrait en avant
une fluctuation sensible et en arrière deux tubercules très durs; elle était facile à isoler de
l'anneau; on jugea que c'était une hydrocèle ou
un hydro-sarcocèle; l'individu ayant succombé à un état de faiblesse, on en fit l'ouverture.
Sous la peau et le dartos, était une membrane
fibreuse plus épaisse, qui recouvrait une membrane cartilagineuse qui n'était autre que la
tunique vaginale; on l'incisa avec précaution,
il s'écoula aussitôt une grande quantité de
liquide couleur lie de vin, et il resta une
matière de même couleur sans consistance, sans
cohésion, qui était du sang décomposé. En
fendant en divers sens la membrane cartilagineuse, qui avait une demi-ligne d'épaisseur, on
trouva le testicule appliqué sur elle, converti

en une lame mince, et concourant à former ses parois. Les deux petits tubercules qu'on avait sentis, étaient formés par un épaississement circonscrit du cartilage dont le centre était osseux.

VIe Observation. — Pendant l'année 1820, M. Ch... de Lille, âgé d'environ 40 ans, se présenta à M. Dupuytren. Il portait dans une des bourses une tumeur arrondie, inégale, dure, rénittente, opaque, dont le volume égalait au plus celui du poing d'un enfant de dix à douze ans, et qui, faisant corps avec le testicule, était, comme cet organe, morbide et suspendue au cordon. Ces signes pouvaient également faire croire à l'existence d'une hydrocèle compliquée de dégénération cartilagineuse de la tunique vaginale, d'un sarcocèle, ou d'un hydro-sarcocèle. Ils étaient les seuls que présentât la maladie elle-même ; et si l'on suppose un moment, que, par une cause quelconque, on eût dû prononcer, d'après leur seul examen, il est facile de voir dans quelle irrésolution on eût été jeté. Ici on n'eut point à résoudre cette difficulté : les renseignemens fournis par le malade suffirent pour lever tous les doutes.

En effet, la maladie avait commencé depuis

vingt-deux ans, c'est-à-dire à un âge où il se développe rarement des dégénérations carcinomateuses ; ensuite elle n'était point douloureuse mais incommodait seulement par son poids ; enfin, on avait plusieurs fois, mais sans succès, tenté de la guérir par la ponction, suivie ou non d'injection ; et chaque fois qu'on l'avait vidée, on avait pu s'apercevoir que le testicule était sain, mais que sa tunique devenait de plus en plus épaisse et dure.

Après ces données, il était impossible de se tromper : le malade était atteint d'une hydrocèle compliquée de dégénération cartilagineuse de la membrane vaginale. L'excision seule convenait, et elle fut pratiquée par M. Dupuytren. A l'incision du kyste, on vit s'écouler une petite quantité de sérosité citrine et transparente. La cavité de l'espèce de coque cartilagineuse en laquelle la membrane était transformée et dont les parois n'avaient pas moins de quatre à cinq lignes d'épaisseur, était divisée par des productions couenneuses, rudimens de cloisons qui se seraient par la suite organisés, et qui auraient séparé la cavité principale en plusieurs cavités secondaires. Le malade guérit parfaitement en un mois de tems.

VIIe OBSERVATION.— M. D.., de Saint-Domingue, homme de couleur, âgé d'environ quarante ans, s'étant violemment froissé le testicule droit, n'avait cessé pendant plusieurs années, d'y ressentir de vives douleurs, et de voir s'accroître, de plus en plus, le volume de cet organe. Il se détermina à venir à Paris. A son arrivée, le testicule était dur, pesant, inégal ; et, outre qu'il était habituellement dans un état de sensibilité assez vive, il était de tems à autre le siége de ces douleurs lancinantes qu'on a regardées comme un signe presque caractéristique de la dégénération carcinomateuse. M. Dupuytren prononça qu'il y avait un sarcocèle, et il en proposa l'extirpation, qui fut faite presque aussitôt. Pour plus de sûreté, l'opérateur, après avoir découvert l'organe par une incision, ayant reconnu qu'il existait à la surface un point fluctuant, y plongea comme il a l'habitude de le faire, la pointe de son bistouri. Il sortit à l'instant et en jet, un liquide roussâtre et inodore, analogue à celui qu'on trouve souvent dans les cellules des tumeurs dégénérées ; dès lors il n'y eut plus de doute, l'extirpation fut achevée.

La tumeur fut ensuite examinée. On trouva qu'elle était tout entière formée par la tunique vaginale devenue cartilagineuse, et d'épaisseur inégale ; que la cavité dans laquelle la ponction avait été faite pendant l'opération, n'était autre que sa propre cavité, et que le liquide qui s'était échappé lors de cette ponction devait les qualités et la couleur qu'il avait présentées, au mélange d'une certaine quantité de sang; celui-ci provenait d'une ouverture parfaitement ronde, régulière et égale, dont les bords étaient lisses et le diamètre d'environ deux lignes, qui, placée à la partie postérieure et inférieure de la poche, intéressait à la fois la tunique vaginale et la membrane albuginée. A travers cette ouverture on apercevait à nu la substance du testicule, lequel était sain ; de sorte que, bien que l'on n'eût pas d'abord parfaitement reconnu la nature de la maladie, on ne put pas se repentir de la conduite qu'on avait suivie. (Samson et Bégin, Élémens de Médecine opératoire.)

De toutes les méthodes employées pour obtenir la cure radicale de l'hydrocèle, la plus générale est celle de l'injection. J'ai cependant obtenu des succès du vésicatoire appliqué sur le scrotum. Cet agent produit alors une irritation qui se propage à la tunique vagi-nale, détermine l'absorption du liquide que cette membrane renferme, et l'adhésion réciproque de leurs surfaces opposées. Les matériaux dont on se sert pour l'injection, ne sont point indifférens ; voici ceux dont l'expérience m'a démontré l'efficacité : dans une pinte de gros vin de Roussillon, on fait bouillir deux onces de roses de Provins, dont on augmente quelquefois la force par l'addition de quelques cuillerées d'eau-de-vie. Je fais successivement trois injections, de trois minutes de durée chacune. La seule précaution qu'il convienne de prendre, et dont je ne m'écarte jamais, c'est de m'assurer, avant chaque injection, que l'extrémité de la canule n'a pas abandonné la cavité de la tunique vaginale. Si des mouvemens latéraux imprimés au pavillon, sont exécutés librement par l'extrémité opposée, on peut injecter sans crainte ; si au contraire, ces mouvemens sont gênés, il est probable que, par suite du retrait des parties, la tunique vaginale a abandonné la canule dont l'extrémité se trouve placée dans le tissu cellulaire, et il faut s'abstenir de faire l'injection tant qu'elle n'est pas replacée convenablement. C'est en négligeant ces préceptes, qu'on a vu quelquefois le scrotum être frappé de gangrène. L'observation suivante, par laquelle nous allons terminer cette leçon montre que cette erreur peut être quelquefois commise.

VIIIe Observation. — Un individu atteint d'hydrocèle, vint dans un hôpital pour y être traité. La ponction fut pratiquée, mais l'injection, au lieu d'être poussée dans la tunique vaginale, s'arrêta dans le tissu cellulaire; il en résulta une inflammation des plus violentes, qu'on eut toutes les peines du monde à vaincre. L'épanchement ayant reparu, le malade vint, en 1833, à l'Hôtel-Dieu, pour y réclamer des secours plus efficaces. M. Dupuytren résolut de l'opérer par incision : au bout de vingt-quatre heures, le malade fut pris d'envies de vomir; peu de temps après, il se manifesta une hémorrhagie, elle se renouvela deux fois. M. Dupuytren leva l'appareil, lava la plaie, et mit dessus des compresses trempées dans l'eau froide; il ne voulut point tamponner parce que le sang venait de l'anneau inguinal. Il n'est personne qui ne sache qu'en Allemagne, dans les grandes hémorrhagies, on expose les membres à l'air, en les arrosant avec de l'eau. Cette méthode ne saurait être approuvée dans les hémorrhagies des gros vaisseaux, la ligature offrant des moyens sûrs; mais dans les hémorrhagies des petits vaisseaux avec des symptômes inflammatoires, cette méthode est bonne : c'était le cas du malade opéré par M. Dupuytren; il était dans la période inflammatoire : l'hémorrhagie ne reparut point. Il en eût été autrement, si l'on eût employé le tamponnement. Un homme amputé de la cuisse, dit M. Dupuytren, reçut un coup sur le moignon, il s'écoula aussitôt du sang; je dépansai le membre : la surface de la plaie était grise, mais je ne pus découvrir le vaisseau qui fournissait le sang. Je tamponnai, il se manifesta de la douleur et l'hémorrhagie revint. J'ôtai de nouveau l'appareil; la douleur et l'hémorrhagie cessèrent. Deux fois je le remis, deux fois l'hémorrhagie reparut. Il aurait fallu être aveugle, pour ne pas voir que l'appareil excitait la tension des parties, et par suite l'hémorrhagie (hémorrhagie que j'ai appelée autrefois par irritation); aussi ne l'appliquai-je plus. Depuis, j'ai eu occasion de voir des hémorrhagies capillaires qui étaient produites par l'irritation. En écartant les pièces de l'appareil, elles cessaient le plus ordinairement. Ce sont des hémorrhagies qu'il faut traiter médicalement par des moyens émolliens, par des saignées, des applications d'eau froide, et l'éloignement des moyens irritans.

ARTICLE IX.

TRAITEMENT DU GOITRE PAR LE SÉTON.

Les individus d'une constitution lymphatique, dit M. Dupuytren, caractérisée par la mollesse et la blancheur de la peau, par des formes arrondies, par des habitudes douces et paisibles, sont exposés aux goîtres. Cette difformité affecte plus souvent les femmes que les hommes, et les enfans que les adultes. Cette glande, qui, à l'état sain, pèse d'une à deux onces; à l'état morbide, s'élève souvent de une à deux livres. Dans les vallées de la Savoie et du Valais où le goître est endémique, il n'épargne aucun sexe, aucun âge; et

telle est l'influence du climat sur sa production, qu'un adulte qui viendrait se fixer dans
le pays des goîtreux, pourrait être exposé à
cette maladie.

Diverses causes ont été signalées comme
déterminant le goître. Fodéré, dans les détails
curieux qu'il donne sur les pays où règne
cette affection, admet peut-être trop exclusivement l'humidité de l'atmosphère jointe à
l'humidité de la température; les habitans de
ces contrées, dit-il, sont presque continuellement plongés dans un bain de vapeur. Assurément une température chaude et humide
pendant une bonne partie de l'année, peut
avoir une action marquée sur nos organes;
mais le goître survient chez des personnes
qui se trouvent dans des circonstances différentes.

Au mois de mars 1853, deux femmes se
présentèrent à l'Hôtel-Dieu; l'une jeune,
âgée de vingt-six ans, était atteinte depuis
plusieurs années d'un goître qui avait envahi
ses deux lobes. On apercevait une tumeur
volumineuse, élastique, de forme arrondie,
bosselée à sa surface. La base paraisssait
large. Elle s'était manifestée sous la forme

d'une tumeur à peine sensible , s'était accrue en assez peu de tems, et offrait le volume des deux poings. Cette tumeur rendait la voix rauque et enrouée , par la pression mécanique qu'elle exerçait. Le retour du sang veineux , se trouvait gêné, tandis que le sang artériel continuait de s'y porter librement ; aussi cette femme éprouvait-elle des maux de tête, des vertiges, des éblouissemens.

L'autre malade , parvenue à l'âge adulte, avait été atteinte il y a douze ou quinze ans, de la même lésion. Chez elle aussi existait un goître volumineux sur les deux côtés de la glande thyroïde. Un séton fut passé dans chacune de ces tumeurs , et après une suppuration prolongée pendant plusieurs mois, elle fut complétement guérie. Actuellement on n'observe sur la peau qui recouvre le corps thyroïde , que les cicatrices du séton. Quant au goître, il a presque entièrement disparu. Un noyau gros comme une petite noix, dur, et tout-à-fait insensible, se voit encore, mais il est resté stationnaire depuis plusieurs années.

La première malade fut traitée de la même manière ; on passa un séton des deux côtés du cou ; il traversa chaque lobe de la glande thyroïde ;

au moment de l'opération, il sortit un flot de
sang qui provenait des réseaux veineux très développés; la glande se tuméfia un peu, mais il
survint une douleur à l'épaule droite, et de la
céphalalgie pour laquelle on lui fit une saignée. Dix-sept jours après l'application de ce
moyen, la glande avait diminué des deux tiers,
les douleurs avaient disparu, et tout annonçait que dans quelque tems la guérison serait
complète.

Entrons dans quelques détails, dit M. Dupuytren, sur la manière dont doit être pratiquée cette opération, et sur mon opinion à
l'égard de ce moyen et de quelques autres
agents thérapeutique qui ont été vantés contre
le goître.

Parmi les médicamens qui ont été administrés contre cette maladie, l'iode dans ces
dernières années, a sur-tout été employé avec
une sorte de fureur; il semblait qu'aucun
goître ne dût résister à l'efficacité de ce remède énergique.

Dans beaucoup de cas cependant il échoue,
et la plus simple réflexion aurait dû faire prévoir ce résultat. Le goître dépend de causes
différentes : tantôt c'est une simple hypertrophie du corps thyroïde; d'autres fois, c'est

une dégénérescence squirrheuse; dans quelques cas, ce sont des kystes remplis de matières diverses. L'iode ne peut agir de la même manière dans des affections si diverses les unes des autres; aussi, comme nous venons de le dire, ne réussit-il pas plus dans un assez grand nombre de circonstances, que la poudre de Sancy, l'éponge calcinée, les frictions mercurielles, les liniments camphrés, ammonia aux opiacés, les emplâtres de ciguë, de vigo, et mille autres ressources pharmaceutiques qu'on a beaucoup préconisées. Il est juste de ire que l'iode a procuré des guérisons.

La thérapeutique du goître ne présente donc qu'obscurité et incertitude ; malgré les assertions pompeuses de tant d'auteurs et de charlatans, qui prétendent chaque jour avoir découvert un spécifique, et qui multiplient les observations de succès.

Pour arriver à des résultats vraiment utiles, il serait nécessaire de faire une série de travaux qui n'ont point encore été entrepris, et dans lesquels on commencerait par bien constater la nature de la maladie à laquelle on a affaire ; distinguant avec soin toutes celles qui, présentant des analogies de forme, sont cependant très différentes dans le fond.

En attendant ce travail, qui pourra produire des résultats avantageux, il convient que chaque praticien indique les agents thérapeutiques dont il a retiré des succès. Nous nous arrêterons aujourd'hui sur le séton. Ce moyen est celui qui me procure le plus d'avantages et que j'emploie de préférence. Dans ces derniers temps, il a été vanté comme nouveau par M. le Professeur Quadri, de Naples. C'est une erreur bien involontaire sans doute, qu'a commise cet honorable praticien ; car on vient de voir qu'il a été mis en usage avec succès, il y a un assez grand nombre d'années, chez l'un des malades dont avons rapporté l'histoire.

Un certain temps après l'application du séton, on voit le goître s'affaisser, et la résolution qui s'opère par degrés, est complète au bout de quelques mois ; il peut arriver même qu'elle continue à se faire après que la mèche a été supprimée, et après la cicatrisation des plaies. Comment agit le séton? c'est ce qu'il est difficile de dire. Est-ce en enflammant le tissu de la glande thyroïde? est-ce par la fonte de l'organe, par la suppuration ? Cela importe peu : l'essentiel c'est qu'il guérit.

Lorsqu'on passe le séton à travers la glande thyroïde, il survient toujours un très grand écoulement de sang veineux. Ce flot de liquide qui s'échappe avec impétuosité, est réellement effrayant; mais il dure peu. Il est semblable à celui qui s'écoule du nez après l'extirpation des polypes des fosses nasales et qui détermine quelquefois une syncope, qui pourrait devenir mortelle, si l'on n'arrosait pas la figure d'eau froide En ordonnant au malade de respirer librement, pour que la circulation veineuse ne soit point gênée, en faisant quelques lotions froides, ou en exerçant une compression légère, cet écoulement, déterminé par la lésion du plexus veineux si abondant que l'on trouve au-devant du corps thyroïde, s'arrête. Pour produire son effet, les éton doit rester appliqué ordinairement pendant plusieurs mois; la durée de cette application dépend, au reste, des progrès que la maladie fait vers la guérison. Une précaution qu'il ne faut pas perdre de vue, lorsqu'on applique le séton, c'est de bien se rappeler la position des artères thyroïdiennes.

Maintenant dirons-nous du séton, ce que l'on a dit de l'iode et de quelques autres spécifiques, qu'il guérira toujours le goître? Nous nous en garderons bien. Le squirrhe, par exemple, qui se rencontre quelquefois dans le corps thyroïde ne sera jamais modifié d'une manière avantageuse par ce moyen ; mais l'hypertrophie, les kystes, les hydatides, contre lesquels l'iode et ses diverses préparations ainsi que les autres prétendus spécifiques échouent si souvent, seront les formes de la maladie qui céderont le plus facilement à l'emploi de et agent. (Bulletin thérapeutique. M. Paillard.)

ARTICLE X.

DES PRÉPARATIONS D'ARSÉNIC CONTRE LES ULCÉRATIONS CANCÉREUSES ET AUTRES AFFECTIONS RONGEANTES.

On voit de tems à autre aux consultations publiques de l'Hôtel-Dieu, des malades qui viennent réclamer les secours de la médecine pour des ulcérations rongeantes du nez, des lèvres, des joues et d'autres parties du corps. Ces ulcérations produites par les vices cancéreux, scrofuleux, vénériens et dartreux, seuls ou réunis de manière à en faire une maladie simple ou composée sont souvent la terreur des praticiens par l'inefficacité de la plupart des remèdes employés contre elles. Aussi leurs nombreuses récidives et sur-tout celles des ulcérations cancéreuses, même après leur ablation complète à l'aide de l'instrument tranchant, ont fait recourir les chirurgiens à des médicamens d'une nature extrêmement dangereuse, ou d'une activité terrible.

Parmi ces remèdes, l'arsenic tient incontestablement le premier rang. On l'emploie à l'intérieur comme à l'extérieur, mais toujours avec crainte, tant est redoutable la moindre erreur, la plus petite modification dans le mode d'administration, la plus légère imprudence de la part des malades. Frappés des résultats déplorables arrivés dans quelques circonstances, les médecins, malgré son efficacité incontestable, malgré les cures surprenantes qu'il a réellement procurés, ont généralement beaucoup de répugnance à en faire usage. Il serait cependant important de bien déterminer les effets thérapeutiques de ce médicament héroïque, d'indiquer les cas où il peut nuire : un pareil travail exigerait que nous répétassions une foule d'expériences, peut-être le ferons-nous plus tard; aujourd'hui nous ne parlerons que de l'emploi de l'arsenic à l'extérieur.

Depuis long-tems l'usage de l'arsenic à l'extérieur est connu dans la science. Nous possédons des recettes qui nous ont été léguées par des médecins instruits, ou par d'obscurs charlatans, et dans lesquelles l'arsenic entre dans des proportions différentes. Nous n'avons point le projet de faire la critique de chacune de ces préparations; nous dirons seulement quelles sont presque toutes mauvaises, que leur application est quelquefois suivie de graves inconvéniens, et que leur utilité ne saurait en racheter les dangers. Telles sont la poudre dite de Rousselot, celle du frère Côme, modifiée par plusieurs chirurgiens, et en particulier par M. Patrix, qui, jusques à présent, a décrit le mieux la manière d'appliquer la pâte arsénicale; la poudre de Justamond, celle de Pierre Alliot, de Plukket, la pommade d'Hellmund, etc., etc., préparations dont l'acide arsénieux fait ordinairement la base.

Ce poison a été mélangé avec diverses autres substances, dont les unes nuisent à l'action du remède, et les autres en font un médicament d'un emploi difficile, ou au moins embarrassant.

Dans le but de rendre, prompte, efficace et sur-tout moins dangereuse, l'applicatio de quelques préparations arsénicales, dans les ulcérations rongeantes de la face et d'autres parties du corps, j'ai imaginé, dit M. Dupuytren, plusieurs formules qui paraissent réunir des grands avantages, et qui ont, d'ailleurs, un mode d'action tout différent des préparations que nous venons d'indiquer. Plusieurs ouvrages de matière médicale, et notamment l'excellent formulaire de M. Foy, n'ont donné qu'incomplétement les proportions de ces médicamens. Nous allons les établir ici, en indiquant en même temps les précautions qu'il convient de prendre.

Un des premiers effets, et souvent un des premiers inconvéniens des préparations arsénicales, c'est d'agir comme escarrhotiques ou comme caustiques, de détruire les parties à une plus ou moins grande profondeur, et par conséquent d'amener quelquefois des difformités. Les préparations que nous employons, continue M. Dupuytren, n'ont point cet effet.

C'est en modifiant les surfaces malades, et non point en les escharifiant, qu'elles agissent. C'est là un de leurs principaux avantages.

Les préparations dont je fais usage sont pulvérulentes ou liquides. L'acide arsénieux forme la base principale des unes comme des autres. Le calomel qui lui est constamment uni, entre bien pour quelque chose dans l'action du remède; mais l'arsenic est presque tout. Quoi qu'il en soit, il est important, dit M. Dupuytren, de ne point l'exclure de la composition. Ces deux médicamens, l'arsénic et le calomel, sont nécessaires à l'action de la préparation, sans qu'on puisse déterminer, d'une manière précise, la part que chacun y prend.

Voilà la formule de la préparation pulvérulente,

Sur cent parties,

Quatre parties d'arsenic ou d'acide arsénieux.

Quatre-vingt-seize parties de calomel.

On peut augmenter la proportion d'acide arsénieux, et la porter à cinq ou six parties sur cent.

La préparation liquide consiste tout sim-

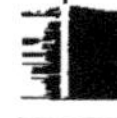

plement dans la solution de ces deux médicamens, acide arsénieux et calomel dans l'eau distillée; on la mêle avec la gomme en poudre, de manière à donner à la préparation la consistance d'une pâte. Mais dans la forme liquide, j'ai pour habitude de mettre l'acide arsénieux en plus forte proportion; ainsi sur cent parties, j'introduis six, huit, dix ou douze parties d'acide arsénieux, le reste est du calomel; j'ai même prescrit des proportions encore plus élevées.

Ire OBSERVATION. — Une jeune fille d'environ quinze ans vint à l'Hôtel-Dieu, en mars 1833, pour y être traitée d'une ulcération de nature suspecte qu'elle portait sur la partie gauche de la lèvre inférieure. Cette ulcération, de l'étendue d'un pouce environ, était à bords échancrés et renversés, piqueté sur toute sa surface, un peu grisâtre; elle était formée aux dépens de la peau, du tissu cellulaire sous-jacent, s'étendait jusqu'à la muqueuse de la lèvre et reposait sur une base indurée. Cette maladie avait commencé il y avait sept ans et avait été toujours en s'aggrandissant. Une partie de l'ulcère était recouverte par une croûte jaunâtre formée par le desséchement de l'ichor. M. Dupuytren la considéra comme une maladie composée par la réunion des diathèses scrofuleuse, vénérienne et cancéreuse. Un cataplasme fut mis sur la tumeur pour faire tomber la croûte. Au bout de quelques jours une première application de la préparation pulvérulente eut lieu, elle détérmina une légère inflammation. A la chute du médicament, on trouva la surface de l'ulcère avantageusement modifiée. Une seconde application fut suivie de quelques accidens qui semblaient annoncer un commencément d'empoisonnement; la malade eut des nausées et des vomissemens. Tout le monde connaît les dangers de l'emploi de l'arsenic, même de celui dont on fait usage à l'extérieur. L'absorption qui a lieu à la surface des plaies, soit par les veines, soit par les vaisseaux lymphatiques, est un phénomène bien constant, et les ouvrages de medecine légale ou de pratique, sont remplis d'observations d'individus qui ont éprouvé les accidens les plus graves, et qui ont même succombé à la suite de l'application extérieure de l'arsenic, après avoir présenté tous les symptômes de l'empoisonnement. On a vu des malades qui n'avaient qu'une petite ulcération cancéreuse au dos, être pris de tous les symptômes de l'empoisonnement après la première application de l'arsenic sur leurs plaies. MM. les docteurs Marx et Paillard rapportent, dans le *Journal hebdomadaire*, l'histoire d'une vieille femme reçue à l'hôpital St-Louis qui périt victime de ce poison. Elle portait sur le bout du nez un *noli mélangere* qui avait tout au plus la largeur d'une pièce de quinze sous : l'un d'eux M. Paillard appliqua la pâte arsé icale sur cette partie. Le lendemain la malade mourut avec tous les symptômes de l'empoisonnement par l'arsenic. Ce médecin a également observé un événement semblable chez un jeune homme qui avait un ulcère carcinomateux à la joue, et que l'on traita par la pâte arsénicale. Nous devons cependant faire ici la remarque que les proportions d'acide arsénieux administrées ailleurs, sont en général plus fortes que celles que nous employons habituellement.

En garde contre ces accidens, j'avais prescrit le laitage : je mis la malade à une diète sévère, et j'ordonnai qu'elle serait exclusivement nourrie avec du lait. Les symptômes se dissipèrent, et lors de la seconde chute de l'application pulvérulente de l'arsenic, la plaie était presque guérie : vous l'avez vue quinze jours après à l'amphithéâtre ; les traces du mal avaient presque entièrement disparu.

Dans des cas semblables, j'ai soin de faire prendre beaucoup de lait au malade ; je prescris l'application d'un linge sur la plaie à raison du voisinage de la bouche, et j'insiste fortement pour qu'il ne soit ôté que lorsque la poudre est desséchée, convertie en poudre ; l'alimentation se fait à l'aide du biberon. Ce sont les moyens que vous m'avez vus adopter pour un homme qui vint, dans les premiers jours de mai, avec un ulcère rongeant du nez et de la lèvre supérieure, et chez lequel notre traitement a également eu les résultats les plus satisfaisans.

Le mode d'application de ces préparations est fort simple. On commence d'abord par faire tomber avec des cataplasmes les croûtes qui couvrent les ulcérations ; puis, si on veut recourir à la poudre, on se sert d'un petit pinceau de charpie chargée de cette poudre, et on la répand sur la face ulcérée, de manière

à l'enduire d'une couche épaisse d'un milli-
mètre au plus. Si cette surface est d'une étendue médiocre, on la couvre entièrement;
dans les cas contraires, on n'en saupoudre
qu'une partie, le tiers, le quart, la moitié;
et quelques jours après, on recouvre le reste
en totalité ou par fractions, suivant les
cas.

La solution, ou pour mieux dire la pâte, s'applique de la même manière, avec un pinceau
ou une spatule.

Cette application, après avoir causé des
douleurs assez vives, de l'inflammation, etc.
etc., tombe ordinairement seule au bout de
huit à dix jours. On la renouvelle suivant les
cas, et jusqu'à la guérison des surfaces ulcérées. Ordinairement cinq ou six applications
suffisent, et souvent deux ou trois ont guéri
complétement.

Ce médicament, que j'ai mis en usage
sous ces deux formes, depuis quinze ans environ, agit, non pas en cautérisant, mais seulement en modifiant l'état des surfaces malades. Jamais il ne produit d'escarre, de destruction des parties; il est infiniment moins
adhérent que la pâte arsénicale du frère

Côme, de Rousselot, etc., et cause moins de douleurs et de tuméfaction.

ARTICLE XI.

DE LA GANGRÈNE SYMPTOMATIQUE PAR SUITE D'ARTÉRITE.

La variété de gangrène à laquelle on a tour-à-tour donné les noms de gangrène spontanée, sénile, sèche, momifique spontanée, sans cause connue, avait été jusqu'à nous, presque exclusivement considérée, sous le rapport de sa forme extérieure. Aussi s'était-on généralement borné à deux indications thérapeutiques: arrêter la gangrène par des topiques, éliminer les parties malades, sans soupçonner même qu'il y eût des moyens différens de les remplir. Frappé de l'obscurité que présentait le point de départ de cette maladie, nous cherchâmes à nous éclairer par l'anatomie pathologique et nous ne tardâmes pas à nous convaincre, que sa cause pour avoir été long-temps inaperçue, cachée, n'en existait pas moins, et

qu'elle résidait dans l'inflammation des artères
principales de la partie affectée, qui s'offraient
alors enflammées, rouges, avec coagulation
du sang, oblitération de l'artère, interruption
complète de la circulation. La coagulation du
sang peut avoir lieu de différentes manières :
ou bien par le contact avec la membrane enflammée, ou par son mélange avec la lymphe
concrétée, ou par une ulcération de l'artère.
L'autopsie a montré toutes ces circonstances.
Et quand on pratique l'amputation pour une
affection de cette nature, les vaisseaux remplis par des caillots fibrineux ou mêlés de fibrine et de pus, ne laissent échapper aucun
jet de sang, et les ligatures sont parfaitement
inutiles.

L'étiologie de la gangrène symptomatique
a été méconnue jusque dans ces derniers tems.
La vieillesse et l'affaiblissement ont été regardés comme causes principales de la maladie ;
mais cette opinion ne peut être soutenue,
puisqu'on l'a vue attaquer des enfans de dix ans,
des filles de vingt-deux ans, des femmes de quarante. L'ossification des artères a sur-tout été
considérée comme pouvant y donner lieu ;
l'observation montre que cette altération n'est

qu'une simple coïncidence. En effet, l'ossification seule des artères ne suffit pas pour entraver sensiblement le cours du sang dans ses canaux ; et elle existe souvent que sans la circulation ait éprouvé de ralentissement appréciable. Combien dissèque-t-on de cadavres chez lesquels on trouve toutes les artères ossifiées dans un membre, et qui n'ont point eu pour cela de gangrène sénile ? Quel chirurgien n'a point vu, en pratiquant l'opération de l'anévrysme ou l'amputation d'un membre sur quelque sujet âgé, une ou plusieurs artères entièrement ossifiées, et cependant aussi librement parcourues par le sang, que si cette lésion n'eût point existé. L'ossification ne suffit donc pas pour rendre compte de la maladie. L'oblitération des artères, la suspension du cours du sang dans ses canaux, telle est la véritable cause de la maladie. Comment cette oblitération peut-elle avoir lieu? c'est ce qu'il faut maintenant rechercher.

Lorsqu'on examine les individus affectés de gangrène symptomatique, presque toujours on trouve qu'ils ont fait abus des liqueurs alcooliques, des mets stimulans, ou qu'ils ont été atteints de maladies chroniques du cœur, dés valvules aortiques et des gros vaisseaux, toutes causes qui provoquent le plus fréquemment l'irritation et la phlogose du système artériel. Dans la plupart des cas, la gangrène est précédée de douleurs, quelquefois très aiguës, de fièvre et autres symptômes qui annoncent l'inflammation. Enfin, l'anatomie pathologique, ainsi que nous l'avons dit plus haut, démontre toujours, l'existence de l'inflammation des tuniques artérielles. Cette phlogose peut sans doute survenir dans les artères qui sont déjà malades, indurées, ossifiées, comme on en rencontre souvent chez les vieillards; mais elle se montre aussi dans les artères des jeunes sujets, sans traces de ces désordres. En un mot, elle peut coïncider avec l'encroûtement calcaire des vaisseaux et la vieillesse, ou être indépendante de ces deux états.

Enfin les expériences directes faites sur les animaux vivans, prouvent que l'inflammation artérielle que l'on provoque, et qui est suivie de la coagulation du sang, et de l'exsudation de cette lymphe plastique qui le fait adhérer aux parois artérielles, produit les mêmes effets, détermine artificiellement la gangrène symptomatique, comme celle qui survient spontanément. M. Cruveilhier a constaté en effet, que l'injection de substances irritantes dans les artères d'un animal, occasione la phlogose de la tunique interne de ces vaisseaux, et par suite la mortification des parties auxquelles ils se distribuent.

1ʳᵉ Observation. — *Artérite ; Coagulation du sang ; Gangrène symptomatique ; Mort.*

La nommée Rigolet, âgée de quarante ans, réglée, entra à l'Hôtel-Dieu le 15 juillet 1832, et fut couchée à la salle Saint-Jean, n° 20, pour une gangrène commençante de la jambe droite. C'était une femme d'une constitution grêle, mais vivace, et qui avait toujours joui d'une bonne santé. Elle raconta qu'elle avait eu récemment le choléra ; mais interrogée sur les symptômes, elle parla seulement de crampes violentes dans la jambe droite. Une douleur sourde, peu intense, s'était préalablement fait sentir dans la fosse iliaque du même côté ; de là elle était descendue le long de la partie interne de la cuisse, puis à la partie postérieure de la jambe, et avait enfin gagné la plante du pied et les orteils. Ces parties avaient été tourmentées de fourmillemens, d'élan-

cemens assez vifs , et enfin d'une douleur brû-
lante. Alors seulement, huit à dix jours environ
avant son entrée à l'hôpital , le pied était devenu froid; des taches violacées s'étaient manifestées ; les douleurs étaient tellement vives,
que la malade en perdait le sommeil ; ces symptômes s'étant accrus , elle se décida à venir à
l'hôpital.

M. Dupuytren l'examina à la visite du 16 ;
le pied et la jambe du côté droit, jusqu'au
genou , étaient tuméfiés de manière à offrir
un volume double de celui de l'autre jambe ;
la peau était tendue, rénittente, luisante
comme dans l'érysipèle phlegmoneux. Elle
offrait une teinte violacée, très foncée vers
les orteils, moins intense un peu plus haut, et
disposée par larges plaques sur la jambe en
forme de marbrures. L'épiderme était soulevé
en quelques points ; un froid intense s'y faisait
sentir au toucher, à partir du tiers supérieur
de la jambe, et allait en croissant jusqu'aux
orteils ; la sensibilité diminuait en raison directe de l'intensité du froid ; toutefois les
mouvemens s'exécutaient encore, chose facile
à prévoir, si l'on considère que la plupart des
muscles du pied, remontent jusque vers le

genou, et que le mal n'avait point encore atteint cette limite. En effet, au tiers supérieur
de la jambe, la sensibilité était entière, et le
sang, affluant dans les capillaires, entretenait
alors la chaleur ordinaire. On toucha l'artère
fémorale ; à gauche, les battemens étaient
pleins et réguliers ; à droite, ce ne fut qu'après beaucoup de recherches qu'on les sentit
très faibles et presque imperceptibles. L'artère semblait convertie, dans tout son trajet,
en un cordon dur et à peine compressible.
M. Dupuytren diagnostiqua une artérite, dont
la gangrène n'était que le symptôme. (Première saignée de trois palettes, orangeade
gomée, cataplasme émollient sur tout le
membre.)

La saignée calma les douleurs, et rappela le
sommeil. On la répéta le lendemain : le 18,
l'effet en fut plus apparent encore ; les douleurs avaient presque disparu, la tuméfaction
était moindre, la chaleur et la sensibilité
étaient revenues en plusieurs points. Mais sur
les parties mortifiées s'étaient élevées des vésicules remplies d'une sérosité noirâtre, qui en
se rompant, avaient laissé à nu le derme noir,
gangréné, répandant une odeur fétide. Pour

prévenir la décomposition et masquer la fétidité, on enveloppa ces parties d'eau-de-vie camphrée. Le 22, une troisième saignée fut pratiquée.

Les jours suivans, la gangrène semblait s'arrêter à quatre travers de doigt au-dessus du genou. A partir de ce point, il était probable que toute l'épaisseur du membre était mortifiée. En effet, les mouvemens du pied étaient totalement perdus; la jambe seule pouvait encore se fléchir et s'étendre sur la cuisse. Toutefois, soit que les nerfs eussent résisté, soit que ce fût une sensation analogue à celle des amputés, la malade ressentait par intervalle dans le pied, des douleurs très vives.

Jusque-là le traitement n'avait point fait rétrograder la gangrène; mais du moins elle avait paru enrayée. Vers la fin de juillet, malgré des saignées nouvelles, le froid glacial, précurseur de la gangrène, envahit le genou; il monte ainsi progressivement. Le 11 août, la mortification occupait le bas de la rotule; le froid se faisait sentir à deux pouces au-dessus de cet os; les battemens étaient imperceptibles dans toute l'artère fémorale; vers le 16, le tiers inférieur de la cuisse était pris; alors les forces qui s'étaient jusques alors soutenues, diminuèrent rapidement ; la diarrhée survint, puis l'altération des traits et le délire. La malade succomba le 19 août, trente-cinquième jour de son entrée à l'hôpital.

Autopsie. Cadavre sec et amaigri ; la jambe gangrénée , quoique moins tuméfiée qu'au commencement, surpasse encore d'un tiers le volume de l'autre ; l'épiderme en est presque tout enlevé ; le derme est noirâtre, sec ; dur, très compact, et ne répand d'autre odeur que celle du camphre. Trois escarres dont la malade s'était à peine plaint , occupaient le côté droit du bassin; la première, vers la tubérosité de l'ischion; la seconde, près du coccyx; la troisième, grande comme la main , étendue obliquement vers la crête iliaque et dépassant à peine la ligne médiane du côté gauche. Les vaisseaux du membre furent d'abord examinés dans la partie saine. A la partie moyenne de la cuisse, l'artère, quoique d'apparence normale , était rétrécie , occupée par un caillot presque filiforme , rosé, et qui parut s'être formé après la mort. Vers l'arcade crurale, l'artère reprenait son calibre ; elle était dure , incompressible, remplie par un caillot rouge à la sur-

face et légèrement adhérent à la paroi artérielle; au centre, il était grisâtre et semblait
formé de fibres décolorées comme hachées. Il
se continuait en haut jusqu'à la naissance de
l'iliaque primitive, et faisait même une légère
saillie dans l'iliaque gauche, mais sans l'oblitérer. L'iliaque interne droite était également
oblitérée par un caillot de même nature. La
veine crurale, de ce côté, était occupée par un
caillot rougeâtre. Les vaisseaux du membre
gauche, l'aorte et le cœur étaient à peu près
vides.

Entre les parties saines et les parties gangrénées, était un espace de deux à trois pouces,
où l'on avait senti le froid durant la vie; là,
le tissu cellulaire offrait des marbrures d'un
rouge grisâtre et une injection capillaire très
prononcée. Plus bas, aux limites de la gangrène, cette injection disparaissait. L'épiderme de la jambe était totalement enlevé; le derme noirâtre, dur, sec comme du parchemin;
le tissu cellulaire sous-cutané, d'un jaune grisâtre; les aponévroses pâles, un peu ramollies;
les muscles, d'un rouge vif, humides, sillon-
nés de lames cellulaires plus blanches que de
coutume; les nerfs rosés; les vaisseaux vers

l'espace poplité contenant d'abord un caillot analogue au caillot grisâtre supérieur, et un peu plus bas une sanie rougeâtre. Le tissu cellulaire profond était gorgé, en certains points, de cette sanie ; en d'autres converti en escarres brunes, spongieuses ; toutefois, le plus généralement il offrait un aspect jaune, grisâtre et presque normal ; les os, d'un pâle grisâtre, étaient bien adhérents au périoste ; la moelle, de même couleur ; il n'existait rien dans les viscères, sinon une rougeur assez vive de l'intestin grêle. (Malgaigne. Gazette médicale.)

On conçoit que dans cette gangrène consécutive à la suspension du cours du sang, les parties frappées de mort, par suite de l'absence du fluide nutritif, soient en général privées de la plus grande partie de leur humidité, qu'elles se raccornissent, se dessèchent, et forment, à l'extrémité des parties restées vivantes, des espèces d'appendices carbonisées, dont la substance est quelquefois si dure, qu'elle résonne à la percussion. Il n'est pas dès lors étonnant que l'odeur fournie par cette sorte de gangrène ne ressemble pas du tout à celle qui est le résultat de l'excès d'inflammation des parties.

Les symptômes de la gangrène symptomatique sont fort remarquables. En effet, au début, c'est une affection toute locale, et l'on conçoit qu'elle ait mis dans une grande perplexité les chirurgiens privés des lumières de l'anatomie pathologique, et qui ne trouvaient ni lésion extérieure ni lésion des viscères, capables de l'expliquer. La respiration, la circulation conservent leur régularité; le cerveau et les organes digestifs font leurs fonctions à l'ordinaire. Ce n'est qu'à mesure que la maladie fait des progrès, et sans doute à mesure que la résorption s'opère, que toute l'économie s'affecte et que la mort survient.

Les progrès de la gangrène sont annoncés à l'avance par de la gêne, de l'engourdissement, une sensation de froid et une pâleur de la partie, très remarquables. Ce n'est pas, comme on pourrait le penser, un froid semblable à celui du cadavre, et qui n'a lieu que parce que la partie mortifiée s'est mise en équilibre de calorique avec l'air ambiant; c'est un froid glacial supérieur au froid cadavérique, au froid que marque le thermomètre exposé à l'air ou même plongé dans l'eau courante. J'ai fait il y a long-tems à ce sujet, dit M. Dupuytren, des expériences nombreuses; le thermomètre

approché de la partie près de tomber, en gangrène, descend plus bas que dans tous les mi-
lieux indiqués. Du reste, là où la chaleur manque, la sensibilité manque, et la gangrène est
imminente. Des douleurs, et même des douleurs aiguës, insupportables, déchirantes, accompagnées de fourmillemens très incommodes, existent souvent dans cette maladie. Ces
phénomènes sont bientôt suivis d'un léger gonflement, de vergetures, d'une teinte violacée
des parties; d'autres fois il n'y a point de gonflement, et les parties sont pâles, flétries et
comme revenues sur elles-mêmes. Des phlyctènes se manifestent souvent, et au-dessous
d'elles on trouve une escarre; d'autres fois on
n'en remarque point, et alors des taches noires paraissent d'emblée, se convertissent en
escarres; la sensibilité est éteinte dans les parties; il y a flétrissure, desséchement, momi-
fication, à mesure que la maladie envahit les
orteils, les doigts.

Mais les symptômes les plus importans à étudier sont ceux qui se passent dans l'artère. Le
pouls est imperceptible ou même cesse tout-à-
fait. Sur la direction qu'occupe l'artère, on
sent un cordon dur, arrondi; et à mesure que

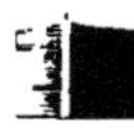

les pulsations cessent, et que le cordon monte, on peut calculer sûrement les progrès et les limites du mal. C'est ce qui a pu être vérifié dans l'observation ci-dessus rapportée. Deux jours avant la mort, j'avais en effet, annoncé qu'on trouverait l'iliaque obturée par des caillots jusqu'à l'aorte. Toutefois il convient de faire remarquer que le cordon dur et arrondi que l'on sent sur le trajet de l'artère crurale et que l'on rapporte à ce vaisseau, est quelquefois dû à l'engorgement de la veine. C'est un fait qui a été noté chez notre malade et qu'il ne faut pas perdre de vue, en attendant que d'autres du même genre viennent indiquer les conséquences à en déduire. Les escarres du bassin, dans ce cas, ont encore offert ceci de remarquable, qu'elles étaient bornées à un côté: l'oblitération des artères correspondantes a rendu raison de cette singularité.

IIe OBSERVATION. — Le nommé Brochard, âgé de 63 ans, d'une bonne santé, éprouva il y a deux ans des douleurs dans les jambes. Ces douleurs se fixèrent ensuite sur la main droite, et se firent particulièrement sentir dans le petit doigt. Celui-ci, devint insensible ; des phlyctènes se développèrent, se remplirent

d'une sérosité excessivement fétide. Ces douleurs allèrent en augmentant et devinrent tellement intolérables, que Brochard dans un excès
de fureur, s'arma d'un couteau et se coupa lui-
même le doigt auriculaire dans l'articulation
de la seconde avec la troisième phalange. Le
mal loin de s'arrêter, fit de grands progrès, et
le 9 septembre 1828, Brochard fut reçu à
l'Hôtel-Dieu, salle Saint-Jean. Il avait le pouls
vif, très fréquent, la langue couverte d'un enduit muqueux, noire à sa base ; la tuméfaction
gagnait la partie inférieure du bras. Les doigts,
le poignet, l'avant-bras, étaient le siége de douleurs extrêmes. M. Dupuytren diagnostiqua
une gangrène symptomatique, et un phlegmon
diffus. On parvint à suivre le trajet de l'artère
brachiale dans une partie de son étendue ; elle
offrait plusieurs points d'ossification. Jusqu'au
17 septembre, l'état du malade ne s'aggrava
point sous le rapport de la gangrène; le phlegmon au contraire s'étendit jusqu'à la partie
supérieure de l'avant-bras. Bientôt la raison se
troubla, et le 24 septembre, la mort vint
mettre un terme aux douleurs du malade.

A l'ouverture, on trouva les parties phleg-
moneuses baignées de pus, les muscles dé-

collés et les doigts annulaire, médius et auriculaire frappés de mort. Mais l'altération qui
appela sur-tout l'attention, fut celle des vaisseaux : les artères de l'aisselle, du bras, de
l'avant-bras, étaient enflammées dans plusieurs points, et présentaient un grand nombre
de plaques ossifiées. Les veines n'offraient aucune altération. L'ouverture aortique du cœur
était très rétrécie ; l'aorte était parsemée de
plaques aortiques osseuses épaisses. Il en existait aussi un grand nombre dans les artères des
membres inférieurs. Le foie contenait un kyste
rempli d'hydatides.

Les femmes sont moins sujettes à la gangrène que les hommes. Autrefois on enseignait qu'elle était plus commune en hiver,
parce qu'on la rapprochait de celle qui a lieu
par congélation. La théorie et les conséquences
sont également fausses ; c'est sur-tout en été
que l'on a occasion de la rencontrer. C'est
même cette fréquence de la maladie en été,
continue M. Dupuytren, qui me fit d'abord
conclure *à priori* qu'il y avait là autre chose
qu'un simple obstacle à la circulation.

Le traitement a varié suivant que l'étiologie
présumée a varié elle-même. Pott à qui l'on

doit d'importantes observations sur la gangrène sénile, lui opposait le quinquina auquel il associait l'opium. Ayant trouvé la première de ces substances nuisible, il se borna à l'opium qui lui procura plusieurs fois des succès. Malgré les tentatives de cet habile chirurgien, les terminaisons fatales étaient nombreuses. Une autre méthode de traitement était donc à chercher.

Pendant quinze ans, dit M. Dupuytren, nous avons administré tous les stimulans, tant internes qu'externes, kina, cannelle, gérofle, potions cordiales; et, soit qu'il y eût artérite ou ossification, le mal ne faisait qu'empirer sous leur influence. Déjà cependant nos recherches d'anatomie pathologique avaient imprimé une direction différente à nos idées, lorsqu'une femme âgée de soixante et quelques années fut admise à l'Hôtel-Dieu pour une gangrène sénile qui affectait les orteils du pied gauche. On eut recours pendant plusieurs mois et sans le moindre succès, aux opiacés et au quinquina administrés à l'intérieur ou appliqués en topiques. Les orteils étaient mortifiés à leurs sommets, et desséchés; les parties voisines présentaient une tuméfaction violacée, et il s'exhalait de la gangrène une odeur vive, pénétrante et très-désagréable. Le reste des orteils, le dos et la plante du pied furent successivement envahis, d'abord par le gonflement, puis par la gangrène. L'état du cœur, du poumon et des gros vaissaux ne présentait rien de particulier. Cependant les douleurs persistaient : les calmans, les antispasmodiques, les toniques, les antiseptiques conseillés par les auteurs, demeuraient impuissans pour calmer ou arrêter les progrès de la mortification. M. Dupuytren, fatigué de tant d'essais infructueux, et prenant conseil de l'état du pouls, qui était plein et dur, ainsi que de l'aspect du visage, qui était rouge et animé, fit pratiquer une saignée de deux palettes. Par cette opération, les douleurs furent calmées, le sommeil rappelé, les progrès de la gangrène suspendus, et l'amélioration fut si rapide et portée à un tel point, que la malade ne s'était jamais si bien trouvée depuis le commencement de son affection. Ce calme continua pendant quinze jours environ, au bout desquels les mêmes symptômes reparurent. Une seconde saignée pratiquée alors, eut les mêmes effets que la première. Depuis cette époque, on y eut recours chaque fois que la maladie menaçait de se renouveler. A la faveur de ce traitement, les progrès de la gangrène furent arrêtés d'une manière définitive ; les parties mortifiées se séparèrent, la cicatrice s'opéra, et la malade sortit de l'Hôtel-Dieu emportant avec elle le conseil de recourir à la saignée, toutes les fois que quelque symptôme de son ancien mal pourrait lui en faire craindre le retour.

Depuis, nous avons employé les saignées réitérées, et à l'aide de ce traitement nous avons soulagé et guéri les deux tiers et même les trois quarts de nos malades. Nous avons vu des personnes qui avaient le gros orteil tuméfié, violet, froid ; d'autres qui l'avaient noir, revenir très – rapidement à la santé par les émissions sanguines. Beaucoup de gangrènes symptomatiques ont été aussi enrayées pendant long-tems. Le fait suivant que vous avez eu tous sous les yeux cette année, est une nouvelle preuve en faveur de l'efficacité de cette méthode, qui n'échoue que dans un petit nombre de cas.

IIIᵉ Observation. — Le nommé M...... (Pierre-Esprit), âgé de soixante et onze ans,

journalier à Montmartre, entra à l'Hôtel-Dieu
dans les premiers jours du mois de mars 1833.
Depuis quelques jours il avait éprouvé un sentiment de froid très-vif au gros orteil du côté
gauche, sentiment de froid suivi bientôt d'une
douleur devint qui de plus en plus forte. Le
gros orteil était en même tems tuméfié et
d'une couleur violâtre. Les douleurs augmentèrent chaque jour. Bientôt une phlyctène ren-
fermant un liquide d'un brun foncé, se manifesta au côté interne et à la partie moyenne
du gros orteil ; elle s'ouvrit, et au-dessous
parut une escarre qui envahit peu à peu toute
la face interne du gros orteil, depuis son extrémité libre jusques à l'articulation méta-
tarso-phalangienne. Cette escarre était dure
et sèche ; les douleurs extrêmement vives
dans toute l'étendue du gros orteil et du pied,
privaient le malade du sommeil et de l'appétit
et lui causaient de la fièvre. Il n'existait aucun
symptôme de maladie du cœur ou des gros
vaisseaux ; l'artère crurale du côté malade
était, au pli de l'aîne, dure, résistante et manifestement ossifiée.

M...... dit n'avoir jamais été malade de sa
vie, et avoir toujours joui d'une santé parfaite.

Il n'a eu aucune contusion, aucune violence extérieure sur le gros orteil ; il ne sait à quoi attribuer le mal qui lui est survenu.

Persuadé qu'il avait affaire dans cette circonstance à une gangrène sénile, produite par une artérite qui avait été suivie d'une oblitération par les caillots formés dans les principales artères du membre inférieur, M. Dupuytren prescrivit une large saignée du bras, et l'emploi de cataplasmes émolliens sur les parties qui étaient le siége de la gangrène et des douleurs. Immédiatement après la saignée, le malade éprouva un soulagement remarquable. La nuit, il dormit parfaitement, et il ne cessait de se louer du calme et du bonheur qu'il éprouvait. L'appétit dont il était privé depuis plus de quinze jours lui était déjà revenu.

Cet état ne se démentit pas un seul moment. Les douleurs ne revinrent plus une seule fois. La gangrène cessa de faire des progrès, et un cercle inflammatoire d'un rouge vif annonça qu'elle était limitée. Les boissons émollientes et rafraîchissantes, les cataplasmes emollients, une diète modérée, furent continués sans interruption jusques à la chute de l'escarre qui avait envahi toute l'épaisseur de la peau de la face interne du gros orteil, ainsi que le tissu cellulaire sous-cutané ; une ulcération profonde et alongée remplaça l'escarre, et, au moment où nous écrivons cette observation (10 avril), la cicatrisation commence, et tout fait espérer qu'elle se fera sans aucun accident.

M. est sorti, à la fin du mois, entièrement guéri.

L'opium n'est point un médicament à dédaigner, et l'on peut même dire que les antiphlogistiques et les calmans réunis et combinés selon l'état et les forces du sujet, constituent jusqu'à présent la meilleure méthode de traiter la gangrène symptomatique, quelle que soit la période à laquelle elle soit parvenue. Les boissons adoucissantes, rafraîchissantes, acidulées, les topiques émolliens, enfin toute la série des antiphlogistiques généraux et locaux, doivent être mis en usage pour seconder l'effet des moyens principaux sur lesquels nous venons d'insister : la saignée générale et l'opium.

Une question fort intéressante se présente ici : la gangrène ne bornant point ses progrès, n'est-il pas indiqué d'amputer toutes les parties touchées ou même menacées,

afin de préserver le reste? Un chirurgien instruit a plusieurs fois tenté avec succès l'amputation dans le cas de gangrène non limitée;
qui empêche de suivre cet exemple? c'est qu'il
y a à cette question, une réponse péremp-
toire; dans le premier cas, en agissant sur des
gangrènes par cause externe, on enlève à
la fois le mal et sa cause; ici, la cause rebelle
et toujours agissante se dérobe au couteau. Il
ne faut pas demander, en effet, si l'amputation peut arrêter la gangrène, quand celle-ci
n'est qu'un symptôme, mais si l'amputation
peut quelque chose contre l'artérite : la question ainsi posée se résout d'avance. En résumé, l'amputation ne doit être pratiquée que
lorsque la maladie est exactement bornée et
qu'on a détruit la cause qui l'a déterminée.

ARTICLE XII.

DES LUXATIONS DE L'EXTRÉMITÉ INFÉRIEURE DU CUBITUS.

Les luxations du cubitus en avant du radius
sont excessivement rares, dit M. Dupuytren. A

peine, dans le cours de ma longue pratique, en ai-je rencontré deux exemples. Aussi le fait que vous avez eu sous les yeux dans le mois de novembre 1832, mérite-t-il d'être conservé dans les annales de la science.

OBSERVATION.—M. Blot, maréchal-des-logis de la gendarmerie de Gisors, âgé de 32 ans, d'un tempérament sanguin, d'une constitution athlétique, dirigeait une patrouille sur la grande route, à minuit, dans une obscurité très profonde, lorsqu'à l'approche d'une diligence, son cheval effrayé par le fanal, se cabra et se renversa par terre avec son cavalier. Celui-ci habitué, dit-il, à ces sortes d'accidens, fut assez heureux pour se tirer de dessous le cheval à l'instant même de la chute; mais son bras droit demeura pris entre le sol et la tête du cheval, et reçut un choc très violent. A l'instant, douleur vive; le blessé crut avoir le bras cassé. Il se releva toutefois, mit son bras en écharpe, saisit la bride de l'autre main et s'en revint ainsi à Gisors distant de trois lieues. M. le docteur Dufay appelé d'abord, était absent. M. le docteur Fournier, praticien fort distingué, vit le malade le premier, quatre heures après l'accident. Il reconnut une luxation du cubitus. Il se fit donc assister par deux aides dont l'un exerçait la contre-extension sur le coude fléchi à angle droit, tandis que l'autre tirait sur la main, et que lui-même tentait la réduction avec ses mains. Ces tentatives continuées pendant 20 à 3o minutes, n'aboutirent qu'à causer de vives douleurs au malade. M. Fournier prescrivit alors un cataplasme de mie de pain, pour diminuer l'irritation et le gonflement qui étaient déjà considérables, et se retira. M. Dufay vint une heure après, examina le poignet, fit une nouvelle tentative, mais sans insister long-tems. A neuf heures du matin les deux chirurgiens se réunirent. Le cataplasme avait en effet soulagé le blessé. On fit de nouveau étendre l'avant-bras par deux aides, tandis que les deux médecins essayèrent toutes leurs forces pour la coaptation. Ces efforts durèrent trois quarts d'heure sans amener aucun bon résultat. Ils prirent le parti d'envoyer le malade à Paris.

Blot fit ce voyage en voiture, de nuit ; et, chose singulière, il assura que, malgré les secousses, le mouvement de la voiture le faisait moins souffrir que le repos du lit. Il arriva à l'Hôtel-Dieu le vendredi 23 novembre à huit

heures du matin ; et se présenta à dix heures
à la consultation, trente-quatre heures environ
après son accident.

Il offrait les symptômes suivans : l'avant-
bras était très gonflé ; la main était en position moyenne entre la pronation et la supination ; la partie inférieure de l'avant-bras était
déformée, arrondie et conséquemment rétrécie dans son plus grand diamètre ; une saillie
insolite soulevait la peau à la partie moyenne
antérieure du poignet ; en dedans, on ne sentait plus la malléole interne ; en arrière, une
dépression remplaçait la saillie qu'y fait, d'ordinaire, la tête du cubitus. Si l'on suivait avec
le doigt le cubitus, depuis le coude jusqu'à la
main, on sentait qu'il se dirigeait obliquement
enavant et en dehors, en croisant et passant
par-dessus la partie inférieure du radius. La
luxation du cubitus en avant était donc évidente.

Le radius était resté en place et la main faisait suite à cet os, comme dans l'état normal.
Le carpe n'était saillant ni en avant ni en arrière. En faisant exécuter quelques mouvemens, M. Dupuytren crut sentir une mobilité contre nature de l'extrémité du radius ;

sans pouvoir toutefois l'affirmer d'une manière
certaine; on ne put saisir aucune crépitation.
Les mouvemens de pronation et de supination
étaient complétement perdus; enfin on remar-
quait deux contusions avec ecchymoses, l'une
répondant au tiers inférieur et à la face interne
du cubitus; l'autre à l'union du radius avec la
main et à la face externe.

Tout ceci constaté, M. Dupuytren procéda
à la réduction. Le blessé fut assis dans l'angle
du mur où se trouve scellé l'anneau de fer usité
pour ces sortes d'opérations; un drap passé
sous l'aisselle droite et dans cet anneau assura
une contre-extension immobile; un autre drap
fut appliqué au pli du coude et confié à des
aides, afin que l'avant-bras demeurât fléchi à
angle droit sur le bras; une serviette fut fixée
au poignet, et trois à quatre aides firent l'extension. Malgré cet appareil, la réduction ne se
fit point. Mais, d'après l'inutilité de ce mode
d'extension, l'idée vint à M. Dupuytren d'essayer l'extension lui-même sur la main, en
l'inclinant fortement du côté radial, tandis
qu'avec ses deux pouces réunis, il chercherait
à repousser le cubitus en dedans et en arrière.
En effet, par ce procédé la ré uction fut ac-

complie ; le cliquetis des deux os se fit entendre ; le malade s'écria , je suis guéri. On ôta
le lacq du poignet , toute difformité était dis-
parue ; les mouvemens de pronation et de supination pouvaient s'exécuter. On appliqua
l'appareil des fractures de l'avant-bras , tant
pour maintenir la réduction , que pour s'opposer au développement de la tuméfaction. Le
blessé fut couché salle Sainte Marthe , n° 2 ; il
dormit la nuit suivante. Le lendemain on renouvela l'appareil ; le gonflement , au lieu de
s'accroître , avait diminué. On rétablit le bandage, et , dans la journée, le blessé repartit
pour Gisors. (Gazette médicale. M. Malgaigne.)

Voilà , dit M. Dupuytren , un de ces faits
qu'il faut saisir et vérifier quand ils s'offrent à
l'observation , à raison de leur importance et
de leur rareté. J'ai fait chercher dans mes nombreux registres des faits analogues , on n'en n'a
pu trouver qu'un seul. Un entrepreneur de bâ-
timens opposant sa main à un éboulement qui
le menaçait , eut l'articulation cubitale inférieure forcée, et vint à l'Hôtel-Dieu avec tous
les signes de la luxation du cubitus en avant,
que vous avez pu voir sur notre malade. La
réduction se fit de la même manière et réussit

également bien. Ainsi, en comptant celle que vous avez sous les yeux, voilà depuis vingt-quatre ans que je suis chirurgien dans cet hôpital, les deux seules observations de semblables lésions que ma mémoire me rappelle. Sir A. Cooper et M. Breschet n'en citent que très peu d'exemples. Il importe donc qu'elles ne soient pas perdues ; car, en chirurgie, c'est sur-tout en fait de luxations que les observations précises manquent. Si chaque auteur, en traitant ce sujet, avait bien voulu dire ce qu'il avait vu, plutôt que de copier sans examen les descriptions de ses prédécesseurs, nous aurions de plus une multitude de faits qui ont été perdus par négligence, et de moins beaucoup d'idées très suspectes d'inexactitude et d'erreur.

La peau n'était point déchirée. Dans la luxation du cubitus en avant, cet accident doit être très rare ; il faudrait une violence extérieure énorme ; il faudrait que le radius eût subi une fracture grave, ou même multiple et comminutive. La force des ligamens, l'épaisseur des chairs, et même celle de la peau en avant, doivent mettre, à l'issue de l'os luxé à l'extérieur, un obstacle difficile à vaincre. Il n'en est pas

de même dans les luxations en arrière. Là , en
effet, les ligamens sont moins forts; la peau recouvre presque immédiatement l'os, et enfin
elle est plus facilement divisée par la saillie
aiguë de l'apophyse styloïde. Avez-vous remarqué, dit le professeur à la suite de certaines plaies d'armes à feu qui ont atteint cette
articulation ou le voisinage, à la suite encore
d'inflammations articulaires chroniques, comme cette peau mince et délicate qui recouvre le
cubitus en arrière est sujette à s'ulcérer. J'ai
vu ce cas peut-être vingt fois; cela tient à la
présence et à la saillie formée par la petite
tête du cubitus,

Faut-il, dans ces cas de luxation avec rupture
des tégumens, réduire, réséquer ou amputer!
je prendrai ajoute-t-il, le parti d'une réduction exacte immédiate; j'userai de larges débridemens, car la cause des accidens graves
qui surviennent, est sur-tout l'inflammation et
l'étranglement des parties sous-aponévroti-
ques; je ne voudrais recourir à la résection
qu'en cas de nécessité indispensable et bien
démontrée, et sur-tout je rejeterais bien loin
l'amputation.

ARTICLE XIII.

DE LA LIGATURE DES PRINCIPAUX TRONCS ARTÉRIELS.

La ligature des principaux troncs artériels est une des conquêtes les plus brillantes de la chirurgie moderne. Naguère encore les infortunés qui présentaient des anévrismes de ces parties étaient vouées à une mort presque certaine, car la guérison spontanée était un phénomène fort rare. Disons cependant qu'on avait quelquefois vu des anévrismes se terminer par l'inflammation, l'abcès, la gangrène du kyste anévrismal, ou bien encore par la compression exercée par ce même kyste sur l'artère par la présence d'un caillot. Mais ces faits mal observés avaient été perdus pour la science.

Une des grandes difficultés qui dut pendant long-tems arrêter les chirurgiens, était le rétablissement de la circulation : comment concevoir en effet que la vie pût se continuer dans un membre dont on aurait lié la brachiale ou la fémorale. Les artères collatérales ne parais-

saient point suffisantes pour suppléer à leur action. Ces craintes furent en partie dissipées lorsqu'Anel eut fait connaître son procédé, et que
le mécanisme de l'anastomose eut été mieux
étudié. Alors on vit faire avec le plus grand
succès les ligatures de la brachiale et de la
fémorale, pour des anévrismes du pli du bras
et de l'espace poplité. Mais pendant quelques
années encore l'arcade crurale pour le membre
inférieur, et la clavicule pour le membre thoracique, parurent aux chirurgiens des limites
qu'il eût été téméraire de franchir. Bientôt cependant des tentatives plus hardies firent re-
culer les bornes de l'art; et les ligatures de
l'iliaque externe et de l'iliaque primitive dans
le bassin, celle de la sous-clavière en dehors
ou entre les scalènes, vinrent révéler les
progrès de la science. Si dans ces cas la méthode d'Anel pouvait être encore employée,
il s'en trouvait d'autres où elle était impraticable. C'est ainsi, par exemple, que les anévrismes situés sur l'iliaque primitive, sur l'origine de la carotide, sur la naissance de la sous-
clavière, sur le tronc brachio-céphalique étaient
du nombre de ceux qui ne pouvaient comporter des ligatures entre eux et le centre circu-

latoire. La méthode appliquée avec succès contre les premiers était sans efficacité contre les seconds : De là deux divisions importantes qui vont faire le sujet de cette leçon : 1° Des ligatures des artères entre le cœur et les tumeurs anévrismales ; 2° Des ligatures des artères entre ces tumeurs et les vaisseaux capillaires.

Iʳᵉ Division. — *Ligatures des artères entre le cœur et les tumeurs anévrismales.* — Nous ne dirons rien du traitement débilitant général et local (méthode de Valsalva), sinon qu'employé avec toute la rigueur, il affaiblit l'action du centre circulatoire dans une moindre proportion que la résistance des parois anévrismales. Aussi ai-je observé, continue M. Dupuytren, qu'à l'époque où, lassé de la mettre en usage sans résultat, le praticien veut recommencer à nourrir le malade, afin de le soumettre à l'opération, la tumeur, entourée de parties dont le ressort est perdu, prend subitement, sous l'effort du sang dont se remplissent les vaisseaux, un accroissement rapide, qui peut devenir mortel lorsqu'elle a son siége aux régions sous-clavières et iliaques. La glace pilée, l'eau glacée, la neige peuvent, dans quelques circonstances être appliquées avec succès sur les tumeurs anévrismales. Il n'en est pas ainsi des préparations emplastiques, des poudres astringentes et de la cautérisation avec le fer rouge, qui sont aujourd'hui généralement abandonnées.

Quant à la compression exercée seulement sur les artères au-dessus des tumeurs sanguines, c'est un moyen qu'on a, dans ces derniers tems, fréquemment employé.

Des divers instrumens à l'aide desquels on peut l'opérer, notre compresseur, est celui qui est à peu près exclusivement aujourd'hui mis en usage, et qui présente les conditions les plus favorables au succès. Composé d'un demi-cercle d'acier solide, il est large de deux doigts, épais de trois à quatre millimètres et courbé sur son plat. A l'une de ses extrémités, et du côté de la face concave, est fixée la pelotte qui doit prendre le point d'appui à la surface du membre opposé à l'artère. A l'autre extrémité du demi-cercle, est une seconde plaque en fer, qui supporte, à l'aide de deux montans et d'une vis de rappel, une pelotte arrondie, légèrement alongée, susceptible d'être rapprochée ou écartée du coussinet qui

lui est opposé. On peut, à l'aide d'un mécanisme
fort simple, augmenter ou diminuer la longueur et la courbure de l'instrument. Au lieu
d'être formée d'une seule pièce, la lame d'a-
cier se sépare vers son milieu en deux moitiés,
dont les extrémités s'engagent en sens inverse
dans un coulant, où on les fait chevaucher
plus ou moins l'un sur l'autre, selon que l'on
veut obtenir une longueur plus ou moins considérable; une vis de pression qui surmonte
le coulant a pour usage de fixer ces deux
pièces dans la position où on les a placées. Les
deux extrémités du demi-cercle, ou les plaques qu'il supporte, sont articulées sur la partie centrale au moyen d'une charnière sur-
montée d'un chiquot du côté de la convexité
de l'instrument, ce qui leur permet de prendre divers degrés d'inclinaison, et de s'adapter
à la situation des artères. Cette disposition
a pour objet de mettre le compresseur en
rapport avec le volume varié des membres
qu'il est destiné à embrasser. On en construit
d'ailleurs de dimensions diverses, destinés au
bras et à la cuisse, ou aux enfans et aux sujets
adultes : un grand et un petit suffisent pour

remplir toutes les indications et satisfaire à tous les besoins.

Cette description succincte permet de concevoir la manière d'agir et les avantages du compresseur. Isolé et libre autour du membre, il ne touche celui-ci que par deux points opposés de sa surface. Aussi convient-il spécialement dans les cas où l'on ne veut modérer ou suspendre tout-à-fait le cours du sang que dans un tronc principal, en laissant libre la circulation des vaisseaux collatéraux, lorsqu'on veut traiter un anévrisme par la méthode de la compression. Il est moins sûr lorsqu'on veut arrêter le cours du sang dans toutes les artères d'un membre. Quelque avantageux que soit cet instrument, il est des personnes qui ne peuvent supporter son action : aussi est-on obligé, dans le plus grand nombre des cas, de recourir à la ligature, qui est, en resumé, le plus efficace de tous les moyens de guérison que l'on a proposés.

Le procédé généralement employé aujourd'hui est celui d'Anel ou de Hunter. Lorsqu'on lie une artère suivant cette méthode, il faut, autant que possible, la mettre à découvert assez

loin de l'anévrisme, pour la trouver parfaitement saine, et dans un lieu où elle soit située
superficiellement, afin de l'isoler avec plus de
facilité des veines et des nerfs voisins, pour
pouvoir aussi serrer plus commodément au
degré convenable la ligature.

Un précepte non moins important est de
conserver au-dessus de la plaie, assez de branches collatérales pour entretenir la circulation
dans la partie inférieure du membre après l'o-
pération, et de faire l'incision de manière à
ce que les ligatures ne soient pas trop rapprochées des grosses branches collatérales, sur-
tout des supérieures, parce que leur voisinage
trop immédiat est une des causes les plus à redouter de l'hémorrhagie consécutive. L'incision
extérieure aura assez de longueur pour que
l'on puisse agir librement sur le vaisseau; et
les aponévroses seront incisées dans une étendue plus grande que la peau.

La diagnostic de l'anévrisme est facile lorsque la maladie est récente : il devient très embarrassant lorsque l'anévrisme est ancien, volumineux, irrégulier. Mais si une artère est
en quelque sorte enveloppée par un kyste, par
un abcès froid, par un engorgement celluleux

ou glandulaire profond, par un amas de sang, par une collection gélatiniforme, il faut bien se tenir sur ses gardes, car il n'est point, dans ces cas, de régions du corps sur lesquelles des anévrismes n'aient été confondus avec des abcès. Enfin le sac anévrismal peut se rompre dans une petite étendue; le sang s'infiltre alors peu à peu, et se porte au loin dans le tissu cellulaire, pour former des tumeurs sanguines privées de pulsations et de tous les autres phénomènes de l'anévrisme. J'ai observé, continue M. Dupuytren, un cas des plus curieux de ce genre : le sang, après s'être échappé d'une ouverture de l'aorte, s'était porté dans le tissu cellulaire du cou, et y avait formé plusieurs tumeurs dont l'ouverture fut suivie d'hémorrhagies peu considérables, mais incessamment répétées, et qui entraînèrent la mort du sujet.

Dans le mois d'avril 1810, une femme âgée de soixante-six ans, dont les chairs étaient d'une flaccidité remarquable, entra à l'Hôtel-Dieu pour y être traitée d'une escarre gangréneuse qu'elle portait à la partie interne du coude droit, et qui était accompagnée d'une infiltration œdémateuse et d'une débilité assez considérable du bras du même côté, avec ab-

sence du pouls, que l'on attribua à l'engorgement du membre, à l'ossification ou à l'é-
troitesse de l'artère. Interrogée sur la cause de
sa maladie, cette femme répondit que, deux
mois auparavant, elle avait fait une chute, à
la suite de laquelle elle avait ressenti de vives
douleurs dans l'épaule ; mais qu'un chirurgien
qu'elle avait consulté alors, n'avait reconnu
ni fracture ni luxation ; que les douleurs
ayant continué, elle était allée, six semaines
après, trouver un rebouteur, qui lui avait annoncé que son bras était déboîté, s'était mis
à opérer sur ce membre des tractions violentes, à l'aide de lacs placés autour du poignet et du coude, et lui avait ensuite assuré
qu'elle était guérie ; qu'enfin, c'était depuis
cette époque que son bras s'était engorgé, et
que l'escarre s'était formée au coude, à l'endroit où l'un des lacs avait été porté.

On pansa l'escarre convenablement ; on recouvrit le bras de fomentations toniques ; et
on le plaça sur un oreiller élevé. L'escarre se
détacha et les choses restèrent en cet état pendant quelque tems. Le vingt-unième jour
de son entrée à l'hôpital, la malade se plaignit,
pour la première fois, de la gêne que lui oc-

casionait une tumeur qui s'était développée dans l'aisselle du même côté; elle ne savait pas depuis quelle époque.

Cette tumeur volumineuse soulevait le grand pectoral et la clavicule, et tenait le bras éloigné du corps; elle était médiocrement douloureuse, sans changement de couleur à la peau, ne présentait aucun battement, et laissait apercevoir au toucher une fluctuation profonde. M. Dupuytren, alors chirurgien en second, et chargé du service en l'absence du chirurgien en chef, pensa que ce pouvait être un abcès chronique. Cependant la situation de cet abcès lui donnant quelques inquiétudes, il résolut d'attendre. Quelques jours s'étant écoulés, pendant lesquels la tumeur fut attentivement examinée, celle-ci fit des progrès; les douleurs y augmentèrent, et la fluctuation y devint très manifeste. M. Dupuytren se décida alors à l'ouvrir; mais, dans le doute qu'il conservait encore, il résolut de ne faire qu'une simple ponction explorative, dont il remit l'exécution à la fin de la visite. Il prit à cet effet un bistouri à lame longue, extrêmement étroite, et à pointe très acérée, et le plongea avec lenteur et précaution dans le point le plus saillant, celui où la fluctuation était la plus apparente. Au lieu de pus, il s'écoula du sang artériel le long de la lame du bistouri. On retira cette lame en l'appuyant sur son dos, afin de ne pas augmenter l'étendue de la piqûre, sur laquelle on appliqua d'abord le doigt, puis un emplâtre agglutinatif soutenu par une compresse et un bandage contentif : la résolution de lier l'artère sous-clavière fut immédiatement prise, et elle allait être exécutée lorsque le chirurgien en chef survint. Il passa une main sous la partie antérieure et supérieure de l'appareil, et il annonça qu'il sentait distinctement les battemens d'une tumeur anévrismale. La bande fut enlevée, et personne ne put reconnaître ces battemens ; le chirurgien en chef lui-même ne les retrouva pas. On commença alors à douter de nouveau que la tumeur fût un anévrisme, et à croire que peut-être on n'avait ouvert qu'une artère peu volumineuse, située dans les parois d'un foyer purulent. Cependant les recherches ayant été continuées, on finit par découvrir dans la partie de la tumeur qui soulevait la clavicule, des battemens peu distincts, accompagnés d'un mouvement de dilatation, et plus bas, du côté

de l'aisselle, un bruissement obscur, analogue
à celui dont est accompagné le passage du sang
d'une artère dans une tumeur anévrismale.
Bientôt on reconnut qu'il existait deux tumeurs ; l'une peu volumineuse, située au-
dessous et le long de la clavicule, et qui
présentait les battemens ; l'autre, très considérable, fluctuante, et dans laquelle on reconnaissait avec beaucoup de peine, et seulement
sur la limite qui la séparait de la première,
ce bruissement dont il a été parlé : dès lors,
il n'y eut plus de doutes, on avait affaire à un
anévrisme.

M. Dupuytren insista pour que la ligature
de l'artère sous-clavière, à son passage entre
les muscles scalènes, fût pratiquée ; et pour
faire adopter ce projet, il exécuta pour la première fois son procédé sur le cadavre, en
présence du chirurgien en chef et d'un nombreux concours d'élèves. Nous verrons plus
bas quel est ce procédé. Quoique l'essai en
eût parfaitement réussi, le chirurgien en chef
refusa son assentiment, et ce refus ravit à la
chirurgie française l'honneur d'avoir la première exécuté cette belle opération.

Le traitement par la méthode de Valsalva

fut mis en usage, et une saignée fut pratiquée
sur-le-champ. Pendant l'espace de quatre
jours, la malade fut si faible, qu'il ne fut pas
possible d'en pratiquer une seconde. Au bout
de ce tems, des élancemens s'étant fait sentir
dans la tumeur, on enleva l'appareil, qui était
légèrement taché de sang vermeil, et l'on reconnut qu'il s'était formé une escarre d'un
pouce au moins de diamètre. L'issue de la maladie ne pouvait plus être un objet de doute.
M. Dupuytren proposa de nouveau son opération, et elle fut de nouveau rejetée. Dans la
même nuit deux élèves de garde qu'on avait
placés auprès du lit de la malade, s'aperçurent
que l'appareil se pénétrait de sang d'une manière assez rapide. Ils l'enlevèrent, appliquè-
rent par-dessus l'emplâtre déjà placé, un autre
emplâtre agglutinatif beaucoup plus large,
afin de suppléer à l'escarre, qui s'était détachée
par un des points de sa circonférence, et l'hémorrhagie fut arrêtée avant qu'il se fût écoulé
deux palettes de sang. Cependant l'état de
faiblesse qui résulta de cet accident fut tel,
que la malade expira dans la matinée suivante.

L'ouverture du cadavre prouva qu'il existait en effet deux tumeurs : l'une d'elles était

formée par l'artère sous-clavière dilatée dans deux pouces de son étendue ; l'autre était la tumeur principale, qui communiquait avec la première par une crevasse de l'artère.

Convaincu par cet examen que le parti que nous avions proposé était le seul qui offrît des chances de succès, nous prîmes la résolution, lorsqu'un fait analogue se présenterait, de pratiquer la ligature de cette artère. Plusieurs années se passèrent, sans que nous pussions réaliser notre projet, quoique nous eussions pendant l'intervalle lié avec succès la carotide primitive et l'iliaque externe, ainsi que nous le rapporterons plus bas, lorsque dans le courant de l'année 1819, nous reçûmes à l'Hôtel-Dieu un homme qui venait réclamer nos soins pour une tumeur anévrismale de l'aisselle. Les détails de cette observation sont assez importans pour que nous appelions de nouveau votre attention sur eux.

Ire OBSERVATION.—*Ligature de l'artère sous-clavière pratiquée avec succès pour un anévrisme faux consécutif à l'artère axillaire gauche.*

Charles Chevalier, âgé de trente-sept ans, exerçant la profession de menuisier, entra à l'Hôtel-Dieu le 27 février 1819, pour s'y faire traiter d'un anévrisme faux consécutif à l'artère axillaire du côté gauche.

Fait prisonnier en Espagne en 1811, il voulut s'échapper, mais dans sa fuite il fut atteint d'un coup d'espadon à la partie postérieure de l'épaule gauche et renversé. Une grande quantité de sang s'écoula; le malade perdit connaissance. Le sang s'arrêta, un pansement simple fut fait quelque tems après. Au bout de trois semaines, la petite plaie était guérie, sans avoir donné lieu à la plus légère hémorrhagie.

Deux mois après la blessure, Chevalier sentit dans le creux de l'aisselle une petite tumeur du volume d'une noisette, sans changement de couleur à la peau, et offrant des pulsations. Au bout de deux ans, cette tumeur avait acquis le volume d'un œuf de poule, et les pulsations étaient devenues plus fortes.

Les fatigues qu'il éprouva pour rentrer en France, obligé de faire à pied un chemin de trois cents lieues, accrurent rapidement sa tumeur. Elle ne tarda pas à prendre le volume de la tête d'un enfant naissant; le bras fut éloigné du corps, et le malade ne put se livrer à ses travaux. Les douleurs vives qu'elle causait, l'impossibilité dans laquelle il se trouvait de gagner sa vie, l'engagèrent à venir à Paris réclamer les secours des maîtres de l'art, le 27 février 1819; il entra à l'Hôtel-Dieu dans l'état suivant :

A la partie postérieure et supérieure de l'é-paule gauche, dans le sillon qui sépare le grand rond d'avec le petit rond et le sus-épineux, existait une cicatrice de quelques lignes d'é-tendue ; c'était celle de la blessure que le malade avait reçue quelques années auparavant. La tumeur ne s'était pourtant pas portée de ce côté; mais elle s'était développée dans le creux de l'aisselle, entre le bras et la poitrine; elle avait le volume de la tête d'un enfant d'un an ; elle était inégalement arrondie, bosselée surtout à sa partie inférieure et antérieure, et recouverte par des veines bleuâtres et dilatées ; elle était dure, rénittente, et offrait, dans tous les points, des pulsations fortes et isochrônes aux battements du cœur.

Antérieurement et en bas, elle était recouverte par la peau; antérieurement et en haut, par le grand pectoral; elle était appuyée, en dedans, sur la poitrine, et elle était recouverte, en dehors, par le bras supérieurement; elle remontait jusqu'à la clavicule sans laisser d'intervalle sensible entre elle et cet os. — Le scapulum, la clavicule et la totalité de l'épaule étaient soulevés par la tumeur, et le creux situé derrière la clavicule était considérablement augmenté.

Le membre de ce côté était un peu plus maigre et plus faible que l'autre; il y avait sentiment de gêne dans l'aisselle, engourdissement à l'extrémité des doigts, difficulté dans les mouvements à cause du développement de la tumeur; la chaleur et la sensibilité étaient comme dans l'état ordinaire; mais on ne sentait plus les pulsations des artères radiale, brachiale, etc.

Au contraire, les battements de l'artère sous-clavière étaient très forts, et lorsqu'on les comprimait, on suspendait entièrement ceux de la tumeur. Pour obtenir cette suspension, il fallait appuyer fortement le doigt derrière la partie moyenne de la clavicule, et les ramener en même temps un peu en avant, pour trouver un appui sur la première côte.

L'examen approfondi de cette tumeur indiquait suffisamment qu'il n'y avait point d'autre méthode possible que la ligature de l'artère sous-clavière.

Cette artère offre, dans son trajet du côté gauche, trois parties distinctes : la première, depuis son origine à l'aorte jusqu'à son entrée dans l'intervalle des muscles scalènes ; la deuxième, depuis son entrée dans les scalènes jusqu'à sa sortie de l'épaisseur de ces muscles; la troisième, depuis cette sortie jusqu'à la face supérieure de la première côte, distinction importante, et à peine indiquée par les auteurs.

Cette troisième partie du trajet de l'artère sous-clavière, placée très près de la peau chez les individus au col mince et long, aux épaules pendantes et maigres, est au contraire cachée profondément chez les individus au col épais et court, aux épaules charnues, et principalement chez ceux qui les ont soulevées par une tumeur développée dans le creux de l'aisselle ; c'était le cas de notre malade.

A ces premières difficultés qui tenaient à l'individu et à sa maladie, il s'en joignait une autre qui est commune à tous : c'est que l'artère, en cet endroit, est tellement enveloppée par les nerfs du plexus brachial, qu'il est souvent difficile de l'en séparer. La deuxième partie du trajet de l'artère offre cet avantage, que la sous-clavière pénétrant seule dans l'intervalle des scalènes, et se trouvant complétment séparée de la veine sous-clavière, qui passe en avant du scalène antérieur, et du plexus des nerfs du bras qui sont placés en arrière et en-dehors ; on peut arriver sûrement à cette artère, en prenant le muscle scalène antérieur pour guide, et on peut la lier sans risquer d'embrasser avec elle aucun nerf.

La première partie du trajet de l'artère sous-clavière est si profondément cachée dans le sommet du cône renversé que forme la poitrine ; elle est si voisine de la plèvre et du poumon ; il y aurait de si grandes difficultés à vaincre pour pénétrer jusqu'à elle sans intéresser ces parties, et de si grands dangers à courir, si on ne parvenait pas à les ménager, qu'on doit éviter, autant que possible, de tenter la ligature de cette partie de l'artère sous-clavière.

La conformation et le développement de la tumeur chez notre malade, rendaient, il est vrai, très difficile la ligature de la dernière partie de l'artère sous-clavière ; mais ils laissaient la fa-

culté de lier celle qui est située entre les scalènes. C'était le projet auquel M. Dupuytren
s'était arrêté dix ans auparavant dans un cas
analogue, mais que des circonstances indépen-
dantes de sa volonté l'empêchèrent alors de
réaliser. L'opération étant résolue et vivement
désirée par le malade, une saignée fut faite
pour désemplir les vaisseaux, pour prévenir
la pléthore et les fluxions auxquelles la ligature des grosses artères donne si souvent
lieu.

Le malade étant couché sur un lit, M. Dupuytren fit une incision un peu oblique de haut
en bas, et de dedans en dehors, au côté
gauche et à la partie inférieure du col, à un
pouce au-dessus de la clavicule. Cette première
incision divisa la peau, le peaussier, le tissu
cellulaire sous-cutané, et ouvrit trois petits
vaisseaux qui furent aussitôt liés ; ces ligatures
causèrent des douleurs assez vives au fond de
la gorge. En continuant l'opération, on arriva
au tissu cellulaire et aux glandes qui environnent l'artère et les nerfs du plexus brachial. Le
bord externe du scalène antérieur fut cherché
et ce muscle fut complétement divisé près de
son insertion, à l'aide d'un bistouri boutonné ;

alors l'artère mise à nu put être sentie, et ses battemens furent suspendus sans peine à l'aide du doigt porté au fond de la plaie.

Une sonde d'argent cannelée, courbée en quart de cercle, fut passée sous l'artère : un stylet armé d'un cordonnet de soie triple fut glissé sur la canelure de la sonde, et retiré du côté opposé. La ligature se trouva ainsi placée autour de l'artère. On s'assura que celle-ci était bien comprise, en tirant sur les deux bouts du fil réunis, et plaçant en même tems l'extrémité de l'indicateur sur le fond de l'anse qu'il formait : cette traction fit cesser toute espèce de battement. Cette épreuve plusieurs fois répétée, ne détermina pas la moindre douleur, et donna constamment les mêmes résultats : la ligature des troncs artériels divisés au commencement de l'opération, avait causé de vives souffrances; celle de l'artère principale ne fût pas même sentie par le malade. Cette circonstance remarquable tient, on n'en saurait douter, à la facilité donnée par la section du scalène antérieur d'éviter de comprendre aucun nerf dans la ligature. Aussitôt les battemens cessèrent dans la tumeur.

Convaincu de l'inutilité et même du danger

des ligatures d'attente , M. Dupuytren n'en plaça aucune. Il ne s'était point écoulé deux cuillerées de sang pendant l'opération. Le malade fut pansé simplement ; la tumeur fut recouverte de résolutifs ; le membre, placé sur un oreiller , fut environné de sachets remplis de sable chaud.

Dans la journée le malade se plaint d'une légère douleur à la gorge. Une saignée de précaution est pratiquée ; il n'y a plus de battemens dans la tumeur. La nuit se passe bien. Le membre conserve sa chaleur , sa myotilité et sa sensibilité ; quelques légers élancemens se font sentir dans la tumeur. Pendant les dix jours qui suivent l'opération tout va bien. Le onzième , on retire la ligature , sans qu'il y ait le moindre écoulement de sang. Le trentième jour la plaie est presque cicatrisée ; le malade commence à se servir de son bras. La tumeur diminue sensiblement tous les jours , mais elle offre une mollesse et une fluctuation qui peuvent faire craindre une suppuration et une ouverture spontanée. M. Dupuytren la fait recouvrir de compresses trempées dans de l'eau de Goulard , qu'on renouvelle toutes les deux heures.

Le soixante-dix-huitième jour la tumeur est réduite au cinquième de son volume primitif; la mollesse et la fluctuation ont disparu. La chaleur, la sensibilité et la myotilité se rencontrent dans le membre opéré au même degré que dans celui du côté opposé. La circulation dans ce bras, comme dans tous les membres dont l'artère principale a été liée, a un caractère particulier, c'est que les artères n'offrent pas le plus léger battement; au toucher cependant on sent qu'elles sont pleines et parcourues par le sang. Mais en passant à travers les anastomoses nombreuses et déliées qui le conduisent des parties supérieures aux parties inférieures du membre, ce liquide a cessé d'être soumis à la puissance du cœur.

Sorti de l'hôpital, Chevalier reprit, au bout de quelques mois, sa profession de menuisier. Pendant trois ans il n'a cessé de se bien trouver; mais à cette époque il fut atteint, à la suite de travaux excessifs, d'inflammation et de tuméfaction dans le creux de l'aisselle. Incertain sur la nature de son mal, Chevalier revint à Paris et entra de nouveau à l'Hôtel-Dieu le 14 juillet 1822. Le creux de l'aisselle est rempli par une tumeur du volume du poing;

la peau qui la recouvre est rouge, amincie; le sommet violacé s'élève en pointe et menace de s'ouvrir. Cette tumeur n'offre aucune pulsation; le malade a eu des frissons, il a de la fièvre, de l'inappétence, etc. Persuadé que cette tumeur n'était plus en rapport avec la circulation, et que la matière qu'elle contenait n'était plus sous l'influence du cœur, M. Dupuytren voulut donner issue au pus par une incision; mais le malade préféra laisser à la nature le soin de cette ouverture. On se contenta donc de couvrir la tumeur de l'aisselle de cataplasmes émollients et résolutifs. Au bout d'une quinzaine de jours, une ouverture spontanée s'établit; il s'écoula par elle une grande quantité de pus et d'une matière assez analogue, pour la couleur et la consistance, à du raisiné. Cette matière était évidemment formée par du sang ancien, sorti des voies de la circulation et altéré par le travail de la suppuration établie autour de lui. A l'aide d'un bistouri boutonné, M. Dupuytren agrandit cette ouverture, et fit faire dans le foyer des injections avec l'eau d'orge miellée. Bientôt la fièvre diminua, la suppuration devint moins abondante, l'appétit et le sommeil reparurent, les parois du foyer revinrent sur elles-mêmes, et le malade sortit de l'hôpital le 21 octobre 1822, parfaitement guéri, l'aisselle entièrement débarrassée de toute espèce de tumeur et d'engorgement, et jouissant d'ailleurs de la meilleure santé.

Cette observation nous paraît fort remarquable sous plus d'un rapport. En effet, le volume de la tumeur, l'endroit où la ligature a été pratiquée, la section du scalène antérieur, la facilité et la sûreté de cette opération, son innocuité, le rétablissement de la circulation, le moyen employé par la nature pour éliminer la tumeur, sont autant de points qui méritent un instant de fixer l'attention.

Lorsqu'un anévrisme provient de l'artère axillaire, non loin de l'origine de la brachiale, lorsque la maladie encore récente a fait peu de progrès, on peut dans ce cas lier l'artère entre la tumeur et la clavicule; mais lorsque la maladie est ancienne, quand la tumeur est volumineuse ou quand elle naît de l'artère axillaire près l'origine de ce vaisseau, il faut dans ce cas pratiquer la ligature de l'artère sous-clavière. M. Pelletan essaya de lier l'artère axillaire immédiatement au-dessous de la clavicule, pour un anévrisme volumineux et remplissant l'aisselle : chez son malade, un espace considérable existait encore entre la tumeur et la clavicule. M. Pelletan, après être parvenu à l'artère, enfonça son aiguille à diverses reprises, sans pouvoir la faire passer autour d'elle, à cause de la profondeur où elle se trouvait. L'opération fut donc abandonnée. Les souffrances du malade augmentèrent ; une inflammation de poitrine survint, et il mourut le vingtième jour après l'opération. Il est vrai de dire cependant que la ligature de l'artère sous-clavière elle-même est quelquefois rendue impossible par l'énorme développement de la maladie et par le déplacement de la clavicule. Le célèbre Asthley Cooper ayant à traiter un cas semblable, a été forcé d'abandonner l'opération.

Ce qui distingue sur-tout cette opération de toutes celles où l'on a tenté la ligature de l'artère sous-clavière, c'est le choix du lieu et sur-tout le moyen : le lieu est celui où l'artère est placée entre le scalène antérieur et le postérieur ; le moyen, c'est la section du scalène antérieur. Par là, on est également certain de rencontrer l'artère en suivant le bord externe du scalène antérieur, et d'éviter, soit la lésion, soit la ligature de la veine et des nerfs qui marchent à côté de l'artère.

A quoi tient l'innocuité d'une opération d'anévrisme? Sans doute, on n'en saurait douter au soin que prend l'opérateur d'isoler de l'artère les veines et les nerfs qui marchent à ses côtés. Plus de vingt malades atteints d'anévrismes aux artères carotide, sous-clavière, brachiale, iliaque externe, fémorale, etc., ont été opérés à l'Hôtel-Dieu, et la gangrène n'est survenue que chez un seul malade.

La compression et la ligature des nerfs sont la cause la plus commune de cet accident. M. le docteur Orpen a rapporté l'observation d'un anévrisme de l'artère sous-clavière dans laquelle la tumeur après s'être accrue rapidement, et avoir offert des battemens violens, avait tout-à-fait perdu ses pulsations, et tellement diminué de volume qu'elle s'était par degrés réduite en un noyau compacte. Les pulsations dans les artères des membres, devinrent imperceptibles, le bras ne put plus servir et tomba dans un état d'émaciation extrême. M. le docteur Orpen a pensé, avec raison, que chez ce malade, la diminution de la nutrition du bras et la perte de son mouvement volontaire, étaient dues à la pression de la tumeur sur les nerfs cervicaux, et non à l'absence d'une quantité suffisante de sang, par suite de l'oblitération de l'artère. Van-Swieten cite un cas à peu près semblable.

L'observation de Chevalier confirme ce que les belles dissections de Scarpa avaient établi d'une manière si positive, savoir : que les parties du système artériel les plus rapprochées du tronc n'ont pas entre elles des communications moins nombreuses et moins efficaces que les parties qui en sont plus éloignées. La nature elle-même, toujours si féconde en ressources, nous avait déjà prouvé que de gros troncs artériels peuvent s'oblitérer, sans que pour cela la circulation et la vie des membres fussent détruites. On trouve dans les notes dont M. Breschet a enrichi l'ouvrage d'Hodgson, une observation où l'artère sous-clavière gauche et plusieurs de ses branches les plus importantes, avaient été oblitérées par la pression d'un anévrisme de l'aorte ; une petite tumeur anévrismale avait son siége au commencement de la sous-clavière, dont la cavité, à partir de l'endroit où elle sortait du petit sac, était complétement remplie par une substance compacte ligamenteuse, qui s'étendait jusque dans les artères vertébrale, mammaire interne et intercostale supérieure. La thyroïdienne inférieure était la première branche qui fût demeurée ouverte, et par elle le sang passait de la thyroïdienne supérieure dans l'artère sous-clavière, qui, quoique resserrée, était restée perméable dans cet endroit. Le membre paraissait bien nourri et jouissait de sa force ordinaire, malgré l'oblitération du commencement de la principale artère et de ses branches les plus importantes.

Enfin l'observation de Chevalier nous montre à la fois et la puissance de l'art et les ressources de la nature. Une tumeur anévrismale existe dans le creux de l'aisselle, une ligature est jetée autour de l'artère sous-clavière, le cours du sang est suspendu, la maladie est guérie. Mais reste encore une partie de la tumeur : que fait la nature pour s'en débarrasser? Elle suscite une inflammation qui, en se terminant par la suppuration et l'ouverture spontanée du sac, procure au malade une entière et parfaite guérison. On pouvait craindre, au premier abord, que cette ouverture donnât lieu à quelque hémorrhagie ; mais la diminution successive

de la tumeur devait dissiper toutes les inquiétudes. (Communiquée par M. le docteur Marx.)

IIe OBSERVATION. — *Ligature de l'artère
iliaque externe, lue à l'Académie des Sciences.*

La ligature de l'artère iliaque externe semble,
au premier aspect, présenter plus de difficultés
et de dangers que celle de l'artère sous-clavière. Ce n'est pas, en effet, sans un sentiment
de crainte qu'on songe qu'il faut aller chercher cette artère jusque dans le ventre, lorsqu'on veut en faire la ligature ; mais dans la
pratique, cette ligature est généralement moins
difficile et n'est pas plus dangereuse que celle
de l'artère sous-clavière.

On incise les parois de l'abdomen dans la
taille pour le haut appareil ; on les incise, on
ouvre même le péritoine dans presque toutes les
opérations de hernie ; pourquoi n'agirait-on pas
de même pour guérir une maladie aussi grave
qu'aucune des précédentes ? Le lieu où cette
incision doit être pratiquée et la disposition du
péritoine donnent la facilité de découvrir cette
artère et d'éviter le péritoine.

Plusieurs procédés peuvent être mis en
usage : le premier consiste à inciser les parois
de l'abdomen parallèlement à la direction de

l'artère, en partant du point où elle passe sous l'arcade crurale, et en remontant parallèlement au bord externe du muscle droit vers l'ombilic.

Dans le second procédé, on incise les parois du ventre dans la direction de l'artère iliaque parallèlement à l'arcade crurale et à un demi-pouce au-dessus de celle-ci ; c'est le procédé d'Abernethy. Le troisième procédé, dit d'Asthley Cooper, consiste à faire aux parois de l'abdomen au-dessus de l'arcade crurale, une incision en croissant, laquelle commençant au-dessus de l'épine antérieure et supérieure de la crête de l'os des îles vienne se terminer au-dessus de l'anneau inguinal.

Bogros a proposé de faire aux tégumens de l'abdomen, immédiatement au-dessus de l'arcade crurale, une incision de deux pouces, dont l'extrémité externe est à la même distance de l'épine de l'iléum que l'extrémité interne de la symphise du pubis. L'aponévrose du grand oblique étant incisée parallèlement au ligament de Poupart, l'opérateur écarte fortement l'ouverture des vaisseaux testiculaires et arrive sur l'artère iliaque qu'il peut alors facilement lier. Mais il faut avouer que cette division , exactement perpendiculaire à la direction du vaisseau, ne permet, malgré qu'on tiraille fortement sa lèvre supérieure, de porter les ligamens qu'à un pouce au-dessus de l'arcade crurale. En incisant l'angle externe de la division vers l'épine iliaque, on se donnerait sans contredit plus de facilité , mais on rentrerait dans le procédé de Cooper et dans tous ses inconvéniens.

L'incision suivant le premier procédé donne une ouverture parallèle à l'artère iliaque, mais qui ne peut avoir de largeur que celle qui résulte de l'écartement des bords de la plaie , ce qui rend difficile la recherche de l'artère , son isolement d'avec les parties voisines, ainsi que les manœuvres nécessaires pour porter et serrer la ligature. Cette incision expose, en outre, au risque d'ouvrir le péritoine qui, à mesure qu'il s'éloigne de l'arcade crurale pour remonter vers l'ombilic, adhère plus intimement aux parois de l'abdomen.

L'incision parallèle à l'arcade crurale étant perpendiculaire à l'artère iliaque donne une plus grande facilité pour toutes les parties de l'opération ; d'ailleurs elle tombe précisément sur la ligne où le péritoine abandonne les parois de l'abdomen pour se réfléchir sur le bassin, et au milieu d'un tissu cellulaire lâche et graisseux qui remplit l'espace triangulaire que les parties laissent entre elles au moment de leur séparation.

Celle-ci donne plus de facilité pour détourner le péritoine, et expose beaucoup moins que la précédente au risque d'ouvrir cette membrane; elle peut cependant, lorsqu'on prolonge sans mesure l'incision jusque par-delà l'anneau inguinal, amener la lésion de l'artère épigastrique.

La ligature de l'artère dans l'un et dans l'autre procédé, peut être faite plus ou moins haut; en la pratiquant très haut, on s'éloigne de la tumeur, mais on s'expose à ouvrir le péritoine; en la pratiquant fort bas, on évite ce danger, mais la ligature tombe si près de la tumeur et de l'origine de l'artère épigastrique, que le sac anévrismal peut être secondairement affecté d'inflammation et s'ouvrir dans la plaie, et que le bout inférieur continuant à être parcouru par le sang de l'artère épigastrique, peut conserver son calibre et entretenir ou bien rétablir la circulation et les battemens dans la tumeur anévrismale.

IV. 36

Dans ces procédés divers, on isole l'artère d'avec le corps pampiniforme placé à son côté externe et d'avec la veine et le plexus lombaire placés à son côté interne, au moyen du doigt plutôt qu'avec le bistouri; la laxité du tissu cellulaire rend facile cette séparation, qui pourrait devenir dangereuse avec l'instrument tranchant.

Il est plus aisé de trouver la fin de l'artère iliaque externe chez la femme que chez l'homme; elle a moins de profondeur chez la première : ce qu'il faut attribuer aux dimensions en largeur plus grandes, et à la moindre profondeur du bassin des femmes. Quel que soit le sexe des sujets, la ligature est plus facile chez les individus maigres que chez ceux qui sont chargés d'embonpoint.

L'observation suivante fera connaître l'application de ces principes.

Le nommé Berger (François), ancien militaire, maintenant tailleur de pierres et salpêtrier suivant les circonstances, âgé de 45 ans, d'une constitution forte et sèche, d'un tempérament sanguin et nerveux, d'un caractère tout à la fois irascible, impatient et concentré; d'une santé qui ne fut jamais altérée que par huit ou dix hémorrhagies nasales, et deux affections psoriques, maladies de sa jeunesse et dont il fut parfaitement guéri, fit, au mois de juin 1815, un effort pour soulever une planche dont l'extrémité était appuyée sur l'aîne gauche. Il ressentit dans cette partie une douleur vive, mais momentanée, qui ne l'empêcha pas de continuer son travail ce jour-là et les jours suivans.

Cependant, au bout de deux mois, Berger sentit, à l'aîne gauche, à deux pouces environ au-dessous de l'arcade crurale, une tumeur du volume d'une noisette, parfaitement indolente, et à laquelle, pour cela même, il ne fit aucune attention.

Cette tumeur fit des progrès presque insensibles jusqu'au mois de juin 1816.

A cette époque, le malade ayant fait un nouvel effort pour soulever une poutre, la tumeur prit subitement le volume d'un œuf de poule; enfin, trois semaines avant son entrée à l'hôpital, il était tombé sur la rampe d'un large bassin de cuivre employé à la cristallisation du salpêtre. Dans cette chute, le poids du corps porta, par une sorte de fatalité, sur la tumeur. Celle-ci prit alors un développement qui causa de l'inquiétude au malade et l'obligea à consulter un chirurgien, lequel, après avoir reconnu la maladie, l'envoya à l'Hôtel-Dieu, où il entra le 23 août 1816.

La tumeur située, comme il a été dit, à l'aîne gauche et sur le trajet de l'artère fémorale, avait alors le volume et la forme d'une grosse poire, dont la base aurait été tournée en haut, et le sommet dirigé en bas et en dedans; elle commençait un peu au-dessus de l'arcade crurale et s'étendait à quatre pouces au-dessous; sa largeur était de deux pouces et demi; sa saillie, au-dessus du niveau des autres parties, était de deux pouces; elle présentait non des mouvemens de soulèvement en masse, mais des dilatations et des resserremens alternatifs, parfaitement isochrones aux mouvemens du cœur. Si l'on exerçait une compression sur la fin de l'aorte ventrale ou sur la partie de l'iliaque externe qui répond à la branche horizontale du pubis, on suspendait toute espèce de mouvement dans la tumeur qui, en même tems, diminuait sensiblement de volume et de tension; si l'on comprimait l'artère fémorale à sa partie moyenne, les battemens paraissaient plus forts, la tumeur devenait plus volumineuse et plus tendue.

En comprimant cette dernière, elle disparaissait en partie, et l'on sentait alors que ses parois étaient inégales et comme de consistance cartilagineuse; la pression était-elle subitement levée, la tumeur reprenait son volume et sa tension en deux ou trois tems ou degrés distincts et isochrones aux mouvemens de systole du cœur et de dilatation des artères; elle était d'ailleurs parfaitement indolente et n'avait pas changé la couleur de la peau.

Il ne pouvait y avoir aucun doute que cette tumeur ne fût un anévrisme de l'artère fémorale; et comme elle avait fait, depuis quelque tems, des progrès très rapides, il ne pouvait y avoir non plus de doutes sur le danger de l'abandonner à elle-même, et sur la nécessité d'agir.

Deux méthodes de traitement pouvaient être mises en usage, la compression et la ligature. Si la compression ne réussissait pas, elle devait du moins préparer le succès de la ligature; il fut résolu que la compression serait tentée et qu'elle serait secondée par l'application de la glace sur la tumeur.

Convaincu par plusieurs essais de la facilité

avec laquelle on pouvait comprimer avec les doigts l'artère iliaque externe, au-dessus de l'arcade crurale, sur la branche horizontale du pubis, je fis construire par Sirhenry, l'un de nos plus intelligens couteliers, une machine au moyen de laquelle un appui étant pris sur le sacrum, la fin de l'artère iliaque externe se trouverait comprimée à l'aide d'une pelote qu'une vis de pression mettrait en mouvement.

Cette machine ayant été appliquée à un demi-pouce environ au-dessus de l'arcade crurale, la circulation fut parfaitement suspendue dans les artères inférieures ainsi que les battemens dans la tumeur, sur laquelle on plaça, dans une vessie de porc, de la glace pilée qu'on renouvelait aussitôt qu'elle était fondue. Toutes les parties environnantes étaient recouvertes de draps en plusieurs doubles, de telle manière que la glace ne pouvait avoir d'action sur elles.

Tel fut le premier appareil de compression employé sur Berger. On ne tarda pas à reconnaître ses imperfections.

Les battemens de la tumeur anévrismale qui, dans les premiers momens de l'application étaient exactement suspendus, reparaissaient aussitôt que le malade parlait, toussait, ou bien au plus léger mouvement qu'il faisait. Son corps, quoique placé sur un plan horizontal, glissait vers les pieds du lit, excité à ce mouvement par la compression, dont, par ce moyen, il cherchait à éluder la douleur. Enfin, lorsque cette compression était exacte, elle devenait si fatigante qu'elle pouvait à peine être supportée quinze ou vingt minutes pendant l'application de la glace, tandis qu'elle pouvait être supportée pendant une demi-heure lorsqu'on n'employait pas de glace. Celle-ci rendait les douleurs presque intolérables; le malade les comparait tout à la fois à un sentiment de brûlure et de déchirement.

Les douleurs que la compression produisait se faisaient sentir encore quelques minutes après qu'elle avait été levée; il arrivait même alors qu'elles se faisaient sentir avec plus d'intensité. Ces douleurs, évidemment dues à la compression des nerfs cruraux, cessaient entièrement au bout de cinq à six minutes.

Plusieurs corrections furent faites à cette machine; mais comme elle avait toujours l'inconvénient de ne pas faire corps avec le bassin, de n'en pas suivre les mouvemens, et que le corps tout entier glissait vers le pied du lit, en exécutant en avant un mouvement qui le dégageait d'entre les deux points de compression de la machine, celle-ci ne pouvait être efficace.

Cette compression intermittente fut néanmoins exercée jusqu'au 18 septembre ; elle était devenue si douloureuse pour le malade, qu'on fut obligé de l'abandonner.

Cependant à cette époque la tumeur était diminuée d'une manière sensible. Je permis au malade de se lever pendant quelques jours. Il éprouva alors dans l'articulation du genou du côté gauche un sentiment de gêne et de raideur qui fut dissipé au bout de quarante-huit heures.

Ces difficultés ne me firent pas renoncer à l'espoir d'obtenir la guérison par la compression. Une nouvelle machine, plus simple que la première, analogue au bandage de Camper, et construite d'après les mêmes principes par M. Verdier, habile chirurgien herniaire, fut employée sur Berger. Elle consistait en une bande d'acier élastique, formant les cinq sixièmes d'un ovale. L'extrémité droite, élargie et aplatie, prenait un point d'appui sur la hanche du même côté; l'extrémité gauche, plus étroite et contournée de haut en bas, d'avant en arrière et de droite à gauche, offrait à six pouces de sa terminaison une pelote qui répondait exactement au point où l'artère iliaque externe passe sur le corps du pubis. Ce bandage avait son élasticité pour tout moyen d'action. On en fit l'application le 20 septembre.

Il fut aisé de voir qu'il avait sur la première machine l'avantage de suivre tous les mouvemens du corps : avantage qui donnait à la compression une exactitude et une fixité qui auraient atteint certainement le but proposé, si le malade eût été plus courageux et moins impatient.

On recommença les applications de la glace pilée, qu'on renouvelait aussi souvent qu'il était nécessaire.

La compression qui pouvait être graduée et exercée avec la plus grande exactitude au moyen de sous-cuisses, ne put être supportée par le malade plus long-tems que celle de la première machine; il la supporta même plus impatiemment encore, et dès le 9 octobre, c'est-à-dire dix jours après la première appli-

cation de ce nouveau bandage qui avait été
levé plusieurs fois, Berger demanda avec instance à être opéré. Ce fut en vain que je cher-
chai à lui faire sentir tous les avantages d'un
moyen qui pouvait le guérir sans opération :
il se refusa constamment à l'emploi de la compression, et il ne cessa de solliciter l'opération. Enfin, cédant à ses instances, je résolus
de l'opérer, et à cet effet je donnai quelques
jours de repos au malade. Ce tems devait être
employé à le remettre de l'état nerveux où
l'avait jeté la compression, à le préparer à
l'opération, et à faire sur le cadavre des essais
propres à en rendre la pratique plus sûre sur
le vivant.

La tumeur anévrismale était alors réduite
aux deux tiers de son volume et la force des
battemens était notablement diminuée.

Le 9 et le 10 octobre, il éprouve dans la
tumeur des douleurs qui se font sentir à son
côté interne, et se propagent jusqu'à la partie
moyenne de la cuisse, elles surviennent par
intervalles et sont assez vives pour le réveiller
en sursaut ; elles avaient cessé le 13, mais il
restait à la partie postérieure de la cuisse et
suivant la direction du nerf sciatique, des dou-

leurs qui, quoique moins vives, avaient le même caractère. Le malade était habituellement constipé ; on lui administra le 14 et le 15 des lavemens émolliens qui ne procurèrent que deux petites selles de matières sèches et noires.

L'opération devant être pratiquée le lendemain, je prescrivis une once de sirop diacode, ce qui fit goûter au malade un sommeil tranquille pendant six heures.

L'appareil instrumental se composait de plusieurs bistouris droits ou convexes sur le tranchant, d'un bistouri boutonné droit, d'une sonde cannelée, de deux stylets aiguillés, enfilés de larges rubans de fils cirés, de pinces, de ciseaux, de plusieurs petits cylindres de linge et d'éponges.

Le malade étant dans une situation horizontale, un aide fut placé de façon à pouvoir suspendre, momentanément au moins, le cours du sang dans les membres inférieurs par la compression de la fin de l'aorte ventrale. Je commençai alors, à un pouce au-dessous et en avant de l'épine antérieure et supérieure de la crête de l'os des îles, une incision parallèle à l'arcade crurale, et qui fut conduite jusqu'à l'extrémité externe de l'anneau inguinal. La peau, l'aponévrose et les muscles furent divisés successivement, et avec beaucoup de précaution ; bientôt j'arrivai au tissu cellulaire qui était jaunâtre, légèrement injecté, d'une densité remarquable, et contenant un assez grand nombre de ganglions lymphatiques avec lesquels il formait une couche épaisse qui adhérait intimement à l'artère iliaque externe, circonstance qui fit éprouver quelques difficultés pour mettre cette artère à nu. Non-seulement il fallut enlever le tissu cellulaire couche par couche ; mais il fallut, pour favoriser cette dissection très délicate, faire à l'arcade crurale qui était fortement tendue plusieurs petites incisions perpendiculaires à la première. L'artère ayant été dégagée en dehors du tissu cellulaire et du corps pampiniforme, séparée en dedans de la veine iliaque, au moyen du doigt indicateur, et en usant toujours de grandes précautions, elle fut soulevée avec les deux doigts indicateurs, pendant qu'un aide engageait au-dessous d'elle une sonde cannelée.

L'artère ayant alors été comprimée sur la sonde, tout battement fut suspendu dans la tumeur. Une première ligature fut placée à un pouce environ au-dessus de la partie malade, au moyen d'un stylet aiguillé conduit dans la cannelure de la sonde.

Une ligature d'attente fut placée de la même manière à un demi-pouce plus haut.

L'artère fut alors soulevée, en tirant sur les deux bouts de la ligature et en appuyant médiocrement la pointe de l'indicateur gauche sur le fond de l'anse, ce qui suspendit de nouveau la circulation ; l'artère qui avait été parfaitement isolée fut liée immédiatement, et sans aucune interposition de corps étranger. Tout aussitôt le battement cessa dans la tumeur.

Une chose parut remarquable pendant l'opération : c'est que le malade contractant avec force les muscles de l'abdomen, les bords de la plaie étaient presque mis en contact, et le péritoine, repoussé au dehors par les intestins, venait se présenter sous le bistouri. Ces circonstances obligèrent à employer les doigts d'un aide pour repousser le péritoine et les intestins, et pour tenir les bords de la plaie écartés.

La première ligature fut placée dans l'angle

inférieur de la plaie, celle d'attente dans l'angle supérieur. L'une et l'autre furent enveloppées dans une petite compresse. La plaie fut couverte d'un linge troué enduit de cérat, par-dessus lequel furent mis des plumaceaux de charpie fine ; des compresses triangulaires, et le spica de l'aîne complétèrent le pansement. Ainsi fut terminée, heureusement et sans beaucoup de difficultés, la ligature de l'artère iliaque externe ; à juger de ses suites par celles qu'avait eues la ligature de l'artère sous-clavière, le malade aurait dû arriver sans peine et en peu de tems à une guérison parfaite. Au lieu de cela, c'est l'époque où va commencer pour lui une longue suite d'accidens que je vais exposer, d'abord, parce qu'ils font partie essentielle de l'observation, et ensuite, parce qu'ils prouvent combien l'art de traiter est utile à l'art d'opérer.

Les premiers désordres éprouvés par le malade sont évidemment nerveux : ils se sont reproduits pendant toute la maladie, et ont compliqué chacun des autres accidens survenus pendant son cours.

Berger avait supporté l'opération sans proférer la moindre plainte; mais il eut des envies de vomir et une légère syncope après le pansement.

Il fut couché, la tête élevée sur des oreillers, les cuisses et les jambes fléchies sur le bassin, et le membre abdominal gauche environné de sachets remplis de cendres et de draps chauds. L'infusion de fleurs de tilleul et de feuilles d'oranger fut prescrite pour boisson, et des bouillons pour alimens.

Pendant tout le cours de la journée, le malade ne ressentit aucun engourdissement dans le membre. La sensibilité et la myotilité se conservèrent dans toute leur intégrité. La chaleur ne fut pas suspendue un seul instant : elle sembla même au malade être supérieure à celle du côté opposé; cependant, l'application de la main ne faisait remarquer aucune différence de température entre les membres. La physionomie était néanmoins altérée; des douleurs assez vives se faisaient sentir à l'abdomen, et principalement dans la région épigastrique. Il y avait éructation continuelle de gaz. Au milieu de la journée, le malade éprouva une chaleur générale, un peu de soif; sa face se colora fortement; son pouls devint

fréquent et dur. Le soir, la région épigastrique était ballonnée et résonnait par la percussion; le malade était dans une anxiété
extrême.

On prescrivit une infusion de fleurs de camomille et d'anis édulcorée, des frictions sèches sur la région épigastrique, et une saignée
dans la nuit, s'il se manifestait des signes de
congestion vers le cerveau ou ailleurs.

La nuit, il y eut des douleurs à la région
épigastrique avec évacuation d'une grande
quantité de gaz, point de sommeil.

Le second jour, le membre jouissait toujours
de sa sensibilité et de sa mobilité. La chaleur
parut supérieure à celle du membre opposé,
on ôta les sachets de sable et l'on se contenta
de l'envelopper avec des flanelles chaudes.
Les douleurs à l'épigastre étaient toujours très
vives. L'estomac était tellement distendu par
des gaz, qu'il se dessinait à travers les parois
de l'abdomen; il y avait des éructations. Le
pouls était moins développé que la veille, la
face grippée, la langue sèche, couverte d'un
enduit noirâtre qui existait aussi sur les lèvres
et sur les dents.

On ordonna un layement composé d'une

décoction de deux onces de tamarin dans huit onces d'eau; mais comme il ne produisit aucun effet, on en administra un second, composé de deux onces de tamarin dans dix onces d'une infusion de fleurs de camomille. Celui-ci fut rendu peu de tems après, coloré par les matières fécales : il détermina également l'issue de plusieurs vents qui soulagèrent momentanément le malade, ce qui lui procura quelques instants de sommeil. Mais la douleur de l'épigastre se renouvela bientôt; elle était toujours accompagnée d'une abondante évacuation de gaz par la bouche. Au milieu du jour, la face se colora fortement, le pouls devint dur et fréquent, la douleur de l'épigastre s'étendit aux hypochondres. Une saignée de deux poëlettes et demie fut pratiquée au bras, des lavemens émolliens et de la limonade végétale furent prescrits.

Ces moyens calmèrent un peu les douleurs et amenèrent quelques heures de sommeil.

Le soir, il y avait un peu de trouble dans les idées; le malade ne conservait aucun souvenir de ce qui s'était passé dans la journée; la région épigastrique était toujours douloureuse, tendue, et résonnait à la percussion; il y avait

par la bouche un dégagement de gaz presque
continuel, la langue était rouge et sèche;
le pouls dur et fréquent. Une seconde saignée de deux poëlettes fut pratiquée au milieu de la nuit; les lavemens, et sur-tout l'introduction souvent répétée, d'une sonde de
gomme élastique dans l'anus, firent rendre
une assez grande quantité de vents, mais n'a-
menèrent aucune évacuation de matières fécales. Ces moyens procurèrent encore un peu de
calme et plusieurs heures de sommeil.

Le troisième jour, la figure n'était plus grippée comme la veille; le malade était moins
inquiet; le pouls avait perdu de sa fréquence
et de sa dureté; la langue était moins sèche;
la peau un peu moite; la région de l'estomac
moins tendue et moins douloureuse. On continua la limonade végétale et l'on administra
deux demi-lavemens; on mit dans chacun
d'eux une demi-once d'huile de ricin; ils ne
furent pas rendus, mais l'urine fut abondante.
Le soir, l'état du malade était encore meilleur;
la nuit suivante, il dormit pendant trois
heures.

Le quatrième jour, le pouls était presque
naturel, la langue humectée, et les douleurs

de l'épigastre beaucoup moins vives ; mais il se dégageait toujours une grande quantité de gaz par la bouche. Le membre n'avait rien perdu de sa sensibilité, de sa contractilité ou de sa chaleur ordinaires. On donna deux bouillons dans le courant de la journée et l'on continua la limonade, les lavemens émolliens, et l'introduction fréquemment répétée de la sonde de la gomme élastique dans l'anus. Le soir, même état. Le malade se sentait un peu d'appétit : on prescrivit deux bouillons. Il y eut plusieurs heures de sommeil pendant la nuit, mais il fut interrompu à diverses reprises par des rêves fatigans et pénibles.

Le cinquième jour, l'appareil étant traversé par la suppuration fut enlevé sans causer la moindre douleur, au grand étonnement du malade qui s'attendait à éprouver de cruelles souffrances. A trois lignes de l'angle supérieur ou externe de la plaie, on observa une petite tache noire de deux lignes de diamètre et qui probablement avait été provoquée par la compression exercée par le spica de l'aîne.

La tumeur anévrismale n'avait plus que le tiers de son volume et n'offrait aucun battement. Les artères poplitée, tibiale postérieure et pédieuse n'en présentaient pas non plus, et cependant on sentait qu'elles étaient pleines. L'application la plus légère de la main était ressentie dans toutes les parties du membre, et la chaleur, loin d'avoir éprouvé de la diminution, semblait être augmentée. La douleur de l'épigastre avait presque entièrement disparu ; mais l'éructation persistait ; la langue était rouge et sèche et le pouls était encore fréquent. Il y avait un peu de toux, et à chaque effort le malade éprouvait une douleur assez vive à la plaie. Celle-ci fut pansée avec des bandelettes de cérat et de la charpie fine, maintenue par des compresses et un bandage triangulaire. On continua la limonade et les bouillons.

Dans la journée, le malade eut un peu de trouble dans les idées. La nuit fut très agitée, il eut un peu plus de délire. Deux lavemens émolliens amenèrent une selle copieuse de matières noires et consistantes. Après cette évacuation, le délire cessa.

Le sixième jour au matin, la face était triste, la langue sèche et brune, le pouls fréquent, et les lèvres et les dents étaient couvertes d'un enduit fuligineux. La plaie fut pansée comme la veille. La tumeur offrit, pour la première fois, un léger frémissement. On prescrivit ce jour-là de la bière coupée pour boire alternativement avec de l'eau de Seltz. Le soir, le malade paraissait moins inquiet; sa figure était calme. La nuit suivante, il eut plusieurs heures de sommeil.

Le septième jour, la langue était sèche et rouge ; le pouls moins fréquent que la veille, la voix un peu altérée. Il n'y avait d'ailleurs nulle difficulté de respirer, aucune douleur à la poitrine et à l'abdomen, si l'on excepte celle qui se faisait ressentir à la plaie chaque fois qu'il survenait des quintes de toux. Le membre était chaud, sensible, facile à mouvoir. La suppuration abondante, mais de bonne nature. La plaie était vermeille ; la tumeur offrait, comme la veille, de légers frémissemens. On continua l'eau de Seltz et la bière; on donna quatre bouillons. Deux lavemens émolliens furent administrés dans la journée, ils occasionèrent d'abord une légère colique qui fut bientôt suivie de deux évacuations assez copieuses de matières jaunâtres et liquides ; trois autres selles eurent lieu dans la journée ; un peu d'appétit se fit sentir ; deux bouillons furent encore permis. La nuit suivante, trois autres selles de matières liquides, mais peu abondantes. Vers le matin, il y eut plusieurs heures de sommeil.

Le huitième jour, il y avait une moiteur générale ; la figure était bonne, le pouls calme, la langue rouge et humide ; la suppuration quoique abondante était toujours de très bonne nature. Le membre continuait à jouir de sa sensibilité, de sa contractilité et de sa chaleur qui ne furent pas altérées un seul moment dans le cours de la maladie.

On constata plusieurs fois dans les pansemens subséquens que la tumeur offrait des battemens sensibles au toucher, mais qui l'étaient encore plus à la vue, lorsque, prenant pour terme de comparaison un point fixe, on regardait la tumeur avec beaucoup d'attention. Dans la journée, le malade eut deux petites selles ; il en eut trois autres au commencement de la nuit, elles étaient jaunâtres et liquides. Le reste de la nuit, qui fut très calme ; le malade goûta, pendant sept ou huit heures, un sommeil réparateur ; et dès ce moment, il cessa d'éprouver à la région épigastrique ce sentiment pénible et quelquefois douloureux qui s'était développé peu d'heures après l'opération, et qui, jusque-là, ne lui avait laissé que quelques instans de repos. L'éructation presque continuelle qui l'avait tourmenté jusqu'alors cessa aussi entièrement.

Le neuvième jour, on remarqua, pendant le pansement, du côté gauche de l'abdomen, à quelques lignes au-dessus de la plaie, des battemens extrêmement forts et qui semblaient appartenir à l'artère iliaque externe. La tumeur anévrismale offrait des battemens plus distincts encore que de coutume ; on observait néanmoins dans son volume une diminution qui devenait chaque jour plus sensible. La petite escarre qui s'était formée à quelques lignes de l'angle externe de la plaie, lors de la levée du premier appareil, et qui, probablement, avait été produite par la compression exercée par le bandage, était presque entièrement séparée des parties vivantes. A cette époque, pour rétablir les forces du malade affaibli par la diète, on lui donna deux cuillerées de vin de Bordeaux, soir et matin.

Du dixième au douzième jour, le malade éprouva par intervalles des hoquets qui n'étaient d'ailleurs accompagnés d'aucun autre symptôme fâcheux, mais qui revenaient assez fréquémment pour interrompre son sommeil. Il avait de l'appétit ; on lui accorda deux soupes et quatre bouillons. Trois cuillerées de vin de Bordeaux furent données après les soupes, et l'on continua toujours pour boissons habituelles la bière et l'eau de Seltz.

Pendant la nuit du douzième jour, le malade ressentit dans les membres inférieurs des douleurs vagues, qui, quoique passagères, occupèrent assez son imagination pour amener la cessation complète des hoquets.

Le treizième jour, on observa que la quantité assez considérable de pus que fournissait la plaie venait d'un petit foyer placé au-dessus de son angle supérieur, du côté interne de la crête de l'os des îles. En exerçant dans ce lieu une légère pression, dirigée de haut en bas, on déterminait l'évacuation complète du foyer. Comme l'appétit du malade augmentait, on lui permit un peu plus d'alimens. La nuit fut très bonne.

Le quatorzième jour, les battemens observés dans la direction de l'artère iliaque avaient cessé. Ces battemens étaient très manifestes du côté opposé. On remarqua également que ceux

de la tumeur étaient irréguliers et intermittens : ces intermittences duraient souvent
plusieurs secondes, et pendant ce tems, les
artères du reste du corps n'offraient rien d'a-
nalogue, ce qui indiquait assez que ces intermittences tenaient à des difficultés tout-à-fait
locales dans la circulation.

Le quinzième jour, les ligatures ayant été
soulevées légèrement, sortirent de plusieurs
lignes hors de la plaie ; elles ne furent pourtant pas enlevées. Le soir, il y avait une violente céphalalgie ; le malade n'avait point été
à la selle depuis plusieurs jours, on prescrivit
un lavement émollient et l'application d'un
sinapisme au pied droit. Quelques heures
après ce lavement, le malade eut deux selles
assez copieuses ; la céphalalgie fut dissipée,
et il dormit bien le reste de la nuit.

Le seizième jour, les deux ligatures, celle
qui avait été serrée comme celle qui ne l'avait
pas été, tombèrent en même tems et d'elles-
mêmes. La ligature d'attente formait une petite anse, dont les extrémités étaient intimement réunies par du pus desséché. La ligature
qui avait été serrée avait la forme d'une tige
terminée par un petit cercle, dans l'aire du-

quel il n'y avait aucun débris de l'artère coupée (1). L'appétit du malade augmentant chaque jour, on lui prescrivit pour aliment deux
côtelettes et plusieurs soupes ; on continua le
vin de Bordeaux, la bière et l'eau de Seltz.

Le vingtième jour de l'opération, les battemens de la tumeur étaient toujours sensibles
au toucher et à la vue, la suppuration très
abondante, on pansa deux fois par jour, et à
chaque pansement on exerçait au-dessus et
au-dessous de la plaie de légères pressions
pour donner issue au pus qui venait principalement de l'angle supérieur. On administrait
tous les deux ou trois jours des lavemens
émolliens pour combattre la constipation habituelle du malade.

---

(1) Les praticiens ont long-tems attaché une grande importance aux ligatures d'attente. Depuis ce moment je m'en suis
abstenu dans tous les cas d'anévrisme que j'ai eu à opérer. Des
expériences que j'ai faites démontrent : que les ligatures d'attente
sont plus propres à occasioner qu'à prévenir les hémorrhagies ;
qu'elles coupent souvent les artères avant la ligature qui a été
serrée ; qu'enfin elles ne peuvent arrêter une hémorrhagie, puisqu'elles agissent sur une partie enflammée du vaisseau, qui est
devenu sécable et dont la constriction produirait bientôt la division.

Le vingt-troisième jour, les angles de la plaie commençaient à se cicatriser; on réprima avec le nitrate d'argent fondu les bourgeons charnus qui, dans quelques points, s'élevaient au-dessus du niveau de la peau. Le matin et le soir de ce jour, on trouva au milieu du pus quelques stries de sang. Le malade n'avait pas dormi la nuit, il s'était livré sans réserve à toutes sortes de mouvemens. Vers les neuf heures du soir, il y eut une première hémorrhagie qui imbiba l'appareil. La quantité du sang fut évaluée à une demi-poëlette; l'appareil enlevé, on examina la plaie avec beaucoup d'attention; mais comme le sang était arrêté, on ne put découvrir de quel point il provenait; on pansa la plaie comme les jours précédens.

Le vingt-quatrième jour au matin, il survint une deuxième hémorrhagie plus abondante que la première; elle fut accompagnée de douleurs un peu vives à la plaie. Le sang parut venir de la partie inférieure de la plaie, et il était évidemment artériel; son écoulement avait lieu en nappe et non en jet, et il sourdait sur les côtés d'un caillot. Une compression exercée avec l'index et le médius de la main droite, à un pouce au-dessus de la plaie, ne produisit aucun effet; exercée au-dessous de la plaie, elle suspendit l'écoulement du sang et donna le tems de nettoyer celle-ci des caillots qu'elle contenait. La compression exercée par les doigts fut remplacée par une compresse graduée, soutenue au moyen du bandage élastique et circulaire dont il a été parlé; la plaie fut recouverte d'un peu de charpie. La figure du malade était altérée, et déjà l'éructation avait recommencé.

L'artère iliaque soulevée sur une sonde cannelée, on la vit distinctement, et elle put être comprimée par le doigt. A chacune de ces dernières épreuves les battemens cessèrent dans la tumeur. Enfin elle fut liée, et dès lors et pendant six jours les battemens ne reparurent plus. D'ailleurs, la compression exercée sur cette artère au-dessus de la ligature ne ralentissait en rien les battemens de la tumeur; le sang qui les produisait provenait d'une source plus éloignée; en effet, en comprimant l'aorte ventrale, on les faisait cesser; le sang ne provenait donc pas du bout de l'artère qui avait été lié, mais des artères placées dans l'intervalle de la ligature et de l'aorte ventrale.

Or, quelle pouvait être l'artère qui avait ainsi rétabli le cours du sang, si ce n'était l'iliaque interne, à laquelle se joignait peut-être la sous-sternale ?

Mais par quel tronc le sang était-il ramené dans le sac anévrismal ?

L'artère fémorale n'offrait aucun battement au-dessous de la tumeur et sa compression paraissait les accroître au lieu de les diminuer.

Était-il ramené par l'artère fémorale profonde ? La situation de cette artère derrière la tumeur empêchait de résoudre cette question. Était-il enfin ramené par l'artère épigastrique ? On connaît la double communication de cette artère avec la sous-sternale et avec l'obturatrice ; on sait même qu'une branche artérielle quelquefois très considérable s'étend de l'une à l'autre de ces dernières artères. Cette idée conduisit à parcourir avec attention le trajet de l'artère épigastrique, et ce ne fut pas sans étonnement qu'on sentit des battemens très larges et très développés sur ce trajet, à travers l'épaisseur des parois de l'abdomen, et sur-tout au voisinage de la tumeur. Il parut dès lors probable que l'artère épigastrique était le principal agent du retour des battemens dans la tumeur, et qu'ici, comme cela est quelquefois arrivé à la suite de la ligature de l'artère carotide primitive, la trop grande facilité des communications, loin de favoriser la guérison, avait au contraire reproduit la maladie. Dans le cas particulier qui nous occupe, cette facilité avait de plus le grave inconvénient de donner lieu à des hémorrhagies qui pouvaient devenir fatales.

Personne n'ignore la gravité des hémorrhagies consécutives, et qu'à perte de sang égale ou même inférieure, elles sont infiniment plus dangereuses que les hémorrhagies primitives. Abandonnées aux efforts de la nature, celles-ci paraissaient devoir entraîner la mort du malade immédiatement, ou bien en donnant lieu à une affection, soit adynamique, soit ataxique. Je savais qu'une hémorrhagie, beaucoup moins grave il est vrai, s'était terminée spontanément chez un malade opéré par M. Moulaud; mais je savais aussi qu'une autre hémorrhagie avait été funeste à un malade opéré par le célèbre A. Cooper lui-même.

Je ne voulais abandonner mon malade ni au hasard qui avait sauvé le premier, ni au sort qui avait frappé le second. Mais ici les difficultés se présentaient en foule : le sang provenait-il du bout supérieur de l'artère ou bien de l'inférieur? Dans le premier cas, la ligature d'attente étant tombée depuis long-tems, l'artère ayant dû se retirer après la section de ses parois, il paraissait presque impossible de pouvoir la lier de nouveau. Il était bien plus probable, d'après tout ce qui avait été observé antérieurement, que l'hémorrhagie venait du bout inférieur; en admettant que telle fut la source du sang, il restait encore à trouver un moyen pour l'arrêter.

Fallait-il lier le bout inférieur de l'artère au-dessus de la tumeur? mais, outre que ce bout était très court, ce qui aurait rendu la ligature presque impossible à placer sans entamer la tumeur, ce bout d'artère devait être plongé dans un tissu cellulaire enflammé et participer lui-même à cet état qui rend les parois des vaisseaux tellement sécables, que les ligatures les plus méthodiquement appliquées coupent presque aussitôt les parties qu'elles ont embrassées, et que l'hémorrhagie reparaît après quelques heures. D'ailleurs si cette ligature tombait au-dessous de l'origine de l'artère épigastrique, celle-ci poùvait entretenir seule l'hémorrhagie en continuant à verser dans la plaie le sang qu'elle recevait, suivant toutes les apparences, de la mammaire interne ou de l'obturatrice. Fallait-il faire la ligature du tronc de l'artère fémorale au-dessous de la tumeur anévrismale dans l'intention d'empêcher le sang de refluer par cette artère jusqu'à la tumeur? Mais d'abord il était douteux que ce fût la source de l'hémorrhagie, ensuite cette ligature devait tomber bien au-dessous de l'origine de l'artère fémorale profonde. Loin d'arrêter l'hémorrhagie, elle semblait plutôt propre à l'accroître. Fallait-il enfin ouvrir longitudinalement la tumeur anévrismale, comme dans l'opération de l'anévrisme par incision? il était évident que pour exécuter ce projet il manquait une condition essentielle : c'était de pouvoir suspendre le cours du sang dans le membre pendant la durée de l'opération. En effet, le sang qui ne manquait pas de jaillir dans la tumeur anévrismale par l'artère épigastrique, par la fémorale elle-même, devait rendre l'opération dangereuse. Les expériences antérieures avaient bien appris que l'on peut suspendre momentanément le cours du sang dans les parties inférieures du corps à l'aide d'une compression exercée de gauche à droite sur l'aorte ventrale qu'on aplatit contre la colonne vertébrale; mais, outre que la contraction des muscles occasionée par la douleur, outre que le moindre mouvement de la part du malade, que la moindre hésitation de la part de l'aide, pouvaient enlever tout-a-coup cette ressource, il paraissait très difficile d'aller faire la ligature de l'artère épigastrique, celle de la fémorale profonde et de la fémorale elle-même dans la tumeur anévrismale, sans s'exposer à les traverser elles, ou bien les branches qu'elles fournissent. Ces réflexions me portèrent à renoncer à la ligature et à employer la compression qui, bien qu'elle soit moins exacte en général que la ligature, mettait du moins à l'abri des dangers que pouvait entraîner l'emploi de cette dernière.

Mais pour être efficace, la compression ne devait pas être générale et vague, il fallait qu'elle portât sur le point précis d'où partait le sang. La difficulté était de trouver ce point. Pour cela je renouvelai les essais de compression au-dessus et au-dessous de la plaie; les premières laissaient couler le sang, les secondes l'arrêtaient constamment. Le sang venait donc du bout inférieur et non du supérieur : c'était donc le premier qu'il fallait comprimer et non le second ; et cette compression n'ayant plus à vaincre qu'un effort déjà diminué par la résistance des anatomoses offrait dès lors bien plus de chances de succès.

Une heure et demie s'était à peine écoulée que le sang reparut pour la troisième fois ; l'appareil fut à peine pénétré ; la compression fut augmentée et l'hémorrhagie de nouveau suspendue. Une heure après, la compression s'étant relâchée, il y eut encore un quatrième écoulement de sang ; la compression fut augmentée et l'hémorrhagie suspendue ; mais, portée à ce degré, la compression était extrêmement douloureuse pour le malade ; le bord inférieur de la plaie était enfoncé, le supérieur s'élevait d'un demi-pouce au-dessus de la pelote du bandage, dont l'épaisseur était d'un demi-pouce : cette situation était critique. Le retour extraordinaire et inattendu des battemens dans la tumeur et les hémorrhagies ne tenaient-ils pas à la même cause ? je veux dire à la promptitude et à la facilité avec laquelle le cours du sang s'était rétabli au-dessous de

la ligature ? De quelle autre cause pouvait dépendre en effet le retour des battemens dès le
sixième jour, et les hémorrhagies survenues
huit jours après la chute des ligatures, vingt-
trois jours après l'opération ?

Le bandage compressif fut enlevé et la plaie
nettoyée; on en retira trois caillots de sang,
durs, denses, arrondis et comme revêtus d'une
enveloppe ou d'un kyste; ils avaient la grosseur et la figure d'un biscaïen ordinaire; l'un
d'eux était entièrement composé de fibrine :
au moment de leur extraction, un flot de sang
s'échappa; le doigt indicateur de la main droite
fut aussitôt porté au fond de la plaie; ce mouvement suspendit entièrement l'hémorrhagie.
La promptitude qu'avaient nécessité l'urgence
et la gravité du cas n'avait pas permis de constater d'une manière précise si l'hémorrhagie
provenait du bout inférieur de l'artère, ainsi
que la compression exercée quelque tems sur
ce bout portait à le croire. Ce fut pour s'en
assurer que la compression fut suspendue
pendant l'espace d'une seconde, une petite
quantité de sang s'écoula du bout inférieur.
Pendant ces épreuves, des bourdonnets sau-
poudrés de colophane furent faits; un de ces

bourdonnets fut porté au fond de la plaie, et en même tems le doigt qui exerçait la compression fut retiré. Cette opération fut faite avec assez de promptitude et de bonheur pour qu'il ne s'écoulât pas une goutte de sang. D'autres tampons furent placés successivement au-dessus du premier ; la plaie en ayant été exactement remplie, on plaça par-dessus une compresse fort épaisse et de forme triangulaire, par-dessus celle-ci d'autres compresses qui furent soutenues par le spica de l'aîne. Ce tamponnement, qui exerçait une compression aussi douloureuse que le bandage, fut cependant supporté patiemment par le malade, qui sentait vivement les dangers de sa position et la nécessité de se soumettre à ce qu'elle exigeait. La jambe et la cuisse furent fléchis sur le bassin et maintenus dans cette position par un oreiller placé sous le jarret. On prescrivit pour boisson la limonade vineuse, et pour alimens des bouillons. Le soir, l'appareil était en bon état, il ne s'était pas écoulé de sang. La figure du malade était bonne, son esprit rassuré, le pouls était naturel.

Le vingt-cinquième jour, on vit qu'il s'était fait au côté interne du spica de l'aîne un large écoulement de sang qui n'avait pourtant que traversé l'appareil; des bourdounets de charpie furent réappliqués dans ce point et soutenus par un nouveau spica. Le membre n'éprouvait d'ailleurs aucun engourdissement; il conservait sa chaleur, sa sensibilité et sa myotilité; mais le moral du malade s'était de nouveau affecté, ses traits s'étaient altérés, de légères douleurs se faisaient sentir à l'épigastre, et il rendait beaucoup de gaz par la bouche; on continua la limonade vineuse et les bouillons.

Le soir, l'esprit du malade était plus tranquille, mais il se plaignait d'un sentiment de gêne causé par la position qu'il était obligé de garder; il ressentait au talon une douleur assez vive : comme elle était due à la position elle cessa aussitôt qu'on l'eut changée. Les douleurs à l'épigastre et l'éructation par la bouche avaient cessé. La nuit fut calme, il y eut un peu de sommeil.

Le vingt-sixième jour, il s'était fait entre la peau et la partie supérieure de l'appareil un large suintement de sang et de pus, la paroi de l'abdomen était légèrement douloureuse dans l'étendue de quelques pouces autour du spica de l'aîne. Le malade se trouvait bien, il avait un peu d'appétit; on continua les bouillons auxquels on ajouta un peu de crème de riz.

Du vingt-septième au vingt-neuvième jour, il s'écoula un peu de pus entre la partie supérieure du spica de l'aîne et les parois abdominales: il y eut de la douleur à la partie postérieure du bassin, ce qu'on attribua à la position que le malade était obligé de garder. On couvrit la partie d'un large emplâtre de diachylon gommé et un oreiller fut placé sous le siége.

Le trentième jour, le soir, le malade qui éprouvait toujours un sentiment de gêne, qu'il fût couché sur le dos, sur l'un ou l'autre côté, ayant fait plusieurs mouvemens brusques, donna lieu à une cinquième hémorrhagie; du sang vermeil coula de la plaie le long des bourses. La quantité en fut estimée à une demi-poëlette, cette hémorrhagie fut arrêtée par de nouveaux bourdonnets de charpie placés vers la partie inférieure de la plaie et soutenus par le spica. Le malade ne s'inquiéta presque pas de cette hémorrhagie, il semblait aguerri contre ces accidens, et quoiqu'il eût

beaucoup maigri, ses forces se soutenaient ;
un verre de vin de Bordeaux et des soupes
avec la fécule de pomme de terre furent prescrits. A dater de ce moment les hémorrhagies
ne se renouvelèrent plus.

Le malade se plaignit les jours suivans d'é-
prouver un sentiment douloureux à la partie
supérieure de la cuisse gauche, déterminé sans
doute par la compression qu'exerçait le spica
de l'aîne ; néanmoins l'appareil fut maintenu
jusqu'au trente-deuxième jour, encore n'en
enleva-t-on qu'une partie et avec beaucoup de
précautions. Le pus qui s'écoulait entre les
parois abdominales et le dernier bandage n'offrait aucune trace de sang. Le malade, débarrassé d'une partie de l'appareil, éprouva un
grand soulagement, il fut tel qu'il y eut cinq
ou six heures d'un sommeil paisible.

Le lendemain, plusieurs pièces d'appareil
furent encore enlevées, et on ne laissa que
les tampons contenus dans la plaie ; les bords
de celle-ci étaient rouges et excoriés dans
quelques points ; ces excoriations furent recouvertes de cérat ; de la charpie, quelques
compresses et un bandage triangulaire complétèrent le reste du pansement.

Le trente-troisième jour, la partie supérieure de la cuisse gauche était rouge, tuméfiée et légèrement douloureuse, le malade n'avait pas d'appétit, la soif était vive, la langue rouge et sèche, le pouls fréquent; on appliqua sur la cuisse des compresses imbibées d'eau de Goulard. Pendant la nuit, il y eut un peu de délire durant lequel le malade se livra à une multitude de mouvemens bien propres à renouveler l'hémorrhagie, si elle avait dû arriver, il voulut même enlever son appareil. Tous ces mouvemens n'eurent heureusement aucune suite fâcheuse.

Le trente-quatrième jour, cinq jours après la dernière hémorrhagie, et dix jours après la première, on retira de la plaie, non sans d'extrêmes précautions, le reste de la charpie; il représentait un cône dont le sommet était légèrement recourbé en bas et à droite. La plaie qui avait la même forme, laissait écouler du pus de bonne nature qu'on absorba avec beaucoup de soin au moyen de petits tampons de charpie.

Le pansement consista en bourdonnets de charpie mollette, retenus par quelques compresses et un bandage triangulaire.

La tension et la douleur de la cuisse étaient encore augmentées depuis la veille. On continua les compresses trempées dans de l'eau de Goulard ; on donna pour boisson la limonade végétale, et pour alimens des bouillons.

L'enlèvement de l'appareil permit alors de reconnaître que non-seulement la tumeur anévrismale n'offrait plus de battemens, mais encore qu'elle était vide et réduite à ses parois qui offraient une consistance cartilagineuse. Dès lors, il ne parut pas douteux qu'elle n'eût fourni les caillots denses et durs qu'on avait retirés du fond de celle-ci huit jours auparavant.

Le soir, la cuisse semblait avoir diminué de volume, mais la douleur était très vive ; les traits de la face étaient décomposés, la langue sèche et rouge, le pouls très fréquent ; il y avait un peu de délire, de légères coliques et de fréquentes éructations. Quoique le malade fût constipé depuis quelques jours, on ne voulut pas donner de lavemens, dans la crainte qu'en allant à la selle, il ne fît des efforts capables de renouveler l'hémorrhagie. On prescrivit deux pots de limonade cuite.

Le trente-cinquième jour, l'état du malade

était meilleur; la douleur et la tuméfaction de la cuisse étaient notablement diminuées; la langue était toujours rouge, mais humide, le pouls moins fréquent, l'aspect de la plaie vermeil, la suppuration peu abondante et de bonne nature, le membre chaud. L'appétit étant revenu, on ordonna deux soupes, quelques bouillons, du vin de Bordeaux, de la limonade végétale mêlée à une petite quantité de vin, et l'application de cataplasmes émolliens sur la cuisse.

Sur le soir, la face parut animée; la langue rouge et un peu sèche, la soif vive et le pouls fréquent; les jours suivans il eut le soir un léger paroxysme.

Le trente-sixième jour, la tumeur de la cuisse était devenue molle et flasque; on pouvait la toucher sans causer de douleurs, sa partie moyenne et supérieure offrait une fluctuation profonde. Cette fluctuation était-elle due à la formation d'un abcès, ou bien dépendait-elle d'un épanchement sanguin opéré par la rupture du sac anévrismal? Telle était la question qu'il fallait résoudre avant de prendre un parti. Si elle était le produit d'un amas de pus, il fallait l'ouvrir; si elle était causée par un amas de sang, ne s'exposait-on pas, en l'incisant, à de nouvelles hémorrhagies?

Les symptômes inflammatoires qui avaient précédé cette collection, la rémission de ces symptômes au moment où elle parut faite, décidèrent à plonger dans la partie supérieure de la cuisse et à deux pouces au-dessous de la tumeur anévrismale, la pointe d'un bistouri à lame étroite. Il ne s'écoula d'abord que quelques gouttes d'une véritable sanie, d'une odeur extrêmement fétide; mais une légère pression exercée au-dessous de l'ouverture, donna issue à une grande quantité de la même matière mêlée à un peu de pus très épais. Une sonde cannelée fut alors introduite dans le foyer et un bistouri conduit sur sa cannelure servit à agrandir la petite ouverture déjà faite.

Des pressions très modérées donnèrent issue à une très grande quantité de pus mêlé de quelques stries de sang. On plaça sur l'ouverture un peu de charpie fine, et l'on couvrit la cuisse d'un large cataplasme émollient. On prescrivit pour boisson la décoction de kina et l'eau vineuse. On pansa deux fois le jour, et à chaque pansement de légères pressions donnèrent issue à une grande quantité de pus.

Le trente-huitième jour, la suppuration entraîna avec elle des débris de tissus, parmi lesquels on en remarqua qui avaient la texture et la blancheur de filets nerveux.

Le trente-neuvième jour, l'état général du malade est bon ; ses forces se soutiennent ; mais comme il a peu d'appétit, on lui donne à prendre en quatre doses un mélange d'un gros de kina et de huit grains de rhubarbe en poudre.

Le quarantième jour, les pressions exercées paraissant insuffisantes pour faire sortir complétement le pus, l'ouverture est agrandie, le membre est placé dans la demi-flexion, le genou élevé sur plusieurs oreillers, de telle sorte que la partie supérieure de la cuisse en devient la partie la plus déclive.

A cette époque le malade commence à sentir à la partie externe du genou des douleurs extrêmement vives, intermittentes et qui s'étendent quelquefois de la tête du péroné à la malléole externe. Ces douleurs se faisaient sur-tout ressentir au moment des pansemens. Le membre fut enveloppé de flanelle et les douleurs semblèrent se calmer pendant quelques jours.

Le quarantième jour de l'opération le fond de la plaie était comblé, son entrée rétrécie. Ses bords étaient en contact immédiat, la suppuration était peu abondante, les bourgeons charnus grisâtres, blafards ; on panse avec du vin miellé. Le malade a peu d'appétit, les douleurs du genou et de la jambe sont si vives qu'elles interrompent fréquemment le sommeil. Une once de sirop diacode procure de meilleures nuits.

Les jours suivans, la suppuration diminue d'une manière sensible, l'appétit devient meilleur chaque jour. Il allait régulièrement à la selle et sans lavemens, mais ses douleurs nerveuses persistaient toujours avec cette différence qu'au lieu de se faire sentir au côté externe du genou et de la jambe, elles en occupaient le côté interne.

Du quarante-deuxième au quarante-huitième jour, la convalescence paraît arrêtée dans sa marche, le malade est morose et semble désespérer de son salut. Divers accidens nerveux ont lieu et font redouter une fièvre de mauvais caractère. Alors il sembla convenable de le changer d'air, de lieu, d'alimens et d'alentour ; à cet effet, on le transporte dans une maison située sur l'un des quais les plus vivans de la capitale, où la beauté du point de vue et sur-tout le mouvement, firent diversion à ses idées, et fournirent une distraction à son imagination active et inquiète.

Ce changement et la nature des alimens qui lui furent donnés influèrent si rapidement sur sa convalescence, que la suppuration était entièrement tarie et la plaie de l'opération cicatrisée au bout de huit jours. On commença pour lors à lever graduellement le malade pendant quelques heures.

Le soixantième jour de l'opération, il put se lever lui-même.

Le soixante-quatrième jour, l'ouverture de l'abcès étant aussi presque entièrement cicatrisée, il survint autour d'elle un engorgement œdémateux qu'on dissipa par l'emploi des spiritueux.

Le soixante-huitième jour, il marchait seul et pouvait aller prendre ses repas à quelque distance de son habitation, sans éprouver autre chose qu'un peu de raideur dans la cuisse.

C'est ainsi qu'après deux mois d'accidens nerveux, renouvelés sous toutes les formes, qu'après avoir vu les battemens reparaître dans la tumeur, celle-ci s'ouvrir vers le vingt-cinquième jour, donner lieu à des hémorrhagies répétées, se vider des caillots anciens qu'elle contenait, des abcès se former dessous sur le trajet de l'artère fémorale, et entretenir pendant quelque tems une abondante suppuration; qu'après avoir été plusieurs fois menacé de fièvre nerveuse pendant le cours de sa convalescence, Berger a été enfin conduit à une guérison qui ne laisse rien à désirer.

Le 7 juillet 1819, trois ans après l'opération, la malade était dans l'état suivant :

Le membre avait même volume, même forme, et à très peu de chose près même force que celui du côté opposé. La chaleur, la sensibilité et la myotilité n'y avaient éprouvé aucune altération; la circulation s'y continuait, mais sans s'y manifester par aucun battement sensible aux doigts, encore que les artères parussent pleines et résistantes.

Le malade faisait fréquemment plusieurs lieues à pied, et se livrait tous les jours sans peine et sans fatigue au métier qu'il exerçait; il avait même fait, sans éprouver le moindre accident, une route de plus de quarante lieues;

il lui restait pourtant une incommodité, c'était une faiblesse des parois du ventre, à l'endroit de la cicatrice de l'opération, faiblesse qui l'obligeait à porter un bandage.

Le 15 janvier 1827, onze ans écoulés depuis que la ligature de l'artère iliaque avait été pratiquée, Berger était dans l'état le plus satisfaisant, et sa guérison ne s'était pas démentie un instant, encore qu'il exerçât le métier pénible de maçon.

Les détails dans lesquels nous sommes entrés dans le cours de cette importante observation, nous dispensent d'ajouter quelques réflexions. Nous dirons seulement que ces deux opérations, et celle pratiquée également par nous sur la carotide primitive (4ᵉ volume des Leçons Orales, p. 5) montrent suffisamment les immenses ressources que l'on possède aujourd'hui contre des anévrismes regardés jusqu'à ces derniers tems comme incurables.

IIᵉ Ligatures. — *De la ligature des artères entre les tumeurs anévrismales et les vaisseaux capillaires.*

La ligature des artères, comme nous venons de le voir, peut être placée entre la tumeur anévrismale et le cœur, c'est même la mé-

thode la plus généralement adoptée ; mais il
est des circonstances dans lesquelles elle ne
saurait être mise en usage, parce que les anévrismes sont trop rapprochés du centre circu-
culaire. Le mal alors continue-t-il à faire des
progrès malgré le traitement débilitant et les
applications réfrigérentes, le chirurgien n'a
plus d'autres ressources que l'application d'une
ligature entre la tumeur et les capillaires. L'i-
dée de ce procédé appartient à Brasdor ; mais
Deschamps l'exécuta le premier sur le vivant.
Il lia l'artère fémorale au-dessous de la tumeur
pour un anévrisme inguinal. La maladie augmenta rapidement d'étendue, et pour prévenir
sa rupture imminente, et par suite la mort
certaine du malade, Deschamps fut obligé
d'ouvrir le sac anévrismal, et de lier l'artère
au-dessus. Le malade succomba au bout de
huit heures, après avoir perdu beaucoup de
sang. La première opération fut d'ailleurs très
mal faite, puisque l'on comprit dans la ligature quelques fibres musculaires et que l'artère
fémorale profonde fut traversée par elle. Cette
tentative, et celle d'Asthley Cooper également
ment malheureuse, avaient discrédité ce procédé, lorsque d'autres essais pratiqués avec

des succès variés ont de nouveau appelé l'attention sur lui.

Il paraît hors de doute que les résultats défavorables obtenus dans ces deux cas dépendent de ce que quelque branche importante se détachait du tronc artériel malade, entre la ligature et le sac anévrismal. Aussi est-on généralement d'avis aujourd'hui que les probabilités de la guérison sont aussi nombreuses que possibles, lorsqu'aucune branche susceptible d'entretenir la circulation dans le sac n'existe entre celui-ci et la tumeur. Cette heureuse terminaison peut encore avoir lieu, bien que de très faibles branches naissent des environs de l'anévrisme, par l'extension jusqu'à elle du coagulum qui remplit successivement ce dernier et le tronc lui-même. La présence de ramifications considérables, capables de s'opposer à la solidification du sang dans la tumeur, rend évidemment l'opération inutile. Il y a plus, elle peut devenir complétement nuisible et accélérer la marche fatale de la maladie, au lieu d'entraver ses progrès. On conçoit effectivement qui si le liquide lancé par le cœur trouve au-delà de l'anévrisme une issue étroite, bien que suffisant pour l'admettre en certaine proportion, il exercera, pour dilater cette issue, un effort continuel, dont la tumeur aura sa part, et dont le résultat sera la dilatation incessamment accélérée des parois du sac.

La méthode opératoire qui nous occupe ne convient point aux anévrismes traumatiques récens et diffus, ainsi qu'aux anévrismes variqueux, tandis qu'elle doit être appliquée aux anévrismes spontanés ou aux anévrismes traumatiques circonscrits, à kystes solides. La présence de l'artère épigastrique en dessus et en dessous de la tumeur est un obstacle à ce que cette méthode soit appliquée à la cuisse. Il faut donc la lier elle-même pour assurer la réussite de l'opération.

Si nous résumons maintenant les faits favorables à cette méthode, nous trouverons que sur cinq observations de ligature, aucune branche artérielle ne prenant naissance entre le point lié et le sac anévrismal, trois ont été suivies d'une guérison complète; que dans le cas opposé, la plus grande partie des anévrismes, et notamment ceux de la fosse iliaque et de l'aîne, n'ont point été arrêtés dans leur développement. Dans quelques autres, et plus particulièrement à la région inférieure du cou,

39.

la marche de la maladie a été non-seulement ralentie, mais modifiée pendant huit mois, et même deux ans.

Citons maintenant un fait qui, pour n'avoir pas été suivi de succès, n'en mérite pas moins toute l'attention des hommes de l'art, puisque la mort ne saurait être attribuée à la méthode, mais vraisemblablement aux craintes fondées, qui firent recourir à un traitement antiphlogistique des plus énergiques (six saignées en huit jours.) Cette observation restera d'ailleurs dans le souvenir de ceux qui ont assisté à l'opération, comme un rare exemple de la patience, du sang froid et de l'habileté de l'illustre chirurgien qui l'a pratiquée.

IIIe OBSERVATION. — *Anévrisme de l'Artère sous-clavière. Ligature de l'Axillaire. Mort. Autopsie.* — Le nommé Charlemagne Paris, âgé de quarante ans, journalier, habitant la campagne, d'une constitution assez forte, ayant long-temps joui d'une bonne santé, ressentit, il y a cinq mois, après de violens efforts, une douleur au-dessus de l'épaule droite ; il cessa de travailler, et le troisième jour, une tumeur pulsative, de la grosseur du pouce, s'était formée au-dessus de la clavicule. Pendant deux mois, le chirurgien qui en avait reconnu la nature, la couvrit de glace pilée; le malade fut saigné trois fois, et tenu à une diète sévère : la tumeur était réduite au volume d'un haricot, lorsqu'il reprit ses travaux; elle ne fit aucun progrès pendant trois semaines, mais ensuite elle s'accrut rapidement, et rendit les mouvements du bras de plus en plus difficiles. Pâris garda le repos, et ne suivit aucun traitement jusqu'à son entrée à l'Hôtel-Dieu, qui eut lieu le 28 mai 1829.

Voici l'état dans lequel il se trouvait : une tumeur large, saillante, sans changement de couleur à la peau, occupait la partie inférieure du cou, ayant pour base la clavicule, qu'elle recouvrait un peu en avant, sans paraître la dépasser en bas et en arrière; elle remontait jusqu'au tiers moyen du cou. La tumeur commençait à peu près à un demi-pouce de l'articulation sterno-claviculaire droite et de la trachée artère, et s'étendait jusqu'au bord interne du muscle trapèze, remplissant ainsi tout l'espace sus-claviculaire; son diamètre vertical était de deux pouces cinq lignes, le transversal de trois pouces cinq lignes; elle soulevait le muscle sterno-mastoïdien. On sentait distinctement une espèce de membrane dure et épaisse qui formait une résistance à la poche. La circonférence était irrégulière ; elle s'étendait plus loin en haut et en dedans qu'en bas et en dehors, et se rapprochait beaucoup du cartilage cricoïde ; du reste, ses limites étaient appréciables par le toucher. Sur toutes les parties de la tumeur, les doigts pouvaient sentir des pulsations fortes, superficielles, isochrones au pouls ; l'auscultation ne faisait entendre que des battemens simples. On voyait aisément des mouvemens d'élévation et d'abaissement sur la totalité de l'anévrisme. Une pression modérée ne produisait pas de douleur, mais diminuait le volume de la tumeur, qui offrait assez de résistance aux doigts. En examinant attentivement les parties circonvoisines, voici ce qu'on trouvait. Si l'on cherchait la carotide en dedans de la tumeur, et à peu près là où cette artère se divise, on la trouvait aisément ; mais ensuite, si on voulait la suivre en descendant vers son origine, la position et les battemens de la tumeur y mettaient beaucoup d'obstacle ; en déprimant fortement le tégument du cou dans le trajet de l'artère, avec les doigts d'une main, et en éloignant un peu la tumeur en dehors, on parvenait à sentir fort

distinctement l'artère carotide, parce que
ce vaisseau présentait un frémissement bien
marqué, et offrait un contraste très grand avec
les pulsations de la poche anévrismale. En portant l'examen vers le haut du sternum, les
doigts sentaient, et l'œil percevait facilement
des pulsations, fournies par un gros tronc artériel, situé en partie au-devant et à droite de
la trachée artère. Le stéthoscope appuyé sur
cette artère, et même un peu sur la carotide,
faisait entendre fort distinctement un léger
bruit de soufflet. Il est très probable que cette
artère était le tronc brachio-céphalique.

Les pulsations de l'artère axillaire et des
branches du côté droit, ne présentaient aucune
différence avec celles du côté opposé. Le bras
droit était œdémateux, sur-tout à la main, engourdi, sans changement de température; la
main droite était à demi-fléchie, et ses mouvemens étaient presque impossibles. L'auscultation et la percussion annonçaient le bon état
des poumons. Les battemens du cœur étaient
simples, mais forts et sonores; du reste, le malade assura qu'il n'avait jamais éprouvé de pal-
pitations, ni d'autres signes caractéristiques
d'une lésion grave de cet organe. Les fonctions

digestives et cérébrales n'étaient nullement affectées. Pendant les quinze premiers jours, deux saignées, de trois palettes chacune, furent pratiquées; elles parurent affaiblir beaucoup le malade. Il prit très peu d'alimens : des lotions saturnines et de la glace pilée furent appliquées constamment sur la tumeur; on prescrivit aussi des tisanes. Malgré ce traitement, la tumeur augmenta sensiblement, depuis l'arrivée de Pâris à l'hôpital, et M. Dupuytren vit la nécessité d'avoir recours promptement à une opération chirurgicale, pour prévenir l'issue funeste de cette maladie. Abandonnée à elle-même la tumeur en effet ne pouvait manquer de se rompre, et la mort était inévitable.

La méthode de Valsalva ne devait pas faire espérer un meilleur succès. M. Dupuytren assure d'ailleurs avoir vu souvent ce traitement augmenter le mal au lieu de le diminuer. Restait la ligature de l'artere; mais où l'appliquer? entre la tumeur et le cœur? Il était très difficile, pour ne pas dire impossible de déterminer d'une manière précise le point de l'artère sous-clavière d'où naissait la tumeur. Le tronc brachio-céphalique était peut-être lui-même affecté : les forts battemens que l'on ressentait derrière l'articulation sterno-claviculaire pouvaient le faire craindre. Quand bien même on eût acquis la certitude de l'état sain de ce tronc, peut-être n'aurait-il pas été très prudent d'en faire la ligature. Cette opération hardie pratiquée par M. Mott à New York et par M. Græfe à Berlin, n'a pas eu des suites assez heureuses pour inspirer beaucoup de confiance dans un nouvel essai.

L'impossiblité de lier l'artère entre le cœur et la tumeur anévrismale, celui plus grand encore d'employer l'ancienne méthode, l'inutilité bien probable du traitement de Valsalva, réduisaient donc l'art à la seule ressource de la ligature de l'artère axillaire, entre les capillaires et la tumeur.

Après avoir mûrement examiné cette méthode, discuté ses chances de succès et de revers; après avoir compté les artères qu'on laisserait entre la tumeur et le cœur, celles qui seraient entre celle-là et la ligature placée au-dessous de la clavicule; après avoir enfin de nouveau disséqué cette région, et minutieusement détaillé les rapports importans de l'artère axillaire M. Dupuytren pratiqua cette grave opération le 12 juin 1829, en présence d'un auditoire nombreux composé d'étudians en médecine et de beaucoup de docteurs de la capitale, que la nouveauté et l'importance du cas avaient attirés à l'Hôtel-Dieu.

Le malade, étant couché en supination sur son lit, le bras droit écarté du tronc, M. Dupuytren fit une incision qui commençait près de l'extrémité interne de la clavicule, à deux travers de doigt au-dessous d'elle, et la prolongea en dehors, presque parallèlement à cet os; elle avait à peu près trois pouces d'étendue. L'opérateur divisa successivement les fibres du muscle grand pectoral, des branches veineuses et artérielles, et ensuite coupa le tiers supérieur du muscle petit pectoral; arrivé sur l'artère, on trouva que la poche anévrismale dépassait un peu la clavicule, comme M. Sanson l'avait soupçonné avant l'opération; enfin, l'artère axillaire fut isolée de sa veine et des nerfs du plexus brachial. Une ligature composée de trois fils, fut passée au-dessous d'elle, à l'aide d'une aiguille courbe dont la pointe était presque ronde; lorsqu'on serra la ligature, on ne causa aucune douleur au malade. Pendant cette opération, dont la durée fut environ de trente-cinq minutes, trois ou quatre branches artérielles furent coupées une dixaine de fois, ce qui nécessita autant de ligatures : le malade la supporta avec le plus grand courage et la plus parfaite tranquillité. Immédiatement après que la ligature fut serrée, les pulsations de la tumeur augmentèrent beaucoup d'intensité , et les vingt premières à peu près furent très irrégulières, comme l'assure M. Sanson, qui avait la main appliquée sur la tumeur; mais ensuite elles reprirent leur force naturelle. La plaie fut pansée simplement. On continua l'application de la vessie de glace pilée, et des compresses imbibées d'une solution d'acétate de plomb. On prescrivit un demi-grain d'un sel dissous dans l'eau distillée, pour prendre toutes les deux heures, et, pour la nuit, une potion calmante, contenant un gain d'extrait d'opium. Dix heures après l'opération, le pouls était fort, et avait, comme la veille, quatre-vingt-sept pulsations par minute. Une saignée d'une palette est pratiquée.

Le 13 juin, le malade est faible, se plaint d'insomnie, de malaise ; les battemens de la tumeur n'ont point sensiblement diminué, mais la tension paraît moindre; le pouls a soixante-seize pulsations; le bras conserve sa chaleur naturelle, on n'y trouve pas de circulation sensible. Le soir, le pouls est à quatre-vingt-seize pulsations; les nausées, l'insomnie ont disparu; le membre est dans le même état; des picotemens se font sentir aux extrémités des doigts ; la tumeur est sensiblement diminuée; les pulsations existent toujours partout, mais sont moins fortes. Le 15 juin, aucun changement dans l'état du malade (continuation des médicamens) ; on lui donne un peu de bouillon. Le 16 juin, sommeil , quatre vingts pulsations par minute; la tumeur et les battemens sont évidemment diminués; la respiration est libre, le malade a une très grande soif, il n'a pas eu de selle depuis l'opération ; du reste, son état est assez satisfaisant. Le 17 juin, le matin, la tumeur et le bras sont dans le même état; on panse la plaie pour la première fois; l'appareil contenait un peu de sang rouge et quelques caillots; on tira de nouveau deux palettes de sang (continuation de l'acétate de plomb); le soir, à deux heures , l'appareil est traversé par du sang rouge et vermeil, se coagulant facilement; le pouls est accéléré; la face est pâle et inquiète ; le malade se sent faible (une nouvelle saignée de trois palettes est faite à six heures et demie ; des réfrigérans et la vessie de glace sont appliqués sur la plaie elle-même). A dix heures, un suintement de sang a lieu par la plaie; deux palettes de sang sont encore tirées de la veine, à onze heures et demie. Le 18 juin, à quatre heures du matin, un nouveau mais léger suintement est bientôt arrêté par la compression : pâleur générale, teinte ictérique, faiblesse très grande; on évalue à six onces la quantité de sang perdu par les trois hémorrhagies; la respiration est gênée, toux sèche et fréquente, soif, nausées ; les battemens ne diminuent pas de force; pas de selle ; on suspend l'acétate de plomb ; on panse la plaie et on la couvre de glace; le soir il n'y a aucun symptôme fâcheux; le bras a sa chaleur naturelle.

Le 19 juin , la pâleur est considérable, le pouls est fréquent, la faiblesse très grande, les battemens sont moins forts dans la partie externe de la tumeur. Nouvelle saignée d'une palette. Le soir la toux est moins fréquente : le malade sommeille; il se trouve bien , et prend quelques cuillerées de bouillon toutes les heures. Le 20, la faiblesse augmente, l'assoupissement est presque continuel, le pouls est plus fréquent. Dans la soirée, le malade se sent excessivement faible et a un peu de délire; la toux est rare et la soif très vive. Au commencement de la nuit les extrémités sont froides; le malade est agité; insomnie; délire faible de tems en tems. A une heure, Pâris sent sa fin approcher; à deux heures et demie du matin, il expire.

Autopsie.—Trente six heures après la mort. L'amaigrissement est assez grand. Le bras droit est livide, œdémateux; l'épiderme est détaché dans plusieurs points; les bouts des doigts sont noirs. La cavité des plèvres contient un peu de liquide sanguinolent ; la partie antérieure des poumons est saine; la postérieure, rouge par plaques, est hépatisée dans le poumon droit, et recouverte aussi par quelques pseudo-membranes récentes.

Le cœur, extrêmement volumineux, est flasque; ses ventricules sont très dilatés; ses parois molles et amincies ne contenaient pas de caillots ; son extérieur offre une plaque blanche, que l'on attribue à une ancienne péricardite.

L'aorte est très dilatée à son origine ; cette dilatation se prolonge, mais en diminuant, jusqu'au diaphragme, où le vaisseau a son diamètre ordinaire. Sa surface interne, rouge et bourgeonnée, offre des plaques cartilagineuses, d'un rouge très foncé; on voit aussi çà et là des plaques osseuses ; on trouve de plus quelques érosions de la membrane interne. Le tronc brachio-céphalique présente de pareilles lésions; il est également très dilaté dans tous les points de sa circonférence ; c'était lui qui passait au-devant de la trachée artère, où il fournissait la carotide qui était saine. La sous-clavière, dilatée immédiatement à son origine, forme la poche anévrysmale. La tumeur occupe l'espace sus-claviculaire; elle a en grande partie détruit la première côte, et, comme nous l'avons déjà dit, dépasse la clavicule en bas ; en dehors, elle couvre les nerfs du plexus brachial ; en dedans, elle est recouverte par la portion claviculaire du muscle sterno-mastoïdien, l'omoplat hyoïdien et le scalène antérieur, qui adhèrent intimement aux parois antérieurs du sac. Mais ce dernier muscle offre un véritable obstacle au développement de la tumeur vers le cœur; aussi le doigt passé dans la poche anévrismale, et ensuite sous le scalène antérieur, trouve un rétrécissement marqué dans la sous-clavière. Les parois de la poche sont assez épaisses et résistantes en dedans, en avant et en dehors, mais dans quelques points, en bas, la plèvre seule forme ses parois.

La cavité de l'anévrisme contient seulement un caillot de sang récent et nullement adhérent aux parois; elle est tapissée en avant par des couches de fibrine. On ne peut aucunement distinguer les membranes de l'artère formant la dilatation. Les branches vertébrale, mammaire interne, thyroïdienne inférieure, sont toutes complétement oblitérées, chose importante à remarquer. L'artère axillaire est saine à l'endroit où la ligature est appliquée; elle contient un caillot peu considérable au-dessus de ce même point. A l'endroit de la ligature, on aperçoit une ouverture à l'artère, probablement faite pendant la dissection. D'ailleurs plusieurs élèves avaient tiré le fil avant que l'on commençât l'autopsie; et ces tractions étaient certainement suffisantes pour déchirer l'artère. La ligature n'a pas divisé entièrement la membrane interne. Le reste du système artériel est sain. L'appareil digestif et urinaire ne présente pas de lésion; le cerveau, le cervelet et ses dépendances ne sont pas examinés.

Étudions maintenant la cause de la mort de Pâris avec toute l'attention et l'impartialité que le sujet exige. Nous avons vu que les battemens, immédiatement après la ligature, furent extrèmement forts; cependant la rupture du sac n'eut pas lieu, quoique ses parois fussent très amincies dans quelques endroits, et deux jours après l'opération les pulsations diminuèrent sensiblement. Ainsi donc la tumeur ne présenta aucun symptôme allarmant. Le malade se trouva dans une bonne position jusqu'au cinquième jour; alors une hémorrhagie, quoique peu considérable, vint l'épouvanter, et causer une vive inquiétude au chirurgien. On ne connaissait pas la cause de cet accident; on crut que la perte de sang provenait du sac ou de l'axillaire; mais il y avait peut-être plus de raison de croire qu'elle était produite par des vaisseaux d'un petit calibre : du reste, l'autopsie n'a pas décidé positivement cette question.

Pâris, affaibli par les saignées et par la diète, le fut encore plus après l'écoulement du sang par la plaie : cependant, comme on craignait le renouvellement de l'hémorrhagie, la vessie de glace, des compresses, furent appliquées sur la plaie, et on tira cinq palettes de sang dans trois saignées pratiquées le même jour. Or, il est très probable que ces saignées étaient contraires à la guérison de la tumeur anévrismale ; car la plasticité du sang est une chose nécessaire pour que sa coagulation puisse avoir lieu, et plus on saigne le malade, plus on diminue cette qualité du sang, et plus par conséquent la chance de guérison est moindre. Cette même circonstance doit rendre les hémorrhagies plus faciles. Le plus grand inconvénient de ces saignées abondantes, était de réduire tellement les forces du malade, qu'il ne pouvait que difficilement résister à un écoulement de sang, même peu considérable. L'augmentation de la fréquence du pouls vers le septième jour, engagea à pratiquer une nouvelle saignée d'une palette seulement.

M. Dupuytren examina avec soin la question de savoir si les saignées réitérées à peu de distance l'une de l'autre, avaient conduit le malade à un tel degré d'anémie et de faiblesse, que le moindre accident ait suffi pour l'entraîner au tombeau. Ce grand chirurgien pencha pour cette opinion, tout en reconnaissant que les saignées lui avaient paru commandées par la gravité de la position.

On pouvait craindre que l'existence de beaucoup de branches volumineuses fournies par l'artère sous-clavière au-devant de la tumeur, ou par cette tumeur elle-même, ne nuisît à l'opération. L'autopsie montra que toutes ces branches avaient été oblitérées, ainsi que cela arrive fréquemment, lorsque l'anévrisme a atteint un certain volume, et qu'il est placé favorablement pour que la compression puisse agir sur les artères, ce qui avait lieu dans le cas dont nous parlons. En général, comme on ne peut s'assurer si les branches fournies par une artère à l'endroit où elle est anévrismatique, ne sont pas oblitérées, leur existence ne doit pas contreindiquer la ligature entre la tumeur et les capillaires.

Si en rapportant les détails de cette curieuse observation, nous avons, à l'imitation de M. Dupuytren, signalé les inconvéniens des saignées répétées, nous devons dire aussi que les altérations profondes de l'aorte et celles du poumon droit durent avoir une grande influence sur la mort de Pâris.

Quoi qu'il en soit, on doit déplorer la perte de ce malade. Un premier succès obtenu en France par cette méthode, aurait pu engager à multiplier les essais dans des cas regardés comme inopérables par d'autres procédés, et peut-être eût-on sauvé des malheureux qu'on laisse sans ressource. Ce résultat ne doit point cependant éloigner les chirurgiens de renouveler l'emploi de la méthode de Brasdor. Si l'on avait toujours jugé de la valeur d'une méthode ou d'un procédé par le premier essai qui en a été fait, on se serait privé de beaucoup de ressources en chirurgie. Lorsque Asthley Cooper lia pour la première fois la carotide primitive pour un anévrisme de cette artère, il échoua dans cette opération; le malade mourut. Ce revers n'empêcha pas M. Cline de la tenter de nouveau, ainsi qu'Asthley Cooper et d'autres chirurgiens. Ils réussirent. Depuis lors, ils furent imités par beaucoup d'autres, et actuellement on ne compte plus les succès obtenus par la ligature de l'artère carotide primitive.

M. Dupuytren perdit le premier malade at-

teint d'anus contre nature qu'il tenta d'opérer
par la méthode à l'aide de laquelle il a obtenu
depuis de si beaux résultats. Bien pénétré de
cette vérité, le célèbre chirurgien en chef
de l'Hôtel-Dieu prononça publiquement à sa
clinique, que cet insuccès ne l'empêcherait
pas de tenter de nouveau la ligature de l'artère
axillaire.

Nous avons vu dans les détails que nous
avons donnés sur l'autopsie de notre malade,
que le tronc brachio-céphalique, quoique très
volumineux, était sain : la ligature en aurait
donc pu être faite ; mais déjà nous avons remarqué que les deux opérations de ce genre
faites par Mott en Amérique, et par Græfe en
Prusse, n'ont pas été heureuses. Une troisième
pratiquée dernièrement à Paris, ne l'a pas été
non plus ; le malade est mort d'hémorrhagie.
Ces revers ne sont point encourageans. Cependant, pour être conséquent avec nous-même
et raisonner toujours d'après les mêmes principes que nous avons exposés en traitant de la
méthode de Brasdor, bien loin de blâmer,
nous devons même louer ceux qui, dans des
cas désespérés, auraient encore recours à cette
opération hardie. Mais il est juste de dire que

la ligature du tronc brachio-céphalique attend
encore de nouvelles expériences pour être
jugée.

ARTICLE XIV.

DES ANÉVRISMES QUI COMPLIQUENT LES FRACTURES
ET LES PLAIES D'ARMES A FEU, ET DE LEUR TRAI-
TEMENT PAR LA MÉTHODE D'ANEL.

Parmi les causes qui donnent lieu au développement des anévrismes, il en est deux qui
ont à peine été remarquées par les observateurs les plus habiles : je veux parler des fractures et des coups de feu.

On conçoit comment les esquilles d'un os
brisé, comment une balle ou un autre projectile, lancé par la poudre à canon, peuvent
donner lieu à un anévrisme, en altérant lentement, ou bien en détruisant tout-à-coup les
parois d'une artère. Il semble même, en réflé-
chissant sur la multitude et sur l'infinie variété
des fractures et des coups de feu, que ces
sortes d'anévrismes devraient être fréquens.
Cependant les auteurs n'en contiennent presque

aucun exemple, soit que ces cas ne soient pas, en effet très communs, ou, ce qui est plus vraisemblable que, sur ce point comme sur beaucoup d'autres, l'attention ait besoin d'être éveillée pour apercevoir même les choses les plus ordinaires.

J. L. Petit, dans son traité des maladies des os, en rapporte un exemple. Depuis ce chirurgien, tous ceux qui ont écrit sur les maladies des os n'ont pas manqué, sur la foi de cet écrivain, de mettre l'anévrisme au nombre des accidens qui peuvent compliquer les fractures ; mais aucun n'en a cité d'exemple ; l'ouvrage de M. Boyer ne renferme que le fait que je lui ai communiqué il y a quinze ans.

Ces exemples pourtant sont loin d'être rares. Depuis 1806, j'en ai observé un assez grand nombre. Peut-être aussi les praticiens et les auteurs n'ont-ils pas donné plus d'attention à cette grave complication des fractures et des plaies d'armes à feu, parce qu'ils l'ont jugée au-dessus des ressources ordinaires de l'art de guérir.

Tous en effet s'accordent à donner le conseil d'amputer les membres qui la présentent. Et cependant sur trois opérations de ce genre qui furent pratiquées en ma présence par mon prédécesseur une seule réussit. Un pareil résultat qui s'était reproduit dans d'autres endroits n'était pas encourageant; aussi cherchâmes-nous à traiter ces anévrismes d'une manière différente de celle qu'on avait suivie jusqu'alors. Les observations suivantes feront suffisamment connaître mon opinion et le procédé que j'ai cru devoir adopter.

Iʳᵉ OBSERVATION. — Marthe-Marie Barbe, âgée de soixante-deux ans, d'une constitution sèche, mais d'une assez bonne santé, fit, en courant dans la rue, le 2 janvier 1809, un faux pas suivi de chute; elle éprouva aussitôt une violente douleur, accompagnée de craquements au bas de la jambe gauche.

La malade ne put se relever et fut portée avec peine à son domicile, où elle passa la nuit. Le lendemain, les douleurs et l'impossibilité de marcher subsistant, elle se fit transporter de grand matin à l'Hôtel-Dieu, où je reconnus sans peine qu'elle avait une fracture des deux os de la jambe, à l'union du tiers moyen avec le tiers inférieur de leur longueur.

Cette fracture était oblique et accompagnée du déplacement des fragmens en avant et en arrière, de déformation du membre, de tuméfaction et de tension très forte aux parties molles. Jusque-là je n'avais rien observé qui ne se trouvât dans ces espèces de fractures, lorsqu'en voulant saisir les deux extrémités du membre, je sentis à la partie postérieure, dans l'épaisseur du mollet, de très forts et de très larges mouvemens de dilatation et de resserrement. Ces mouvemens étaient sensibles à la vue ainsi qu'au toucher, et ils étaient parfaitement isochrônes à ceux du pouls. La compression exercée sur l'artère de la cuisse les faisait cesser. Ils reparaissaient dès que cette compression était levée.

Il existait, sans aucun doute, un anévrysme causé au moment de la chute ou pendant les deux transports de la malade, par quelqu'un des fragmens obliques de la fracture ; et, à en juger par le siége de la tumeur, elle devait avoir été déterminée par le fragment inférieur du tibia, qu'on sentait en arrière dans l'épaisseur des chairs, elle devait résulter de la déchirure de quelqu'une des artères de la partie postérieure de la jambe, de l'artère tibiale postérieure, suivant toutes les apparences.

Le cas était des plus graves, soit que l'on

considérât l'âge avancé de la malade, la nature ou la complication de ses maux. Elle fut pansée convénablement. Le parti à prendre fut renvoyé à la visite du soir.

En attendant, je dus réfléchir mûrement sur la conduite à tenir.

L'amputation de la cuisse présentait, il est vrai, un moyen simple et expéditif de sortir d'embarras ; mais, outre la privation douloureuse qu'elle devait imposer à la malade dans le cas où elle guérirait, on ne devait ni oublier ses dangers, ni perdre de vue que plusieurs malades, affectés d'une maladie en tout semblable à celle-là, avaient succombé, quelque tems auparavant, aux suites de cette opération.

La ligature de l'artère du membre, faite à grande distance du mal, me parut préférable à l'amputation : cette ligature devait mettre un terme à l'épanchement du sang, faire cesser les battemens dans la tumeur, et permettre au bout de l'artère déchirée de se cicatriser. Elle devait sur-tout dispenser de mettre en contact avec l'air, et d'exposer à une inflammation et à une suppuration dangereuses, des artères et des parties molles déchirées, du sang épanché, etc. Tel était le parti que conseillait le raisonnement; mais ce parti, pour être approuvé, avait besoin d'être sanctionné par l'expérience.

L'opération fut faite à la partie moyenne de la cuisse. Une première incision mit l'artère en évidence ; une seconde fendit la gaîne aponévrotique qui les recouvre, et la mit à nu au fond de la plaie; un stylet aiguillé passé sous elle servit à la dégager des nerfs et des veines qui l'accompagnent, et à conduire un fil triplé destiné à en faire la ligature. Ce fil fut serré et dès lors les battemens cessèrent dans la tumeur. — Un pansement simple fut appliqué sur la plaie; celui de la fracture fut continué.

Le moment qui allait décider du sort de notre malade était arrivé; voici ce qui fut observé : la chaleur et la sensibilité ne furent pas un instant altérées dans le membre; la circulation se continua sans interruption, et, dès le cinquième jour, on sentait et on voyait, autour du genou, les artères collatérales dont le développement avait servi à ramener le sang dans le bout inférieur de l'artère.

Six jours étaient à peine écoulés, que le volume de la tumeur était déjà réduit d'un tiers; ce volume continua à diminuer de jour en jour, et il disparut complétement par la suite.

La ligature tomba sans hémorrhagie au bout de quinze jours, et la plaie fut cicatrisée en moins de six semaines.

Quelques taches scorbutiques qui survinrent à la jambe firent craindre un instant la gangrène; elles cédèrent à un traitement approprié; mais une escarre véritable se forma au talon, par l'effet de la pression causée sur cette partie par le poids du membre : cette escarre tomba, et la plaie qu'elle avait produite se cicatrisa facilement.

Tandis que les choses se passaient ainsi du côté des parties molles, la nature travaillait à la consolidation des os. Celle-ci fut lente, soit à cause de l'obliquité de la fracture, soit à cause que ses fragmens étaient baignés par le sang, soit enfin parce que la ligature avait affaibli, dans ces parties, les forces de la nutrition. En effet, le cal était à peine commencé à la fin du premier mois; il n'offrait encore que peu de consistance à la fin du second mois, et il ne parut parfaitement solide qu'au bout de quatre mois.

A cette époque, la malade s'essaya à marcher; bientôt elle put sortir de l'hôpital, parfaitement guérie de sa fracture et de l'anévrisme, et pendant plus de quinze ans nous l'avons vu jouir d'une santé parfaite.

Nous pourrions ajouter à l'appui de ce fait celui que vous avez eu récemment sous les yeux. L'homme qui fait le sujet de cette observation avait eu une fracture comminutive avec issue des fragmens. Plusieurs hémorrhagies eurent lieu par la plaie, sans qu'il fût possible de découvrir le lieu d'où venait le sang. Je pratiquai la ligature de la fémorale d'après le procédé indiqué ; les hémorrhagies cessèrent, et l'individu guérit.

Je vais maintenant montrer, continue M. Dupuytren, que les plaies d'armes à feu, compliquées d'anévrisme, n'exigent pas plus l'amputation que les fractures compliquées de cette maladie, et qu'elles peuvent être guéries, ainsi qu'elle, par la ligature de l'artère principale du membre. Justifions cette opinion par des faits.

IIe Observation. — M. de Gombaut, chef d'escadron et aide-de-camp d'un de nos lieutenans-généraux les plus distingués, reçut, le 10 février 1818, un coup de pistolet d'arçon dont la balle lui traversa la partie supérieure de la jambe droite d'avant en arrière et de dehors en dedans, en passant entre le tibia et le péroné, qu'elle entama légèrement.

Une hémorrhagie des plus violentes survint à l'instant de la blessure; un jeune chirurgien présent à l'action accourut, et vit le sang sortir à gros bouillons par l'ouverture d'entrée et par celle de sortie de la balle. Le cas était des plus embarassans et des plus graves; un appareil compressif appliqué aux deux plaies suspendit l'écoulement du sang, et permit de transporter le malade à son domicile.

La jambe se tuméfia, et devint le siége de douleurs vives, auxquelles succéda un engourdissement inquiétant; néanmoins la vie se soutint dans ce membre; aucune hémorrhagie ne se fit d'abord; mais pendant ce tems un anévrisme se developpait, et devenait de jour en jour plus volumineux et plus reconnaissable.

Malgré le bandage compressif et l'emploi du tourniquet de Petit, une première hémorrhagie eut lieu vers le treizième jour de la blessure; elle se renouvela plusieurs fois en quelques jours, et affaiblit prodigieusement le malade. Ce fut alors que je fus appelé par MM. Aumont et Després, médecins du malade.

Le pied et la jambe étaient violets, tuméfiés, froids et engourdis. A la partie supérieure de la jambe existait un gonflement accompagné de tension, et d'un mouvement d'expansion et de resserrement isochrones aux mouvemens alternatifs du cœur. Sur cette tumeur existaient deux ouvertures étroites, arrondies, aux bords inégaux, et situées, l'une à la partie antérieure de la jambe du côté du péroné, l'autre en arrière et sur le bord interne du mollet; la première était l'ouverture d'entrée, et la seconde l'ouverture de sortie de la balle. Chacune d'elles était alors, et depuis quelques heures seulement, fermée par un caillot de sang que chaque pulsation soulevait et semblait vouloir détacher.

Il ne pouvait rester de doutes, après cet examen, sur la destruction d'un ou plusieurs des gros troncs artériels situés au jarret. Le cas était urgent : après avoir pesé les avantages et les inconvéniens de la ligature immédiate des extrémités des vaisseaux divisés, qu'il fallait commencer par trouver, et de l'amputation qui ne fait pas périr moins d'un quart des personnes; encouragé d'ailleurs par le succès que j'avais obtenu chez Marie Barbe, je proposai la ligature de l'artère fémorale, qui fut aussitôt acceptée.

Je fis à la partie moyenne de la cuisse, sur le bord interne du muscle couturier, une incision de trois pouces d'étendue; l'artère fut mise à nu et liée, les battemens disparurent immédiatement dans la tumeur. Les bords de la plaie furent rapprochés et maintenus en contact, à l'aide de bandelettes agglutinatives. Le membre demi fléchi et couché sur son côté externe, fut placé sur un oreiller; les ouvertures d'entrée et de sortie de la balle furent couvertes de charpie; la tumeur anévrismale fut enveloppée d'épaisses compresses trempées dans l'eau fortement blanchie par addition d'acétate de plomb liquide; le reste de la jambe et du pied furent entourés de corps chauds.

La chaleur, la sensibilité et le mouvement ne furent pas un instant suspendus ou altérés. L'intervention de l'art dut se borner, dans les premiers tems, à quelques médicamens antispasmodiques pour calmer l'état nerveux du malade; à la diète, pour prévenir les accidens inflammatoires; à la position et au repos pour empêcher les tiraillemens et les déchirures des parties; à l'application souvent renouvelée de résolutifs de nature sédative autour de la tumeur anévrismale; à celle de corps chauds autour du pied et de la jambe, pour y entretenir la circulation et la vie; plus tard, il dut prêter le secours de pansemens méthodiques, répétés soir et matin, pour débarrasser le membre du pus que fournissaient les plaies, et du sang dont elles se dégorgeaient.

Par ces soins, le malade fut conduit jusqu'au vingtième jour, époque à laquelle la ligature de l'artère fémorale tomba. Au bout de six semaines toutes les plaies furent complétement cicatrisées; le membre était alors un peu engourdi, légèrement violet et tuméfié à la hauteur du mollet. Mais peu à peu ces derniers restes de la maladie se dissipèrent, et trois mois après son accident M. de Gombaut marchait comme avant d'avoir été blessé.

La ligature, en suspendant le cours du sang dans un vaisseau divisé, et dont la solution de continuité avait causé une hémorrhagie interne et externe tout à la fois, a donné à l'inflammation le tems et les moyens de cicatriser les plaies faites aux vaisseaux, et de rendre leurs extrémités imperméables au sang que les anastomoses ont pu ramener dans leur voisinage. Si l'on juge par analogie, cette oblitération doit même être plus facile et plus assurée à la suite des plaies d'armes à feu qu'à la suite de toute autre plaie. On sait qu'un de leurs effets les plus remarquables est de froncer les orifices des vaisseaux, de concréter le sang contenu dans leurs extrémités, et de les rendre imperméables à ce fluide.

Depuis l'observation de M. de Gombaut, d'autres faits sont venus confirmer les idées qui m'avaient dirigé dans le traitement de cet officier. On a prétendu, il est vrai, et particulièrement à l'étranger, que cette méthode ne convenait point dans les anévrismes faux primitifs quelle que soit la situation de l'artère, sous prétexte que le mode de guérison du bout inférieur diffère de celui du bout supérieur. Ainsi, dit-on, il n'y a pas autant de contraction du bout inférieur, cette contraction dure moins long-tems, il s'y forme moins de caillots ; et joignant l'exemple au précepte on n'a pas hésité à diviser le faisceau musculaire considérable qui recouvre la portion supérieure de la cubitale, pour la lier en cet endroit, et l'on a été également appliquer une ligature sur la péronière au travers des muscles du mollet.

Sans vouloir diminuer le mérite de pareils faits, nous nous contenterons de répondre que dans l'observation de M. de Gombaut, il était impossible, en premier lieu, de savoir si la blessure avait été faite à l'artère tibiale antérieure, à l'artère tibiale postérieure, à la péronière, à la fin de l'artère poplitée, ou à plusieurs de ces vaisseaux à la fois ; en second lieu, de déterminer la hauteur à laquelle cette lésion se trouvait. Aussi, quand bien même dans ce cas on n'aurait pas tenu compte de la profondeur à laquelle ces vaisseaux sont situés, de leurs rapports avec les os, les muscles et les nerfs, la ligature des deux bouts était impraticable. C'est ce que l'on a senti dans l'article anévrisme de la seconde édition du dictionnaire en vingt-un volumes, où l'on dit que la recherche du point même où l'artère a été blessée présente quelquefois tant de difficultés, que l'on sera encore forcé d'avoir recours, dans ces cas, à l'emploi d'une seule ligature placée à quelque distance au-dessus de la blessure.

En résumé, je crois que dans les lésions d'une artère d'un membre par suite de fracture ou

41.

de coup de feu, la ligature de l'artère principale, faite à quelque distance du foyer du
mal, entre ce foyer et le cœur, doit être sub-
stituée à la ligature des deux bouts de l'artère
qui est souvent impraticable, et à l'amputation
qu'on avait jusqu'à nous considérée comme la
seule ressource de ces sortes de blessures.

ARTICLE XV.

DE L'AMPUTATION ET DE LA RÉSECTION DE LA MACHOIRE INFÉRIEURE.

Un cancer affreux a dévoré une lèvre, il a
envahi la mâchoire, l'os est profondément altéré ou détruit, le mal fait incessamment des
progrès que les ressources de l'art ne peuvent arrêter, le malade est voué à une mort
certaine. Avant d'arriver à ce terme fatal, il
est en proie aux douleurs les plus cruelles qui
puissent affliger l'espèce humaine ; son aspect
hideux le rend un objet de dégoût et d'horreur pour lui-même et pour ses semblables ;
on le fuit ; séquestré de la société, il provoque
la mort qu'il accuse de trop de lenteur....

A l'aspect d'une aussi terrible maladie, un homme de l'art sent son cœur tressaillir; il cherche dans son génie quelque moyen puissant que la science lui refuse : une opération hardie est tentée ; tout le mal est emporté ; le plus brillant succès couronne les espérances de l'opérateur; le malheureux que la mort menace est délivré de toutes ses souffrances; en peu de tems les affreux ravages de la maladie ont disparu ; il rentre dans la société dont tous les avantages lui sont rendus, et il peut encore parcourir une longue carrière.... Quel nom donner à l'homme auquel l'humanité est redevable d'un si grand bienfait ? Or, hâtons-nous de le proclamer hautement ici, à la gloire de son auteur, à la gloire de la chirurgie française: c'est en France, c'est à Paris, par notre célèbre professeur M. Dupuytren, qu'a été conçue et exécutée pour la première fois, en 1812, cette admirable opération. Aujourd'hui elle est dans le domaine général de la science: de nombreux exemples de succès obtenus par une foule de chirurgiens de divers pays en ont confirmé toute l'efficacité. Avant d'entrer dans les développemens que ce sujet comporte, nous croyons devoir

consigner d'abord l'histoire du premier malade sur lequel l'amputation de la mâchoire
inférieure a été pratiquée, histoire inséparable
de celle de cette spécialité si intéressante de
la chirurgie.

Lésier, conducteur de cabriolets , âgé de
40 ans lorsqu'il fut opéré, avait éprouvé en
1797, c'est-à-dire 15 ans auparavant, des douleurs sourdes dans la mâchoire inférieure. La
dent laniaire gauche s'ébranla alors et tomba,
remplacée bientôt par une excroissance fongueuse , qui s'éleva rapidement du fond de
l'alvéole. Cette tumeur, attaquée à diverses reprises par le cautère actuel, repullulait toujours , plus grosse et plus douloureuse que
précédemment ; elle dégénéra enfin en carcinôme , et lorsque le sujet, après beaucoup
d'hésitation, vint, en 1812, se confier à M. Dupuytren et se décida à se laisser opérer, il se
trouvait dans l'état suivant:

La tumeur cancéreuse s'étendait depuis la
seconde grosse molaire du côté droit, jusqu'à
la branche de l'os maxillaire du côté gauche;
la base de la langue était refoulée en arrière ;
les dents entamaient le fongus, d'où s'écoulait
une sanie dégoûtante et fétide. La mâchoire

inférieure avait triplé de volume et le sarcôme
s'enfonçait profondément dans sa substance en
partie désorganisée. La tumeur d'une couleur
rougeâtre, mêlée de blanc, oblitérait et dépassait l'ouverture de la bouche, qu'elle maintenait ouverte autant que le permet l'articulation de l'os maxillaire. Elle formait trois saillies, dont l'une sortait entre les arcades dentaires, tandis que les deux autres soulevaient,
l'une la joue droite et l'autre la joue gauche.
La commissure droite, écartée avec le doigt,
pouvait seule servir à l'introduction des alimens. La respiration était difficile, le ptya-
lisme abondant, la mastication presque impossible, la parole à peine distincte. Cependant l'appétit n'avait rien perdu de sa vivacité;
les ganglions cervicaux n'étaient pas engorgés
et la bonté de la constitution du sujet n'inspirait pas de crainte relativement à la fièvre lente
qui ne le quittait presque pas.

Un purgatif ayant été administré le 28
novembre 1812, M. Dupuytren, assisté de
MM. Breschet, Lebreton et de quelques autres chirurgiens, procéda deux jours après à
l'opération. Il est bon de noter ici que le malade avait eu l'imprudence de boire dans la

matinée un litre et demi de vin pour se donner
des forces. Il fut assis et maintenu comme
pour l'opération de la cataracte. Les artères
labiales furent comprimées par un aide sur
les branches de l'os maxillaire. Le chirurgien,
placé au devant du malade , saisit avec la
main gauche la partie droite de la lèvre inférieure, tandis qu'un aide soutint le côté gauche
de l'organe afin de le tendre. Une incision divisa alors la partie moyenne de cette lèvre en
s'étendant jusque près de l'hyoïde. De là résul-
tèrent deux lambeaux que l'on disséqua , les
détachant à droite et à gauche de la tumeur
qu'on laissait intacte; les artères labiales situées
dans l'épaisseur des muscles , furent aisément
évitées, et les lambeaux , renversés en dehors
où les aides les maintinrent , permirent de dégager l'os et de couper son périoste. La mâchoire étant alors assujétie, on en fit la section
des deux côtés , à un pouce de ses angles, avec
une scie à main.

Jusques là , il s'était à peine écoulé quelques
gouttes de sang ; mais lorsqu'avec un couteau
courbé sur le plat, on divisa les muscles qui
s'attachent soit à l'apophyse géni, soit à la
ligne milo-hyoïdienne, les artères devenues

plus volumineuses par l'effet de la maladie, furent intéressées. Cependant l'hémorrhagie n'apparut pas avec autant de violence qu'on l'avait craint. Les doigts des aides, ceux mêmes du chirurgien, appliqués sur les branches des sous-mentales et des linguales, suspendirent l'effusion du sang, et le carcinôme put être enfin emporté tout entier. Le malade alors se trouva mal. On lia le tronc de la sous-mentale; des cautères chauffés à blanc, promenés au fond de la plaie, la desséchèrent. Les forces circulatoires ayant repris leur énergie et aucun suintement n'ayant lieu, de la charpie fut mise au-devant de chaque moignon de l'os et on rapprocha les lambeaux. Afin de faciliter l'écoulement du pus, une mèche fut placée dans la partie inférieure de la plaie, près de l'hyoïde; enfin on recouvrit les parties extérieures de charpie et de compresses, et l'appareil fut affermi par une mentonnière. A cet instant une hémorrhagie nouvelle se manifesta; il fallut dépanser le malade; une cautérisation plus difficile que la première fut exécutée, et après un nouveau pansement M. Lésier gagna lui-même son lit. Les parties enlevées pesaient une livre et demie. La mâ-

choire était exostosée, cariée, nécrosée et ramollie en plusieurs endroits. Le fongus qu'elle
supportait et qui s'implantait profondément
dans sa substance, était dur, fibreux, criant
sous le scalpel. Il présentait plusieurs ulcérations au-dessous desquelles son tissu ramolli
était devenu lardacé.

Les accidens qui suivirent une opération
aussi grave furent modérés. Les portions d'appareil que la suppuration avait détachées, ayant
été levées le cinquième jour, on trouva la
partie des lambeaux qu'on avait affrontée parfaitement réunie. La douleur et le gonflement
n'étaient pas considérables. Un mélange abondant de salive et de pus s'écoula par l'angle
inférieur de la division. La plaie acquit chaque
jour un aspect plus favorable; le quinzième,
les escarres se détachèrent, l'appétit du malade avait repris toute sa force, il n'existait
aucun trouble dans l'économie. Des bourgeons
celluleux et vasculaires du meilleur aspect recouvraient alors la division; la suppuration
diminua; la fistule, établie à dessein, se ferma,
et la plaie marcha rapidement vers la guérison. Le vingt-septième jour, M. Lésier con-
duisait un de ses cabriolets; le trentième, deux

petites portions d'os se détachèrent des extrémités du moignon , et quinze jours encore
après, la guérison était complète. On a vu alors,
non sans étonnement, cet homme rendu à ses
occupations ordinaires, ne présenter qu'à
peine les traces de la perte de substance qu'il
avait éprouvée, et pouvoir facilement parler,
respirer et avaler. Les tissus revenus sur eux-
mêmes, se sont durcis ; les deux moignons
rapprochés leur ont servi d'appui, et une sorte
de menton, de création nouvelle, a fait presque
entièrement disparaître la difformité. Aujour-
d'hui encore, vingt-un ans après l'opération ,
M. Lésier continue à jouir de la meilleure
santé. Son portrait, tel qu'il était avant l'opération , se trouve exposé au Muséum de l'École
de Médecine de Paris.

Après avoir rappelé les circonstances de la
maladie fâcheuse qui fournit à M. Dupuytren
l'occasion de pratiquer une opération si importante par ses résultats, nous devons dire
comment il a été conduit à l'imaginer; quelles
sont les affections qui en indiquent la nécessité;
en quoi consistent le procédé opératoire et les
variétés qu'il présente suivant la région de la
mâchoire qu'il s'agit d'amputer; quels sont les

accidens consécutifs qui peuvent se développer. Nous résumerons ensuite très succinctement les nombreuses opérations pratiquées depuis, tant en France qu'à l'étranger.

Les plaies par armes à feu, accompagnées de fractures comminutives, ont dès long-tems prouvé que des portions considérables et même la presque totalité de la mâchoire inférieure peuvent être détruites, emportées par des projectiles, sans que la mort soit le résultat de ces affreuses mutilations. M. Larrey parle d'un militaire qui l'eut détruite presque en entier par un coup de feu et qui vit encore. On a pu voir depuis 1815, à l'Hôtel des Invalides, un certain nombre de militaires portant les traces de semblables blessures, et il y en existe encore plusieurs aujourd'hui. D'autres causes, telles qu'une carie, une nécrose de cet os, en ont souvent détruit une plus ou moins grande partie, et cependant les malades se sont rétablis sans qu'il résultât même de bien grandes difformités. Hippocrate en rapporte dejà un exemple. Un des plus remarquables est celui qu'observa Guernery, à Bicêtre : la mâchoire entière s'exfolia et se reproduisit ensuite au point de permettre la mastication. V. Wy parle d'un malade qui la perdit presque en totalité, et qui néanmoins survécut long-tems. Deux cas pareils sont consignés dans le journal de Desault. Une femme observée à Bourges par Rugger, en avait perdu la moitié droite. M. Boyer rapporte dans la Bibliothèque de Planque, qu'un malade l'eut emportée par une roue de moulin, et qu'il guérit. Cependant les observations de ce genre, qui démontrent la facilité avec laquelle les pertes de substance de cet organe guérissent en général sans être suivies d'accidens bien redoutables, étaient restées sans application, lorsqu'en 1812 M. Dupuytren en induisit la possibilité d'amputer la mâchoire inférieure, opération qui est restée dans la pratique à titre de conquête chirurgicale. Nous verrons plus loin que depuis cette époque elle a été répétée un grand nombre de fois avec succès par le professeur luimême, par d'autres habiles chirurgiens français, puis en Allemagne, en Angleterre et en Amérique.

Les affections diverses dont la nature, la marche et les progrès peuvent réclamer l'amputation de la mâchoire inférieure, sont le fongus hématode, le spina-ventosa, le cancer, qui des parties molles s'étend aux parties osseuses, et l'ostéo-sarcôme qui se développe primitivement dans celles-ci. Cette dernière maladie est sans contredit celle pour laquelle on a été le plus souvent obligé jusqu'ici de pratiquer cette opération. Il ne nous paraît donc pas inutile de donner quelques détails sur son développement et ses symptômes dans cette région.

Quelquefois elle résulte de l'extension d'une affection cancéreuse de la lèvre à la gencive, et de celle-ci à l'os maxillaire inférieur. D'autres fois elle est le résultat de la dégénération cancéreuse, d'un épulis qui a également envahi le tissu de l'os. Dans ces deux cas, l'affection de l'os qui n'est qu'une suite de celle des tissus voisins, est toujours moins avancée là que dans ces derniers. Mais si l'ostéo – sarcôme est primitif, il reste long-tems borné à l'os, et il peut acquérir un volume considérable sans que les tissus de la lèvre et des joues en soient affectés. Il se présente alors sous deux formes principales : dans l'une, la maladie consiste en des fongosités cancéreuses, rouges et saignantes, qui s'élèvent de la substance de l'os, dans laquelle la maladie est souvent superficielle, c'est-à-dire qu'elle n'en affecte que le bord alvéolaire ou la surface, le corps n'en étant pas gonflé et sa base sur-tout étant restée saine. La seconde forme est celle dans laquelle la maladie commence par le centre de l'os qui se *carnifie* et se gonfle dans toute son épaisseur. La plupart des tumeurs de ce genre acquièrent un volume considérable et tel, qu'il en résulte une difformité repoussante : les dents, ébranlées et déplacées, paraissent comme implantées çà et là dans la substance de l'os ; le rapprochement des mâchoires devient impossible ; la lèvre, distendue, amincie et étroitement appliquée contre la tumeur, devient incapable de retenir la salive, qui s'écoule continuellement ; et cependant il est digne de remarque que ce n'est que très tard que ces tumeurs, ou du moins beaucoup d'entre elles, s'ulcèrent et passent à l'état cancéreux. Ce fait nous porte à penser, dit le professeur, que très souvent on traite pour des ostéo-sarcômes des maladies qui ne sont que des variétés du spina-ventosa. Nous sommes d'autant plus porté à adopter cette opinion, que souvent, en touchant la circonférence de la tumeur, on sent sous la membrane muqueuse une lame osseuse très mince qui produit un bruit analogue à celui du parchemin quand on l'enfonce en pressant dessus. (Voir le t. 3, p. 3 et 14.)

Au reste, comme le même traitement est applicable à ces deux maladies, la distinction entre elles n'est importante que sous le rapport du pronostic, la récidive étant moins à craindre, quand on a affaire à un spina-ventosa, que lorsqu'il s'agit d'un cancer.

Quelles que soient les variétés cancéreuses de l'os maxillaire, dont nous venons d'établir les caractères, aucune d'elles ne peut être détruite sans une opération chirurgicale. Mais on conçoit que cette opération ne saurait être la même dans tous les cas. Ainsi, si la maladie est limitée au bord alvéolaire, il faudra, après avoir enlevé les fongosités, retrancher ce bord, soit avec un couteau lenticulaire, soit avec des tenailles incisives ou une forte lime. Si elle affecte la superficie de l'os, on devra en ruginer la surface, après avoir extirpé les parties molles; et dans les deux cas, pour peu que l'aspect du tissu osseux présente quelque chose de suspect, on appliquera le fer rouge sur la surface dénudée, afin d'en lever complétement le mal. Mais lorsque l'affection attaque toute l'épaisseur de l'os, une opération plus grave devient nécessaire : c'est alors qu'il ne reste d'autres ressources que d'amputer toute la portion d'os malade. Voyons donc en quoi consiste le procédé opératoire, tel que l'exécute M. Dupuytren, et qu'il se trouve décrit dans l'excellent Manuel de Médecine opératoire que M. le docteur Malgaigne vient de publier.

Le malade étant assis en face du jour, les jambes étendues sur un tabouret, afin qu'il ne puisse prendre de point d'appui sur le sol, un aide placé derrière lui embrasse la tête avec les deux mains et la tient appliquée contre sa poitrine; il peut, en cas de besoin, comprimer les artères maxillaires externes sur la base de la mâchoire. Cet aide se tient debout, à demi-fendu pour que la station soit plus solide.

Le chirurgien, placé au-devant du malade et à droite, saisit avec la main gauche la partie droite de la lèvre inférieure, tandis qu'un aide en saisit la partie gauche pour la tendre et l'éloigner de la supérieure. Au moyen d'un bistouri convexe, il divise de haut en bas, sur la ligne médiane, toute l'épaisseur de cette lèvre, d'abord jusqu'à la base de la mâchoire, puis, après s'être assuré avec l'indicateur gauche de la saillie de l'os hyoïde, il prolonge jusque là son incision qui ne doit plus diviser que la peau et le tissu cellulaire. De là résultent deux lambeaux que l'on dissèque de chaque côté jusqu'aux limites du mal, en rasant l'os pour éviter les artères labiales. Ces lambeaux sont renversés en dehors et confiés à des aides; on incise le périoste sur l'os, dans les points où la scie doit porter; et ce n'est qu'après avoir bien reconnu les limites de la résection, qu'on arrache de chaque côté la dent correspondante pour faciliter l'action de la scie. A ce moment, l'opérateur, armé d'une scie à main très fine, ou d'une scie à crête de coq, passe derrière le sujet. Dans cette position, la section de l'os est plus facile; tandis que si l'on demeure en avant, l'extrémité de la scie entre dans la bouche et heurte contre la voûte palatine, ce qui double la difficulté de l'opération. On garantit d'ailleurs le nez et la lèvre supérieure avec une lame de plomb, une feuille de carton ou une compresse épaisse. La portion d'os malade étant sciée, le chirurgien se reporte en avant, la saisit de la main gauche, et plonge un bistouri droit de bas en haut, derrière l'os, et incise les chairs qui s'y attachent, en rasant l'os de gauche à droite, tandis qu'un aide écarte la langue, soit avec une spatule, soit avec le pavillon d'une sonde cannelée. L'opération est faite; on lie les vaisseaux; on rapproche les os et les lambeaux de la peau, qu'on réunit par suture, en laissant toutefois à l'angle inférieur un espace suffisant pour y placer une petite mèche de charpie et favoriser au besoin l'écoulement de la suppuration.

Si l'incision longitudinale ne suffisait pas à raison de l'étendue du mal, on la ferait cruciale, en longeant la base de l'os maxillaire.

Quand on n'enlève qu'une petite largeur de l'os, on peut le scier perpendiculairement; mais quand l'ablation est très étendue, pour rapprocher les fragmens il est bon que la section soit plus ou moins oblique, selon l'épaisseur. Alors on commence par tracer la voie par quatre ou cinq petits coups de scie perpendiculaires, puis on incline l'instrument de manière à avoir l'obliquité désirée. Dans tous les cas, on obtient un point d'appui fort solide en appliquant la mâchoire inférieure contre l'autre, au moins dans le premier tems de la section.

Les artères sous-mentales, labiales, linguales, donnent en général peu de sang ; on applique dessus les doigts d'un aide, ou on les lie à mesure qu'on les coupe ; mais quelquefois développées par la maladie, leur section amène une hémorrhagie trop abondante : on y oppose le cautère actuel ; il faut prendre garde de le faire agir sur l'os ; si l'artère dentaire donnait, on l'obturait avec un petit bouchon de cire molle.

Les premiers temps de l'opération, tels que nous venons de les présenter, ne conviennent que dans les cas où la maladie s'est développée dans l'os maxillaire lui-même, ou du côté de sa concavité et de la bouche, et que les parties molles extérieures sont saines, comme dans l'exemple offert par M. Lesier ; mais si le cancer a débuté par celles-ci, et n'a atteint l'os qu'après avoir envahi la lèvre et le menton, il faut débuter en cernant d'abord le mal par deux incisions, commencées à la lèvre inférieure de chaque côté, et réunies en bas à angle aigu près de l'hyoïde, comprenant ainsi dans

une espèce de V tout ce qui est frappé de dégénération. Les deux lambeaux latéraux étant
écartés, on continue l'opération comme dans
le premier cas.

Il est des personnes, dit le professeur, qui
ont adopté l'usage de diviser complétement
les attaches de la langue et les autres tissus
qui sont fixés à la face interne de l'os, avant
de procéder à la section de celui-ci. C'est une
manière de procéder que rien ne justifie, qui
peut avoir de graves inconvéniens et qu'il
faut entièrement rejeter. En effet, elle entraîne toujours des longueurs inutiles ; et si,
par cette division, quelques vaisseaux importans sont ouverts, l'hémorrhagie peut être fort
abondante et devenir très nuisible au malade
avant qu'on ait eu le temps de l'arrêter. Pour
éviter de lacérer avec la scie les chairs atta-
chées à la surface interne de l'os, il suffit de
faire agir l'instrument avec plus de lenteur
lorsqu'on arrive vers la fin de la section.
D'un autre côté, cette lésion est bien moins
redoutable qu'on ne l'a prétendu ; il est impossible d'éviter la déchirure du nerf dentaire inférieur, et cependant cette déchirure
ne produit pas d'accidens. Enfin, il est rare

que les tissus adjacens ne participent pas à la maladie ; peu importe donc qu'ils soient touchés par la scie, puisqu'il faudra les emporter.

Voici une observation d'amputation de la mâchoire, pratiquée pour un fongus hématode développé dans l'épaisseur de l'os; ce fait offre un certain degré d'intérêt, à raison des difficultés de diagnostic que l'on a rencontrées. Une jeune fille de quatorze ans, très peu développée, et qui paraissait n'en avoir que dix, entra à l'Hôtel-Dieu le premier août 1829; elle portait une tumeur située derrière la lèvre inférieure qu'elle projetait fortement en avant, et formant une saillie au-devant et au-dessous de la langue. Elle ne datait que de six mois et n'avait jamais causé de vives douleurs.

En faisant ouvrir la bouche et en renversant en dehors la lèvre inférieure, on voit d'abord les dents incisives et canines portées les unes et les autres en arrière, déchaussées, ébranlées et vacillantes, comme si elles étaient enfoncées dans de la cire molle. Les gencives sont soulevées, et on aperçoit au-dessous d'elles des bosselures d'un rouge très foncé ; la même disposition existe à la face buccale de l'os. Sur les côtés, le mal paraît dépasser à droite la

première dent molaire, et, à gauche, s'arrêter
à ce niveau. Si on saisit deux points opposés
de la mâchoire et qu'on les presse en sens contraire, comme on fait ordinairement pour s'assurer de la crépitation dans les cas de fracture, on sent une très légère mobilité que
M. Dupuytren distingue parfaitement ; mais
un phénomène qui, joint à la couleur et à la
forme de la tumeur, laisse peu de doute
dans son esprit sur la nature du mal, c'est
l'espèce de fluctuation que l'on peut produire
en la pressant alternativement d'arrière en
avant et d'avant en arrière. Le professeur a
observé que ce phénomène était très fréquent
dans les dégénérescences connues sous le nom
de *fongus hématode*. Il est très difficile de distinguer une fluctuation simulée de la vraie
fluctuation, et les praticiens les plus habiles
s'y sont trompés. Aussi M. Dupuytren, pour
lever toute espèce de doute et acquérir une
certitude mathématique, voulut avoir recours
à ce moyen précieux dont il fait usage dans
une foule de cas divers, la *ponction explorative*.
Pratiquée à la partie postérieure de la tumeur,
derrière les dents, elle ne donna issue qu'à
du sang un peu moins rutilant que le sang ar-

tériel, mais moins noir que le sang veineux ; il ne sortit pas une goutte de pus. Il devenait dès lors évident que le gonflement de l'os et des gencives n'était pas dû à un abcès profond, et l'on acquérait la certitude entière de l'existence d'un fongus hématode. L'opération, unique ressource en de tels cas, fut donc décidée. Elle offrait beaucoup de chances de succès, car il n'existait aucun engorgement glanduleux à la base de la mâchoire, non plus que dans les environs, la peau du menton était tout-à-fait saine, et la jeune fille, quoique un peu maigre et peu développée, paraissait ne présenter aucune affection interne.

L'opération fut pratiquée le 22 août. Nous n'en rapporterons que les principales circonstances. La première petite molaire droite et la canine gauche furent préalablement arrachées. Après l'incision verticale sur la ligne médiane (les parties molles extérieures étaient saines), le périoste est coupé avec le bistouri.

En pratiquant la section de l'os à droite, M. Dupuytren s'aperçut que la scie pénétrait avec une grande facilité dans l'os, que le trait ne faisait aucun bruit et que par conséquent l'instrument avait été porté en dedans des limites du mal. Il regretta vivement alors de n'avoir pas fait l'extraction de la deuxième dent molaire et pratiqué dans ce point la section de l'os, afin de mettre la jeune malade à l'abri de toute récidive. Après la section de l'os, la division des parties molles internes, la ligature des vaisseaux, l'application d'un cautère en forme de haricot sur un point d'où le sang s'écoulait en nappe et le rapprochement des deux portions d'os, quatre points de suture entortillée réunirent exactement la plaie, et la malade fut transportée à son lit. Il est inutile de dire que toutes les parties qui avaient paru malades, furent soigneusement enlevées. Aucun accident ne suivit l'opération ; on retira les aiguilles le sixième jour : la réunion était exacte. La guérison fut prompte, car la jeune malade sortit de l'hôpital, dans un état de santé parfait, le 10 septembre suivant, c'est-à-dire dix-neuf jours après l'opération.

L'examen de la pièce anatomique confirma de tous points le diagnostic. La tumeur développée au milieu du tissu spongieux de l'os maxillaire, avait écarté en avant et en arrière la lame du tissu compact qui le revêt. Elle avait séparé sur la ligne médiane et beaucoup

écarté l'une de l'autre les deux portions latérales qui forment l'os. Du volume d'un petit œuf
de poule, elle offrait un rouge lie de vin,
semblable au tissu de la rate, était gorgée de
sang et parcourue, dans un grand nombre de
directions, par une multitude de brides fibreuses. Avant d'inciser la tumeur, on pouvait encore s'assurer de la sensation de cette fluctuation qu'on avait observée avant l'opération.

L'ablation de l'os étant opérée, il s'agit
d'arrêter l'hémorrhagie et de procéder au
pansement. Après avoir fait la ligature des
vaisseaux que l'on peut saisir, s'il s'écoule
encore du sang, ce qui arrive presque toujours, parce que plusieurs des artères de cette
région se trouvent enfoncées dans la profondeur de la base de la langue, on y applique
un cautère actuel en forme de haricot. Il n'est
pas de cas où M. Dupuytren n'ait eu recours
à ce moyen sûr et expéditif pour supprimer
les écoulemens en nappe qui ont lieu sur un
ou plusieurs points. Quant au pansement, il
consiste d'abord à rapprocher et à mettre en
contact les deux fragmens du maxillaire, si
la perte de substance n'est pas très-considérable. On observe que ce rapprochement

se fait spontanément dans beaucoup de cas, aussitôt que les fragmens sont abandonnés à eux-mêmes. On affronte ensuite les bords de la solution de continuité de la lèvre et du menton, et on les maintient réunis par un nombre suffisant de points de suture entortillée. Cela fait, on place au-dessous de la langue quelques boulettes de charpie mollette et fine ; un emplâtre de cérat fenêtré, ou de la charpie et quelques compresses sont placés sur la plaie extérieure, et l'on termine l'appareil par l'application d'une bande ou du bandage unissant des lèvres. Afin de faciliter l'écoulement du pus par le point le plus déclive, M. Dupuytren met quelquefois une mèche dans l'angle inférieur de la plaie, près de l'hyoïde.

Au bout de cinq ou six jours on doit retirer les aiguilles ; la plaie du menton est réunie. Plus tard, l'adhésion des fragmens de l'os maxillaire se fait, soit médiatement, soit immédiatement, suivant l'étendue de la perte de substance, au moyen d'un cal véritablement osseux, d'une dureté, d'une consistance et souvent d'un volume tels, que dans beaucoup de cas la saillie du menton est reproduite au point qu'il est presque impossible de soupçonner le vide qui existait avant l'opération, et que les malades peuvent faire usage des alimens les plus solides. Le professeur en a vu qui pouvaient casser des noyaux aussi facilement que s'ils eussent toujours eu la mâchoire la mieux conformée.

Parmi les accidens qui résultent de cette opération, les uns sont immédiats et se manifestent aussitôt que la section de l'os est achevée, les autres, consécutifs, ne se développent qu'à une époque plus ou moins éloignée de l'opération. Au nombre des premiers se trouve l'hémorrhagie primitive. Nous venons d'indiquer les moyens de l'arrêter; ajoutons qu'ils doivent être employés le plus promptement possible; car si elle est abondante, elle peut compromettre rapidement les jours du malade. Le plus dangereux des accidens immédiats consiste dans la *rétraction de la langue*, produite principalement par les muscles glosso-pharyngiens, qui entraînent la base de cet organe en arrière et en bas, et l'appliquent fortement contre le pharynx, de manière à empêcher l'air de pénétrer jusqu'à la glotte; l'action de ces muscles n'étant plus balancée par celle

des génio-glosse , hyo-glosse et stylo-glosse,
qui ont été soudainement coupés dans l'opération. La mort peut résulter instantanément
de cette suspension de la respiration , et quelques chirurgiens allemands avaient été si vivement frappés de ce danger, qu'ils y trouvaient un motif de rejeter cette ablation.
On ne peut disconvenir qu'il ne soit imminent,
et M. Dupuytren ne manque jamais d'en prévenir ses auditeurs et de prendre des mesures
pour l'éviter. Cependant il n'est pas constant,
ni aussi fréquent qu'on pourrait le croire. Il
n'est sur-tout à craindre que lorsqu'on enlève
la presque totalité *du corps* de la mâchoire
et cependant plusieurs fois cette ablration a
été pratiquée tant par M. Dupuytren lui-même,
que par le chirurgien en chef actuel de l'hôpital Saint-Louis, par l'un des chirurgiens de
la Pitié, et par des chirurgiens étrangers, sans
qu'ils aient observé cet accident. Lorsque le
mal siége plutôt à droite qu'à gauche, ou à gauche qu'à droite , il est possible de laisser intacte la moitié opposée de l'organe et de n'enlever que celle qui est altérée , et alors la
rétraction de la langue n'est point à redouter.
Il existe d'ailleurs des moyens de prévenir ce

grave accident. M. Dupuytren, au moment de détacher les parties molles adhérentes au fragment osseux qui a été isolé, prend le soin de fixer la langue en la faisant saisir par sa pointe, après l'avoir enveloppée d'un linge sec. Quelques instans après, l'organe a repris en quelque sorte son équilibre, et son renversement n'est plus à craindre. Dans une circonstance remarquable, le professeur Delpech sut y remédier à l'aide d'un fil d'or passé à la base du filet de la langue et fixé dans la suture faite aux tégumens. Mais ayant observé dans cet organe une force de rétraction insolite, qui aurait probablement résisté à tout autre moyen, il crut devoir l'assujétir avec une airigne à l'un des fragmens de la mâchoire.

Dans un accident de ce genre, M. Lallemand fut obligé de pratiquer une incision au conduit aérien pour faire respirer son malade qui était tombé sans connaissance.

Quant aux accidens consécutifs, on remarque parmi eux, 1° l'hémorrhagie secondaire : elle se manifeste ordinairement peu de tems après le pansement. Elle est survenue presque immédiatement après chez le conducteur de cabriolets dont nous avons parlé. Un malade auquel le professeur Lallemand enleva une grande partie du corps de la mâchoire, le 27 mai 1822, ayant éprouvé une telle gêne de la respiration qu'il fut obligé d'arracher son bandage, une hémorrhagie abondante se déclara. La plaie fut mise à nu pour chercher et lier les vaisseaux; on retira les aiguilles. Ces tentatives furent infructueuses et la compression était impraticable. On eut donc recours à l'application réitérée du fer rouge sur toute la surface saignante. Le sang qui, après la cautérisation, continuait à jaillir, s'arrêta lorsqu'on eut appliqué de l'agaric pendant quelques minutes. 2° Les inflammations violentes : on les combat avec plus ou moins de succès par les moyens antiphlogistiques les plus énergiques. 3° L'angine œdémateuse, ou cette infiltration séreuse des bords de la glotte qu'on est convenu de nommer ainsi : accident des plus insidieux et des plus dangereux qui puissent arriver dans cette circonstance, et contre lequel il ne reste trop souvent d'autre ressource que la laryngotomie. 4° La difficulté de la déglutition est aussi un des inconvéniens que le malade peut éprouver à la suite de cette opération, et que l'anatomie explique très bien. En effet, les muscles génio-glosses sont attachés par leur pointe aux apophyses géniennes; leurs fibres vont, en divergeant ou en formant une espèce d'éventail, se terminer à toute l'étendue de la face inférieure de la langue; leur fonction principale consiste à porter la base de cet organe en avant, lors de la déglutition, en même tems qu'ils élèvent le larynx, en le tirant dans le même sens. Après l'opération, ces muscles n'ayant plus de point fixe, leurs mouvemens peuvent être empêchés. De là la possibilité d'une très grande difficulté dans la respiration. Cette circonstance a fait craindre à plusieurs chirurgiens qu'en pratiquant l'amputation de la mâchoire inférieure on n'échangeât une maladie, à la vérité mortelle, contre une infirmité qui peut soudainement être portée jusqu'à l'asphyxie. Ces craintes sont assurément exagérées; car pendant la cicatrisation de la plaie, les extrémités divisées des muscles génio-glosse et génio-hyoïdien se collent à la face interne ou postérieure du nouveau menton; ils réacquièrent ainsi un point fixe et l'infirmité disparaît. D'ailleurs les succès nombreux et permanens, obtenus par M. Dupuytren et par ses imitateurs, répondent victorieusement à toutes les objections, à toutes les théories.

Telles sont les considérations principales que l'amputation d'une partie plus ou moins considérable du corps de la mâchoire inférieure a fournies à M. Dupuytren en différentes circonstances. Le professeur a pratiqué déjà dix-huit ou vingt fois cette opération. Un seul malade fut affecté consécutivement d'inflammation grave à la base de la langue et d'angine œdémateuse : il succomba. Chez deux autres sujets, le cancer, après avoir paru radicalement guéri pendant plusieurs années, repullula et fit de nouveaux et funestes progrès. Mais chez tous les autres, l'amputation a été couronnée du succès le plus complet et d'une entière guérison. Chez quelques-uns d'entre eux, l'amputation a été faite immédiatement au-devant de la dernière grosse molaire de chaque côté. Tel était le cas d'un homme qui fut présenté, il y a quelques années, à l'Académie royale de médecine, avant l'opération et après la guérison. Chez tous, les deux bouts de la mâchoire se sont rapprochés et réunis, par une sorte de cal, d'une manière indissoluble.

Jusqu'ici il n'a été question que de l'ablation du corps de la mâchoire par suite d'affections de cette partie de l'os. Mais l'on conçoit
que les mêmes maladies se développant fréquemment sur d'autres points, les chirurgiens
ont dû chercher à les attaquer par le même
moyen. Aussi, enhardis par les succès dont
nous venons de parler, ils ne se sont p us con-
tentés de faire l'ablation du menton entre
l'ouverture antérieure des canaux dentaires
inférieurs : ils ont osé maintes fois scier l'os
jusqu'auprès de ses branches, et ils l'ont fait
avec succès. Par suite de semblables résultats, ils ont été portés à croire qu'ils pourraient enlever, après l'avoir désarticulée, une
des moitiés entière de la mâchoire, et déjà
cette opération hardie a été exécutée trois fois
par M. Mott, de Philadelphie; trois fois, en
1825, par M. Cusack, chirurgien de l'un des
hôpitaux de Dublin ; une fois par M. Gensoul,
de Lyon, en 1826 ; une ou deux fois par M.
Græfe, de Berlin, et une fois, en 1829, à l'hôpital de la Pitié de Paris : en tout, dix désarticulations connues d'une moitié de la mâchoire,
pratiquées avec des succès variés. Il y a plus :
on rapporte que M. Walther (Archives gén.

de Méd., t. 14) et ensuite M. Græfe (Journ. hebdom., t. 4) ont porté la hardiesse jusqu'à enlever la totalité de l'os maxillaire en le désarticulant des deux côtés. M. Walther avait fait préalablement la ligature des deux carotides primitives. Ces faits paraissent incroyables, et il est difficile d'imaginer comment les malades ont pu survivre aux suites d'une opération aussi formidable.

Quoi qu'il en soit, il est évident que les différens siéges et les progrès de la maladie doivent apporter une foule de nuances dans la manière de pratiquer l'opération; elles ont toutes été rattachées aux cinq procédés suivans : 1° Ablation de la partie moyenne du corps de l'os; 2° Ablation de toute sa portion horizontale (ces deux procédés ont été introduits dans la pratique par M. Dupuytren, et nous en avons donné la description); 3° Ablation de l'une des moitiés de sa portion horizontale; 4° Désarticulation d'une moitié de l'os maxillaire; 5° Amputation dans les deux articles et ablation complète de l'os tout entier. Nous renvoyons, pour les procédés opératoires suivis dans les trois dernières opérations, aux ouvrages qui en ont donné la description.

43.

Résection de la mâchoire inférieure.

Nous regrettons que le peu d'espace qui nous reste pour terminer ce dernier volume, ne nous permette pas de développer les doctrines du professeur sur la résection des os dans les différentes régions des membres, et d'exposer les procédés qui lui appartiennent. Nous devons néanmoins présenter succinctement quelques considérations générales avant de parler de la résection de la mâchoire inférieure. Les cas où l'on est obligé de retrancher une portion plus ou moins considérable du corps ou de l'extrémité articulaire d'un os en conservant le membre, sont ceux de carie ancienne, dont les progrès n'ont pu être arrêtés; de nécrose profonde, qui a détruit une grande partie ou la totalité de l'épaisseur d'un os; de fractures récentes et de luxations, dans lesquelles les fragmens du corps de l'os ou les extrémités articulaires font une saillie considérable au-dehors et offrent beaucoup de résistance aux efforts de réduction; de spina-ventosa, d'ostéo-sarcômes affectant le centre ou l'une des extrémités d'un os; de saillie faite à la surface du moignon par l'extrémité nécrosée de l'os après l'amputation du membre ; d'articulations anormales à la suite de fractures non consolidées ; de fractures comminutives des extrémités articulaires, occasionées par des projectiles de guerre, etc.

La plupart des lésions que nous venons d'énumérer, ont été représentées par nous dans un autre article comme indiquant l'amputation du membre. Il est vrai, en effet, que le choix que devra faire le chirurgien de l'une ou l'autre de ces opérations, dépendra moins de la nature même de la maladie que des circonstances qui l'accompagnent, de l'étendue, de la profondeur, de la gravité des désordres locaux, des atteintes qu'elle aura portées à la constitution du sujet, du siége spécial qu'elle occupera, etc. Ainsi une carie qui affecte une apophyse ou une seule des surfaces articulaires, réclamera la résection, toutes choses égales d'ailleurs ; tandis qu'elle serait illusoire, si les deux surfaces étaient cariées, si les désordres des parties molles étaient très considérables, si l'ancienneté de l'affection, une suppuration longue et abondante avait profondément altéré la constitution du malade. La résection suffira pour opérer la réduction d'une fracture com-

minutive avec saillie des fragmens à travers
la plaie, et dans les cas ordinaires on obtiendra
la guérison ; mais elle serait insuffisante et ne
saurait prévenir les accidens mortels qui succèdent aux fractures avec déchirure des tendons, des muscles, des nerfs, des vaisseaux,
avec attrition des parties, dans celles en un
mot que nous avons dit ailleurs réclamer impérieusement l'amputation primitive. Il serait
inutile de citer un plus grand nombre de sujets de comparaison : c'est à la sagacité du chirurgien de décider de l'opportunité de cette
opération et d'apprécier les chances de succès
qu'elle présente, comparée à l'amputation.

Quant à la mâchoire inférieure, toute opération par laquelle on cerne par deux traits
de scie une portion plus ou moins considérable
du centre de cet os ou de ses parties latérales
pour en faire l'ablation, est à proprement parler une résection. Cependant on donne plus
particulièrement ce nom à l'opération qui a
pour but de retrancher l'extrémité des fragmens dans les fractures récentes de cet os,
afin de les rapprocher ensuite et d'en obtenir
la réunion, ou de *rafraîchir* cette extrémité
dans les cas de fractures anciennes non conso-

lidées, afin de lui rendre les conditions nécessaires à la formation du cal. En un mot, on *résèque* la mâchoire, comme la partie centrale d'un os long, lorsqu'il existe une interruption dans sa continuité; on *ampute* dans les maladies qui en ont altéré la substance sans la diviser.

Il serait difficile d'établir un procédé de résection de la mâchoire inférieure applicable à la généralité des cas où cette opération est indiquée. Il doit nécessairement varier suivant une foule de circonstances. L'histoire du fait suivant qui, déjà a été consignée dans le tome premier de cet ouvrage et dont nous croyons devoir reproduire ici l'analyse, fera voir comment le professeur s'est comporté dans un cas difficile.

Un dragon se tire un coup de pistolet d'arcon sous le menton. Le coup emporte toutes les chairs de cette région, brise et enlève tout le côté gauche du corps du maxillaire inférieur et la partie antérieure seulement du côté droit. La lèvre inférieure est totalement détruite. Une ouverture considérable s'étend du lieu où se trouve le bord libre de cette lèvre jusqu'auprès de l'os hyoïde, et de la commissure gauche à la commissure droite : hiatus

immense à travers lequel on découvre la langue, le palais, toutes les dents supérieures et
l'isthme du gosier. A droite, la partie restante
du maxillaire inférieur, cédant à l'action des
muscles releveurs, est remontée, touche à la
base de l'os de la pommette, soulève et tend
les tégumens et la lèvre supérieure, occasione
de la douleur et rend très difficile le rapprochement des bords de la plaie. Le malade peut
à peine articuler quelques sons ; la salive s'é-
coule sans interruption. Ces lésions existaient
depuis trois mois environ lorsque le malade
fut adressé à M. Dupuytren par M. Larrey,
à la fin de mars 1831. Le professeur, après
les avoir examinées avec soin, conçut l'espoir
d'y remédier par une opération, qui lui paraît
l'unique ressource dans le cas actuel, et dont
voici la description.

Le blessé est assis sur une chaise, les mains
contenues par un aide placé debout et en
arrière. Une incision est faite transversalement,
avec un bistouri droit, depuis la commissure
droite jusqu'auprès de l'angle de la mâchoire.
L'artère maxillaire externe est lésée; on la lie.
Le lambeau de l'incision qui recouvre la branche de la mâchoire inférieure est disséqué ;

avec de fortes pinces un aide abaisse le corps de l'os maxillaire qui est fortement soulevé par l'action des muscles ; une scie à chaînons est passée au-dessus, et portée au-delà de la dernière dent molaire, et en quelques traits l'os tombe. La difformité est en partie corrigée ; reste l'ouverture déjà moins grande, et dont les bords sont détendus. Un stylet rougi à blanc est porté sur l'artère dentaire qui donne beaucoup de sang. Voilà pour le premier tems de l'opération, ou plutôt pour la première opération.

Passons à la seconde. Avec un bistouri droit et fort, le bord gauche de la cicatrice est ravivé de bas en haut dans toute son étendue ; on en fait autant du côté droit ; le rapprochement paraissant encore difficile, on incise dans l'étendue de quelques lignes dans l'angle inférieur ; on tranche avec de forts ciseaux un mamelon de chair situé à la partie supérieure et interne de la lèvre droite ; quoique difficile encore, le rapprochement des bords est alors peu à peu effectué ; une première aiguille est placée, puis une seconde, une troisième, une quatrième, une cinquième, une sixième enfin dont on dévisse l'extrémité en fer de lance ;

les fils sont successivement entortillés et l'ouverture diminue chaque fois ; enfin le rapprochement est presque partout complet, les bords se touchent dans toute leur étendue, excepté vers la partie supérieure moyenne, où un peu d'écartement nous paraît persister ; mais comme une assez forte tension existe et que leur déchirement pourrait avoir lieu, on les soutient par un bandage convenable et une compression latérale.

Reste alors l'ouverture de l'incision transversale ; plus aisée à rapprocher, celle-ci est aussi plus facilement soutenue ; plus de chairs, plus de laxité dans les tissus nécessitent moins d'efforts et un moindre nombre d'aiguilles : deux suffisent, elles sont placées perpendiculairement et en convergeant inférieurement.

L'opération terminée, la difformité n'a plus rien de hideux, l'ouverture artificielle de la bouche est rapetissée, arrondie, toujours ouverte ; mais la salive sera contenue si elle ne s'oppose pas à la réunion ; en un mot, l'art a fait ce qu'il pouvait faire, c'est à la nature à faire le reste.

Il nous paraît convenable de rapporter ici quelques considérations présentées par M. Dupuytren. Du côté droit, dit-il, les chairs sont saines, mais à gauche il a fallu arriver en partie sur un tissu de cicatrice, tissu fibreux, moins sujet à s'enflammer, qui existe sur-tout à la partie supérieure gauche de la plaie verticale, et qu'on peut reconnaître à son aspect et à la résistance que l'aiguille a éprouvée en le traversant. C'est en ce point sur-tout qu'il est à craindre que la réunion ne s'effectue pas.

Le rapprochement déjà peu aisé aurait offert bien plus de difficulté sans l'incision pratiquée de la commissure droite à l'angle de la mâchoire. Cette incision a d'ailleurs donné la facilité de former une lèvre inférieure, en permettant de faire dépasser la lèvre supérieure de l'incision qu'on a froncée d'un pouce et demi environ, par la lèvre inférieure qui, amincie par l'enlèvement du mamelon formé par sa membrane interne, a pu être assez exactement affrontée avec le côté gauche de la cicatrice.

M. Dupuytren regrette avec raison de n'avoir pas porté la scie plus loin et de n'avoir pas réséqué une partie plus considérable du maxillaire inférieur; le rapprochement eut été plus facile, plus complet, et la tension moins considérable.

Le blessé a été tenu couché sur le dos, la tête un peu renversée en arrière, afin d'éviter autant que possible que la salive mouille les lèvres de la plaie. On a recommandé de le faire boire fréquemment à l'aide d'un biberon pour que le desséchement du fond de la gorge ne l'incommode pas, et n'amène une inflammation qui pourrait devenir dangereuse. De petites bandelettes de sparadrap avaient été posées de chaque côté, sous les extrémités des aiguilles, et on s'était contenté de placer quelques compresses graduées avec une bande, pour maintenir la réunion. Le bandage unissant des plaies en travers a été appliqué le lendemain avec plus d'exactitude et de succès.

Le malade se plaignait le lendemain de douleurs dans les tempes, à la face et au cou; le pouls avait une fréquence modérée; la joue droite était tuméfiée; une tension assez considérable existait dans la plaie, vers le lieu qu'occupe le menton.

Le quatrième jour, toutes douleurs ont cessé, il n'y a pas de fièvre; le blessé demande avec instance des alimens; on lui donnera du lait en abondance à l'aide du biberon. La réunion par première intention paraît devoir se faire presque partout, un peu de suintement est remarqué seulement vers la partie supérieure et moyenne de la plaie verticale. Le gonflement de la joue droite, quoique assez considérable encore, offre moins de tension. La plaie verticale est parfaitement contenue.

Un erreur préjudiciable a long-temps régné parmi les chirurgiens à l'égard de la résection dans les cas de fractures non consolidées : elle consistait à croire qu'il était de nécessité absolue de réséquer ou, comme l'on dit, de rafraîchir les deux fragmens, pour que la formation d'un cal solide pût avoir lieu. Par suite de cette opinion on n'osait la pratiquer dans plusieurs circonstances où cette double résection était d'une difficulté extrême, sinon impossible. C'est ainsi, par exemple, qu'on en faisait rarement usage contre les fractures non consolidées du fémur, où le plus souvent les fragmens chevauchant l'un sur l'autre, le supérieur, porté en dehors est le seul qui puisse être facilement mis à découvert; tandis que l'inférieur porté en dedans et en arrière est trop éloigné pour pouvoir être ramené au-dehors par une plaie faite de ce côté, et est recouvert en dedans par des vaisseaux trop importans pour que l'on puisse tenter de l'attaquer par le côté interne du membre. C'est à M. Dupuytren que l'on doit d'avoir éclairé ce point important de pathologie physiologique et démontré combien l'opinion dont il s'agit était erronnée. Ce célèbre praticien a pensé qu'il suffisait de pratiquer la résection d'un seul des fragmens pour amener leur consolidation, et il a réussi à obtenir ce résultat dans deux cas entre autres, où il a mis cette idée à exécution. Dans le premier, il s'agissait d'une femme affectée depuis dix-huit mois d'une fracture de la cuisse non consolidée, et chez laquelle, après avoir mis à nu par une incision pratiquée à la partie externe du membre, le fragment supérieur, il retrancha l'extrémité saillante de celui-ci, réduisit la fracture et en obtint la consolidation dans le délai de deux mois environ. Le sujet de la seconde observation est un jeune officier Russe, dont nous allons rapporter l'histoire, qui a été recueillie et publiée par M. Sanson, aujourd'hui chirurgien en second de l'Hôtel-Dieu de Paris. Obligés que nous sommes d'en retrancher une foule de détails accessoires et cependant fort instructifs, nous renvoyons le lecteur au tome 9e (1820) du Journal universel des sciences médicales où il la trouvera dans toute son étendue.

M. de R..., aide de camp du lieutenant-général comte de Woronzoff, reçut, à l'affaire de Brienne en 1814, une balle qui lui traversa, de gauche à droite et de bas en haut, la partie supérieure du cou et inférieure de la face. La plaie d'entrée était à gauche, immédiatement au-dessous de la base et de l'angle de la mâchoire, en avant et tout près de l'artère carotide externe, au-dessus de l'os hyoïde. La plaie de sortie était placée à droite, mais plus haut, au-devant de l'insertion du masséter; elle répondait si exactement au corps de la mâchoire, que la balle, pour sortir, avait dû séparer l'un de l'autre le corps et la branche de cet os. La peau, les muscles placés sur les parties latérales du cou, la base de la langue, étaient donc traversés, et l'os maxillaire fracturé comminutivement.

Le blessé perdit beaucoup de sang ; dans les premiers temps, la déglutition et la respiration furent très difficiles; après la chute des escarres une abondante suppuration eut lieu, et enfin, après six mois de soins et l'issue spontanée ou l'extraction d'un grand nombre d'esquilles ,

les plaies furent cicatrisées, sans que la fracture de la mâchoire se trouvât consolidée. A en juger par le nombre et le volume des esquilles qu'il a conservées, on doit supposer qu'un pouce, à peu près, du corps de la mâchoire a été détruit. Obligé de suivre l'armée russe qui se retirait de France, M. de R..., guéri de ses plaies mais non de sa fracture, n'y fut ramené qu'en 1815, et ce n'est qu'en 1818 qu'il obtint la permission de venir à Paris, pour y chercher un remède à son infirmité; voici l'état dans lequel il était alors.

Des deux fragmens, le postérieur, formé par ce qui restait de la branche de la mâchoire et par la partie la plus reculée du bord alvéolaire, avait la forme d'un cône alongé et aplati; il avait exécuté un mouvement léger de rotation de dehors en dedans, de sorte que son bord supérieur, au lieu de regarder les dents molaires supérieures, était dirigé du côté de la langue; en même temps un déplacement de totalité en dehors rejetait ce fragment loin de l'antérieur, dans l'épaisseur de la joue; oblique de haut en bas et de dedans en dehors, il supportait la dent de sagesse, dont la couronne était fortement inclinée, à cause de la déviation générale qu'il avait éprouvée. En avant de cette dent, une pointe aiguë au-dessous de laquelle on ne sentait plus rien, indiquait qu'une partie du bord alvéolaire, longue d'un pouce à peu près, était demeurée continue au reste de ce fragment, mais que tout ce qui existait au-dessous de ce bord, entre lui et l'angle de la mâchoire, avait été détruit.

Le fragment antérieur, formé par le reste de la mâchoire, avait subi un déplacement tel, que son extrémité correspondante à la fracture s'était portée à droite et au-dessous de la pointe du précédent. Lorsqu'en promenant le doigt, d'avant en arrière, le long de la base de la mâchoire, on arrivait à la cicatrice appuyée sur cet os, au côté droit de la face, on sentait très facilement la saillie formée par la pointe du fragment antérieur, et, au-delà de cette saillie, le vide résultant de la perte de substance éprouvée par le fragment postérieur.

Cette pointe, à en juger par l'intervalle qui séparait son extrémité de la deuxième petite molaire, avait à peu près un pouce de longueur, et était formée par la partie de la base de la mâchoire qui avait servi de support aux al-

véoles des deux premières grosses molaires,
emportées par la balle, avec les dents dont elle
contenait les racines.

Cependant le chevauchement était tel, que
quand on examinait l'état des parties dans
l'intérieur de la bouche, le vide laissé par la
perte des deux grosses dents et de leurs alvéoles
était à peine sensible; la deuxieme petite molaire du fragment antérieur était presque en
contact avec la dent de sagesse du postérieur; la moitié droite de l'arcade dentaire inférieure paraissait seulement beaucoup plus
courte que l'autre; d'où résultait un défaut de
rapport si considérable entre les deux arcades
dentaires, qu'elles ne se correspondaient plus
que par un seul point. C'était l'incisive latérale
gauche inférieure qui venait frapper contre
l'incisive moyenne droite supérieure; mais,
lorsque saisissant la moitié gauche de la mâchoire, entre l'index appuyé sur le centre et
le pouce appuyé sous le menton, on la rame-
nait à sa direction naturelle, tout le côté droit
s'alongeait; un intervalle d'un pouce à peu
près s'établissait entre la dent de sagesse et la
dent la plus voisine. On sent que dans un pareil
état de choses, l'articulation des sons devait être

très difficile et la mastication des alimens solides impossible, tant à cause du défaut de
rapport entre les arcades dentaires, qu'en
raison du défaut d'accord entre les mouvemens de deux fragmens inégaux de la mâchoire, et de la faiblesse, de l'incertitude des
mouvemens d'élévation qui ne portaient que
sur un côté de l'os.

A ces infirmités se joignaient encore plusieurs déformations: le malade cessait-il de soutenir son menton avec une cravatte nouée sur
le sommet de la tête, la mâchoire tombait, la
bouche restait béante, et un écoulement continuel de salive avait lieu; en outre le menton
était porté à droite, de sorte que la face se
courbait suivant une ligne concave à droite et
convexe à gauche.

M. de R...., ayant été d'abord adressé à
M. le professeur Percy, celui-ci conçut le projet de la résection des deux fragmens, afin de
les mettre en contact et d'obtenir la consolidation de la fracture; et, soit dans l'intention de
s'assurer mieux de la disposition des parties,
soit dans l'espoir de manœuvrer avec plus de
facilité sur le fragment postérieur que ses muscles élévateurs tenaient immobile et serré con-

tre l'arcade dentaire supérieure, il fut conduit à faire arracher la dernière grosse molaire supérieure. A peine ce projet eut-il été mis à exécution que, le fragment postérieur n'ayant plus rien qui le retint, et cédant à l'effort de ses muscles, remonta de plus en plus en tournant sur son condyle, jusqu'à ce que la dent qu'il supportait se fût logée dans l'intervalle resté vide par l'avulsion de la dent de sagesse supérieure. Sa pointe vint se placer dans l'épaisseur de la joue, à la hauteur de l'arcade dentaire supérieure, et semblait immobile dans cette position; l'intervalle qui la séparait du fragment antérieur parut considérablement augmenté de haut en bas.

Cet incident, qu'il était difficile de prévoir, aggrava la position fâcheuse du malade. En effet, outre les indications déjà nombreuses qu'il y avait à remplir, il se présentait de plus celle de tenir abaissé le fragment postérieur; ce qui n'était pas facile. Les choses étaient dans cet état, lorsque M. Percy adressa le malade à M. Dupuytren. Le premier soin du professeur fut de bien établir les indications que les lésions présentaient ; le second de chercher les moyens de remplir ces indications.

La résection des fragmens était la première; elle ne lui sembla offrir aucune difficulté. Mais il ne suffisait pas de pouvoir faire sans danger la résection des deux fragmens; il lui parut que plus il leur enlèverait de substance et plus il y aurait de difficulté à les mettre en contact. Convaincu par plusieurs observations qu'il suffisait, dans des cas analogues à celui-ci, de faire la résection d'un seul des fragmens pour obtenir la consolidation des fractures, il s'arrêta à l'idée de ne la pratiquer qu'au fragment postérieur et de se borner à ruginer l'antérieur.

Mais, d'après ce que nous avons dit, la perte de substance éprouvée par le fragment postérieur avait porté sur la partie de ce fragment correspondante à la base de la mâchoire, et celui-ci avait conservé une portion du bord alvéolaire; tandis, au contraire, que celle du fragment antérieur ayant porté sur le bord alvéolaire, ce fragment avait conservé la partie correspondante à la base de l'os; d'où il résultait que, quand même chacun des deux fragmens eût été ramené à sa place, ils n'auraient jamais pu être mis en contact immédiat, puisqu'il y aurait toujours eu, entre les pointes par lesquelles ils se terminaient, l'intervalle naturel qui sépare la base de la mâchoire du bord alvéolaire.

Cette considération n'arrêta pas M. Dupuytren, qui avait vu, après plusieurs amputations de la partie moyenne de la mâchoire, une production osseuse se former de toutes pièces, se porter d'une branche de la mâchoire à l'autre, et remplacer si exactement le corps de l'os enlevé par l'amputation, que les malades vus extérieurement ne paraissaient pas même être privés de la saillie du menton.

Mais, ce qui était plus difficile, il fallait, pour guérir le malade et ne pas lui laisser de difformité, que les deux fragmens fussent ramenés et maintenus dans leur situation actuelle, c'est-à-dire que le postérieur fût abaissé et porté à gauche, tandis que l'antérieur serait relevé et ramené à sa rectitude ; or, c'était là que gisait la difficulté principale. M. Dupuytren voulut donc, avant d'en venir à l'opération, essayer les moyens de remplir cette dernière et importante indication.

Les premiers dont on fit usage, et dont on continua l'application pendant un mois environ, n'ayant eu d'autres résultats que d'abaisser peu à peu le fragment postérieur à la hauteur du fragment antérieur, et à lui redonner une mobilité qu'il avait perdue, M. Lemaire, chirurgien dentiste distingué, sur l'exposé qui lui fut fait des indications à remplir, en proposa d'aussi simples qu'ingénieux. Ils consistaient, 1° à remplacer la dent molaire supérieure qu'on avait arrachée, par une dent d'ivoire qui devait s'opposer au mouvement d'ascension du fragment postérieur; 2° à ramener et à maintenir dans une position convenable les deux fragmens au moyen de fils de platine attachés, d'une part, aux dents implantées sur les fragmens auprès de la fracture, et fixés, d'autre part, aux dents opposées de l'arcade dentaire supérieure. Une première épreuve de ces moyens ayant été faite, M. Dupuytren, bien persuadé que l'opération n'avait rien de dangereux pour le malade, et, qu'en supposant qu'elle ne réussît pas, elle ne pouvait rien ajouter aux désagrémens de son état, y procéda de la manière suivante, le 14 juillet 1818.

M. de R... étant placé sur une chaise, l'opérateur saisit, entre le pouce appuyé sur la peau et l'indicateur de la main droite porté dans l'intérieur de la bouche, l'épaisseur de la joue droite, tandis qu'avec un bistouri tenu de la main gauche il traversa les parties de dehors en dedans et perpendiculairement à la l'axe de la mâchoire, à peu près à trois lignes en arrière du sommet de la pointe formée par le fragment postérieur; le tranchant de l'instrument ayant été abaissé jusqu'à l'os, et les chairs qui recouvraient ce dernier tant en devant qu'en dehors, ayant été divisées circulairement, il substitua au bistouri une scie à manche et à lame très étroite, avec laquelle il opéra la résection d'une portion osseuse, triangulaire, dont la pointe mousse, cicatrisée, adhérait aux parties molles de la joue, et dont la base correspondante à la section qu'on venait de faire, avait, ainsi que ses deux bords qui étaient émoussés et cicatrisés comme la pointe, environ trois pouces de longueur.

Cette portion fut extraite par l'intérieur de la bouche. M. Dupuytren porta ensuite sur le fragment antérieur, qu'il voulait simplement dénuder, un instrument à l'usage des graveurs en bois, et dont il se servit à leur manière; c'est-à-dire, que le pommeau de cette espèce de gouge étant appuyé dans la paume de la main, et retenu par les trois derniers doigts, tandis que le pouce et l'indicateur étaient alongés sur sa tige ; fut dirigé le long de l'indicateur gauche, qui faisait fonction de conducteur et de point d'appui, sur le bord oblique du fragment antérieur, étendu de haut en bas et d'avant en arrière, depuis la deuxième petite molaire jusqu'à la pointe par laquelle il faisait saillie sous la peau. Tout ce bord fut dépouillé des parties molles fibro-cartilagineuses qui le revêtaient. M. Dupuytren eut la précaution importante de conserver la partie interne de la gencive formant naturellement une espèce de bride étendue de la deuxième petite molaire à la dent de sagesse, pour établir une barrière qui empêchât la salive de pénétrer entre les deux fragmens et de les baigner continuellement.

Les choses ainsi préparées, et le fragment antérieur étant ramené à sa place, le doigt introduit dans la bouche pour prendre connaissance de l'état des choses, s'engageait dans une espèce de gouttière bornée en avant par la deuxième petite molaire, en arrière par la dent de sagesse du fragment postérieur, en dedans par la bride de la gencive, au fond de cette gouttière on sentait, en avant le biseau dénudé, formé par le fragment antérieur; arrière, et plus haut, la pointe tronquée du fragment postérieur. Il ne s'écoula que quelques cuillerées de sang pendant cette opération, qui ne dura que quelques minutes, et ne causa que de médiocres douleurs.

On s'occupa ensuite de fixer les fragmens. M. Lemaire commença par poser à la place de la dernière molaire supérieure, une forte pièce de dent de cheval marin, dont la face supérieure était moulée sur la gencive, et dont la face inférieure présentait une cavité pour recevoir la dent de sagesse inférieure. Cette pièce fut fixée par un fil de platine sur l'avant dernière grosse molaire supérieure; elle avait pour but de remplacer la dent arrachée et de tenir abaissé le fragment postérieur relevé dans l'épaisseur de la joue, ce qui était la première indication à remplir après la résection. Une anse de fil de même métal fut ensuite portée et tordue autour de la couronne de la dent de sagesse du fragment postérieur; les deux chefs en furent ramenés par-dessus la langue, et en passant à travers le tissu même de la gencive, de chaque côté de la couronne de la petite molaire inférieure gauche, sur laquelle ils furent joints et tordus. Ce fil était destiné à ramener le fragment postérieur en dedans et à le tenir ainsi sur la même ligne que le fragment antérieur. De cette manière, le fragment postérieur fut abaissé et fixé à l'antérieur dont il devait désormais suivre tous les mouvemens, et deux indications mutuelles se trouvèrent ainsi satisfaites.

Enfin, il fallait fixer, pour plus de sûreté, les deux fragmens réunis de la mâchoire inférieure à la mâchoire supérieure; à cet effet, on passa autour de la petite molaire inférieure droite, une autre anse de fil de platine dont on voulut ramener les extrémités autour de la première petite molaire supérieure gauche.

Ici commencèrent les difficultés; si la résection avait été prompte et facile, il n'en fut pas de même de cette dernière partie de l'opération. L'anse de fil n'ayant pas été tordue autour de la dent inférieure s'échappa par la partie supérieure de l'intervalle qui séparait cette dent de sa voisine; quand on voulut fixer ses deux extrémités sur la supérieure, on fut obligé de recommencer. Les fils ayant été fatigués, et d'ailleurs ayant besoin d'être

très fortement tendus pour ramener la mâchoire inférieure à sa rectitude, se cassèrent;
cet accident se renouvela plusieurs fois. Les
muscles qui s'attachaient au fragment antérieur
et qui jusque là n'avaient pas opposé de résistance
à la réduction, s'irritèrent et luttèrent bientôt
de toutes leurs forces contre l'effort qu'on faisait
pour les alonger; deux heures s'écoulèrent en
tentatives infructueuses pour replacer les fragmens et les fils, lorsqu'enfin M. Dupuytren
eut l'idée de passer en arrière de la dernière
dent du fragment antérieur une anse formée
par une forte ficelle pliée en plusieurs doubles.

Ce moyen augmenta la prise que l'on avait
sur la mâchoire; nous la vîmes céder brusquement, en faisant entendre distinctement un bruit
qui fut comme le signal de sa réduction.

Les deux chefs de l'anse de fil, placés autour
de la petite molaire inférieure droite, furent
alors ramenés et fixés autour de la première
petite molaire supérieure gauche ; une autre
anse de fil, passée entre l'incisive latérale inférieure droite et la canine, fut ramenée autour
de la canine supérieure gauche, et les deux
mâchoires se trouvèrent ainsi dans un rapport
aussi exact que possible ; c'est-à-dire que l'in-

cisive moyenne gauche inférieure, au lieu de correspondre à celle de la mâchoire supérieure, était en rapport avec l'incisive moyenne droite de cette mâchoire, et ainsi de suite. Mais on ne doit pas oublier qu'il y avait une perte de substance, et qu'en opérant une réduction parfaite, on aurait pu s'exposer à laisser entre les fragmens un intervalle qu'aucune production n'aurait pu combler. Une bande serrée fut appliquée en forme de mentonnière; le malade fatigué fut remis dans son lit et condamné à un silence absolu. Il écrivait tout ce qu'il avait à communiquer.

La première nuit fut assez calme; mais des accidens ne tardèrent pas à se manifester. La pression exercée par la dent postiche sur la gencive supérieure et par la première anse de fil sur la langue, détermina dans ces parties des douleurs extrêmement vives. Le malade nous témoigna plusieurs fois la crainte que sa langue ne fut coupée; d'une autre part, les fils fixés aux dents de l'arcade dentaire supérieure, transmettant à celle-ci les efforts que faisaient les fragmens pour se déplacer, il en résulta, dans toute cette arcade, des douleurs qui revenaient par intervalles et qui étaient assez fréquentes pour empêcher le malade de dormir, assez fortes pour lui arracher des larmes.

Au huitième jour, du pus se mêla aux mucosités qui sortaient par la bouche. On fit dès lors des injections d'eau de guimauve plusieurs fois par jour. Ces injections étant très agréables au malade, furent continuées jusqu'à la fin du traitement. Ce fut seulement au vingt-huitième jour qu'on renouvela la bande. La petite plaie extérieure était presque cicatrisée; la suppuration de la bouche, qui n'avait jamais été abondante, diminuait.

Au trente-deuxième jour, la bande ayant été changée, on trouva la plaie de la joue tout-à-fait cicatrisée.

Au quarantième jour, toutes les douleurs avaient cessé; la suppuration de la bouche était tarie. Mais une autre douleur se fit tout-à-coup sentir dans les deux oreilles, sur-tout dans la droite, et ne disparut complètement que le quarante-deuxième jour.

Au soixante-unième jour, on ôta la bande pour mieux examiner l'état des parties.

Le doigt promené le long de la base de la mâchoire, faisait sentir une production de nouvelle formation, ferme, résistante, qui s'étendait manifestement, de bas en haut et d'avant en arrière, du fragment antérieur au postérieur. Cet état des choses étant aussi satisfaisant que possible, on remit à deux jours de là l'enlèvement d'une partie de l'appareil.

Le soixante-troisième jour, en effet, on enleva les deux anses de fil qui fixaient les deux arcades dentaires l'une contre l'autre.

On voulut alors faire exécuter à la mâchoire quelques légers mouvemens d'abaissement et d'élévation; et si l'on vit d'abord avec peine qu'elle s'inclinait un peu à droite en s'abaissant, on ne fut pas moins étonné de voir que le malade avait recouvré la faculté de la ramener à sa rectitude, en la rapprochant de la supérieure, de telle sorte que, lorsque plusieurs mouvemens alternatifs d'abaissement et d'élévation avaient lieu, ces mouvemens représentaient assez exactement ceux de mastication d'un animal herbivore.

Le soixante-huitième jour, on se détermina à enlever l'anse de fil qui avait servi à fixer, en traversant la cavité de la bouche, le fragment postérieur à l'antérieur, d'après cette considération, que 1° le tems nécessaire à la réunion de la fracture étant expiré, on devait désespérer que cette fracture fût jamais consolidée, si elle ne l'était pas à cette époque ; 2° que l'inclinaison à droite de la mâchoire, lors de son abaissement, n'était pas une preuve de la non-consolidation de la fracture, puisqu'en effet il devait presque nécessairement résulter de la perte de substance éprouvée par l'os, une moindre longueur de la moitié droite.

On vit alors justifiées les craintes que le malade avait exprimées dans les premiers tems, que sa langue ne fût coupée par les fils, et l'on découvrit la raison des douleurs vives qu'il avait témoigné y ressentir : chose surprenante, les deux chefs de l'anse de fil, dirigés obliquement de la dent de sagesse inférieure droite à la première petite molaire inférieure gauche, avaient opéré la section de plus de la moitié de l'épaisseur de l'organe ; mais comme les couches primitivement divisées s'étaient réunies à mesure que les fils avaient pénétré plus profondément, ces derniers se trouvaient placés au milieu du tissu même de la langue, et ils la traversaient d'un bord à l'autre à peu près comme les aiguilles traversent les lèvres d'un bec-de-lièvre. Après l'opération on les coupa, et ils furent retirés. Le malade eut alors la permission de parler après soixante-huit jours d'un silence tellement absolu, que non-seulement il ne s'était pas permis d'essayer une seule parole, mais encore de produire un seul son.

Le quatre-vingt-troisième jour, on ôta la dent postiche de cheval marin qu'on avait encore laissée par précaution. Vers le quatre-vingt-dixième, déjà la mâchoire obliquait beaucoup moins à droite en s'abaissant. Bientôt la face reprit sa symétrie; et lorsque M. de R... quitta Paris, le menton occupait sa place sur la ligne médiane, les dents de la mâchoire inférieure, placées derrière celles de la supérieure, leur correspondaient, à cela près de la largeur d'une incisive; la mâchoire inférieure pouvait être appliquée contre la supérieure; dans les mouvemens d'abaissement elle s'inclinait encore un peu à droite, mais elle reprenait, en se relevant, sa position naturelle; son mouvement d'élévation, marqué, lorsque le malade le voulait, par un claquement des dents de cette mâchoire contre celles de la supérieure, annonçait à la fois leur rencontre directe et la force des muscles élévateurs; l'articulation des sons était nette et distincte; déjà le malade faisait usage d'alimens solides et résistans. Les recherches les plus exacles faites sur l'os maxillaire ne laissaient aucun doute sur la réalité d'une consolidation que les changemens ci-dessus mentionnés indiquaient d'ailleurs d'une manière positive ; le fragment postérieur était pourtant un peu élevé au-dessus de l'inférieur. C'est dans cet état que leur réunion parut devoir acquérir une force indissoluble à l'aide du tems et des ménagemens qui furent recommandés au malade dont la raison, le courage et l'imperturbable confiance ne s'étaient pas démentis un seul instant pendant toute la durée de ce traitement si long et si pénible.

Nous devons ajouter que plusieurs lettres envoyées de Russie à M. Dupuytren, tant par M. de R... que par le général de Woronzoff, confirment la solidité de la cure.

RÉSUMÉ GÉNÉRAL

DES SUJETS TRAITÉS DANS LES QUATRE VOLUMES.

Nous sommes arrivés au terme de nos travaux, et ce quatrième volume est le dernier que nous croyons devoir publier. Lorsque l'un de nous, M. le docteur Buet, conçut et mit à exécution, au commencement de 1832, le projet de publier les Leçons cliniques de M. Dupuytren, il était profondément convaincu qu'il y avait là, dans ce service chirurgical de l'Hôtel-Dieu de Paris, fait par l'un des hommes dont la chirurgie française s'honorera le plus, où ce professeur s'est livré pendant vingt-cinq ans à de si beaux travaux, où il a obtenu de si brillans succès, répandu tant de lumières nouvelles sur un si grand nombre de sujets, introduit des réformes si importantes dans la plupart des procédés opératoires, donné enfin tant de preuves éclatantes d'une haute habileté comme opérateur; qu'il y avait là, disons-nous, une source

45.

intarissable d'instruction, où l'art pouvait puiser à pleines mains. Nous nous sommes donc mis à l'œuvre, pénétrés de cette pensée encourageante qu'elle serait éminemment utile et que nous acquerrions quelques droits à la reconnaissance du monde médical. Avons-nous atteint notre but? Il ne nous est pas permis d'apporter sur cette question d'autres témoignages que les suffrages qu'ont bien voulu nous accorder des hommes honorables, des juges compétens en pareille matière et l'accueil fait par le public à notre ouvrage. Il ne sera pas inutile, néanmoins, pour en faire ressortir toute l'importance, de jeter ici un coup d'œil rapide sur les sujets nombreux dont il se compose.

Nous avons débuté par une circonstance heureuse, par un mémoire sur un sujet tout neuf; la rétraction permanente des doigts est une affection dont la cause avait été jusqu'alors inconnue et la nature au-dessus des ressources de l'art : l'étude de l'anatomie patholo-gique a révélé à M. Dupuytren un traitement efficace.

On a cherché dernièrement à ravir cette découverte à notre professeur, en l'attribuant à sir A. Cooper. Tous ceux qui suivent depuis long-tems les leçons du célèbre chirurgien français, savent qu'il y a plusieurs années qu'il a montré dans ses cours des pièces pathologiques qui ne laissaient aucun doute sur la nature du mal.

Le second mémoire du premier volume est relatif à la cataracte ; on y trouve une foule de remarques pratiques, un tableau statistique des opérations faites par kératonyxis et des avantages que présente la méthode par abaissement. Les engorgemens des testicules, si souvent confondus entre eux et pris pour des dégénérescences cancéreuses, ont été divisés avec soin, et leurs caractères distinctifs, nettement établis, ont considérablement diminué le nombre des amputations de ces organes. La carie vertébrale a servi à faire connaître le mode de formation des trajets fistuleux et le traitement le plus convenable. Une observation d'hydro-sarcocèle a permis de formuler quelques règles propres à éclairer certains cas de diagnostic fort difficiles. L'excision des plis rayonnés de la marge de l'anus nous a montré avec quelle facilité on faisait cesser la chute du rectum. Le traitement du délire nerveux qui complique les grandes opérations était trop souvent infructueux : l'expérience a fait voir que quelques gouttes de laudanum en lavement suffisaient pour faire disparaître les accidens. Les fractures du péroné toujours guéries sans difformité, ne laissent aucun doute sur les avantages de la méthode adoptée par M. Dupuytren. Dans l'article brûlures, la théorie, les classifications, les indications thérapeutiques ont été exposées dans tout leur ensemble. Le mémoire sur la luxation des vertèbres renferme une série d'observations fort importantes tendant à démontrer qu'une affection rhumatismale peut simuler complétement tous les symptômes d'une luxation des vertèbres cervicales. Enfin, l'histoire des corps fibro-celluleux qui se développent dans les différentes régions du corps et l'étranglement des hernies par le collet du sac herniaire terminent ce volume.

La plupart des sujets renfermés dans le second volume offrent encore plus d'intérêt : ce sont en grande partie les travaux auxquels M. Dupuytren a plus spécialement attaché son nom, soit parce qu'il a mieux décrit et apprécié la marche des symptômes, soit à raison des moyens thérapeutiques nouveaux et des procédés opératoires qu'il a le premier proposés : ces mémoires traitent successivement des cicatrices à la suite des brûlures, des fractures du col du fémur, de l'anus contre nature, du phlegmon diffus, de l'opération de la taille et des blessures par armes à feu.

Dans le troisième volume, on trouve un grand nombre de sujets qui ne méritent pas moins de fixer l'attention. C'est là que sont déposés les caractères différentiels des kystes développés dans les os ; la théorie et le traitement des deux espèces d'ongles rentrés dans les chairs ; la luxation de l'humérus ; la dilatation mécanique et vitale de l'urètre ; le pied bot ; et la déchirure centrale du périnée. Le mémoire sur la luxation originelle du fémur a été l'objet de beaucoup d'additions. Les tumeurs et fistules lacrymales, la grenouillette et la fissure à l'anus, les abcès dans la fosse iliaque, malgré tout ce qu'on avait écrit sur ces maladies, présentent des vues neuves. C'est encore dans ce volume qu'on trouve les travaux sur les tumeurs hydatiques développées dans les muscles et les viscères ; sur la fracture de l'extrémité inférieure de l'humérus, simulant la luxation du coude en arrière; sur l'exostose de la face supérieure du gros orteil; sur les tumeurs fibro-celluleuses de l'utérus; et enfin sur la trachéotomie.

Le quatrième et dernier volume est également remarquable par le nombre et par l'importance des sujets. C'est dans ce livre, en effet, que sont publiés 1º les recherches de M. Dupuytren sur les tumeurs érectiles, les fongus hématodes et le traitement qui leur est applicable. 2º le nouveau procédé opératoire du bec-de-lièvre. 3º Les considérations sur l'anthrax. 4º L'ophthalmie blennorrhagique, les taies de la cornée et l'inflammation de la rétine. 5º La formation du cal, les moyens de remédier au cal vicieux ou difforme. 6º Les fractures de l'extrémité inférieure du radius simulant les luxations du poignet. 7º Les doctrines et les procédés opératoires de M. Dupuytren dans les amputations. 8º L'hydrocèle et ses principales variétés. 9º Le traitement du goître. 10º Les préparations d'arsenic contre les ulcérations cancéreuses et autres affections rongeantes. 11º La gangrène symptomatique par suite d'artérite. 12º Les luxations de l'extrémité inférieure du cubitus. 13° La ligature des principaux troncs artériels. 14° La ligature suivant la méthode d'Anel dans les anévrismes des membres par suite de coups de feu, de fractures. 15° L'amputation et la résec ton de la mâchoire inférieure.

Quelque rapide que soit cette énumération, elle suffit pour donner une idée de l'intérêt que présentent les travaux de M. Dupuytren, travaux que les praticiens en général ne connaissaient que par une espèce de tradition. Nous avons donc rempli une lacune et répondu aux vœux de tous ceux qui sont avides d'instruction, en réunissant en corps, dans un ouvrage qui, nous l'espérons, se conciliera de plus en plus la faveur publique, des doctrines précieuses, jusqu'alors inconnues, ou disséminées et souvent travesties dans une foule d'écrits.

Paris, le 1ᵉʳ septembre 1833.

LES AUTEURS,

J. A. BUET. — A. BRIERRE DE BOISMONT.

FIN DU QUATRIÈME ET DERNIER VOLUME.

TABLE DES MATIÈRES

CONTENUES

DANS CE QUATRIÈME VOLUME.

FIN DE LA TABLE DU QUATRIÈME ET DERNIER VOLUME.